世图心理

博客：http://blog.sina.com.cn/bjwpcpsy
微博：http://weibo.com/wpcpsy

U0321776

[德]
亚历山大·米切利希
(Alexander Mitscherlich)
玛格丽特·米切利希
(Margarete Mitscherlich)

著

杨惠
韩魏 译

无力悲伤
集体行为的原理

世界图书出版公司
北京·广州·上海·西安

图书在版编目（CIP）数据

无力悲伤：集体行为的原理 / （德）亚历山大·米切利希（Alexander Mitscherlich），（德）玛格丽特·米切利希（Margarete Mitscherlich）著；杨惠，韩魏译. —北京：世界图书出版有限公司北京分公司，2018.10
ISBN 978-7-5192-4866-6

Ⅰ.①无… Ⅱ.①亚… ②玛… ③杨… ④韩… Ⅲ.①集体心理治疗 Ⅳ.①R459.9

中国版本图书馆CIP数据核字（2018）第175107号

Author: Alexander Mitscherlich, Margarete Mitscherlich
Title: Die Unfähigkeit zu trauern: Grundlagen kollektiven Verhaltens
Copyright © 1977 Piper Verlag GmbH, München
Simplified Chinese translation copyright © 2018 by Beijing World Publishing Corporation.
Chinese language edition arranged through HERCULES Business & Culture GmbH, Germany.
ALL RIGHTS RESERVED.

书　　名	无力悲伤：集体行为的原理	
	WULI BEISHANG	
著　　者	［德］亚历山大·米切利希（Alexander Mitscherlich）	
	玛格丽特·米切利希（Margarete Mitscherlich）	
译　　者	杨　惠　韩　魏	
策划编辑	李晓庆	
责任编辑	李晓庆	
装帧设计	刘　岩	
出版发行	世界图书出版有限公司北京分公司	
地　　址	北京市东城区朝内大街137号	
邮　　编	100010	
电　　话	010-64038355（发行）　　64037380（客服）　　64033507（总编室）	
网　　址	http://www.wpcbj.com.cn	
邮　　箱	wpcbjst@vip.163.com	
销　　售	新华书店	
印　　刷	北京中科印刷有限公司	
开　　本	880mm×1230mm　　1/32	
印　　张	11.5	
字　　数	384千字	
版　　次	2019年1月第1版	
印　　次	2019年1月第1次印刷	
版权登记	01-2017-2200	
国际书号	ISBN 978-7-5192-4866-6	
定　　价	59.80元	

序一

本书是一本德国人剖析本民族运用各种防御机制应对战争罪行的书籍，自1967年出版后已再版十八次。作者在本书中把临床观察当作社会观察的佐证，主要论述的是二战后的德国人民没有能力在道德上反省二战这段历史，也没有真正地为死去的数百万人哀悼，以致陷入自怨自艾的境地。

我的同事——中国著名的心理动力治疗专家李小龙主任把弗洛伊德的著名论文《哀悼与忧郁》用作理论依据，对这种现象进行了精彩阐述。我不想过多地在精神分析的语境下叙事，我只想说说我在德国首都柏林的所见所闻。

今年夏天，我去了很多欧洲城市，其中包括德国柏林。在离开柏林时，我全然没有在欧洲其他城市体验到的欢快和放松，内心满是悲伤、沉重以及对人性之恶的思辨。我在这个城市随处可见二战的遗迹。更确切地说，这个城市刻意保留着德国人的罪证。在每条街道上，我都可以看到在一些房屋门口的铜印章上刻有在毒杀中逝去的生命的名字。有些建筑被战火毁坏的部分仍然保持着原样。犹太博物馆里的碑墙群的设计十分独特。人们走进去后就会产生眩晕感。犹太人大屠杀纪念碑由一块块丑陋的灰色水泥建筑构成，向远方延伸，使人心灵颤抖，难以平静。除此之外，我们还能看到倒塌的柏林墙的残迹……

一切都在提醒你不要忘记曾经的罪恶，让你体验而不是在嘴上空谈曾经的罪恶，让你时刻反思人性之恶。

正是有了像本书作者这类深刻反省过去的德国人，有了能对波兰人民下跪的德国总理，德国人民才有勇气面对人性之恶，用一些有形或无形之物记住那些给犹太人民、欧洲人民（包括本国人民）带来灾难的罪恶。在这一点上，德国人民是有勇气的。他们在防御机制的运用上，抛弃了最原始的否认机制，选择了面对过去。这让人在面对人性之恶时生出希望之光。

童俊

教授，中美精神分析高级培训项目中方负责人

IPA认证精神分析师，武汉市心理医院副院长

华中科技大学同济医学院附属武汉精神卫生中心副主任

国际精神分析协会科学研究基金评定委员会CERP研究基金评定专家

哀悼的心理过程和意义

1916年，弗洛伊德在维也纳开设了向公众介绍精神分析的系列讲座。讲座的内容经整理后，被汇编成《精神分析引论》一书，作为一般人了解精神分析的入门读物。1917年，弗洛伊德发表了一篇题为《哀悼与忧郁》的论文，阐述了他关于哀悼的心理过程的观点。尽管这篇论文因其专业性而在一般的场合不常被提及，但是不可否认的是，它在精神分析的发展史上占有重要的位置。

早在1895年，弗洛伊德就和布洛伊尔合作出版了《癔症研究》。这是第一本精神分析专著，其主题是创伤与心理疾病的关系。作者从临床治疗中发现，创伤会使人的心理能量淤积，不能正常流通，导致正常的心理活动出现偏差，并在创伤者的日常生活中以各种症状的形式表现出来。作者据此提出了最初的精神分析治疗方法：

当我们能够使患者把事件及伴随的情感清楚地回忆起来，尽可能详细地描述这个事件，用言语表达伴随的情感时，各种癔症症状就会立刻和永久地消失。

（引自《癔症研究》，车文博主编）

对精神分析稍有了解的人都知道弗洛伊德关于人格、心理发育、防御机制的理论，并且往往会把关注的重点放在弗洛伊德描述的个体内在心理过程上，忽视他关于客体、环境的一些论述。虽然这部分内容要到后来的客体关系和自体心理学派出现后才得到充分扩展，但弗洛伊德其实从一开始就注意到了客体丧失对于个体心理的影响。《哀悼与忧郁》其实就是《癔症研究》的延伸。弗洛伊德在两本书里探讨的都是创伤这个主题。在《哀悼与忧郁》中，弗洛伊德从丧失者和丧失客体的关系的角度讨论了病理性哀悼，也就是忧郁的心理过程。文中说的忧郁大体上相当于现在我们所说的抑郁症。

在精神分析临床治疗中，抑郁症和类似的心理困扰多与客体丧失有关。常见的情况是：当一个人因为某种原因丧失了他所亲近的人，他就会陷入哀悼当中。这是每个人都会有的正常反应。经过一段时间的自然调整，个体就会恢复常态。不常见的情况是：一些人的哀悼会持续下去，甚至发展为抑郁症。对于这些人来说，要么是丧失事件的创伤程度太重，要么是他们的心理机制不足以应对创伤情境，使得他们陷入持续的病理性哀悼中。

一旦客体丧失引发抑郁，其影响是显而易见的。为了协助个体完成哀悼过程，摆脱心理困扰，精神分析师对哀悼和丧失的心理过程做了大量探索。他们试图弄清其中的心理机制，找到帮助个体更好地应对丧失事件的方法。我们从相关文献中可以看到，一些分析师试图把来自临床的经验应用到更广泛的领域，希望获得对丧失的独特理解。《无力悲伤：集体行为的原理》一书就是这样一种尝试。

尽管本书的作者讨论的是二战后德国人的心理状态，但他们依据的仍然是来自精神分析临床治疗的经验，从中提炼出了一些结论。比如我们从第一章的几个案例中可以发现，虽然病人的临床症状不一样（他们或者有严重的伴有躯体反应的焦虑，或者有心身疾病，或者极度缺乏自我价值感），但是他们有一个共同点，那就是他们的症状都与他们各自在二战中的经历有关，而这些经历无一不包含与丧失相关的创伤。

实际上，心理困扰的种种表现本身就是个体应对丧失的方式，其中包含多种复杂的内在机制。在精神分析临床治疗中，每个来访者的症状表现并不一样，他们应对创伤的心理机制也不尽相同。例如，当来访者沉湎于对丧失客体的模仿时，他是在用认同的方式来缓解自己内心的哀伤。如果这个过程持续下去，来访者就会逐渐退回到自己的内心世界当中，切断与外部世界的连接。当然，他也可能会在意识层面记得发生的事件，而压抑其中包含的强烈情感。精神分析师把这种心理机制叫作隔离。还有一些来访者会直接遗忘发生的创伤事件。从个体的角度来讲，他们调用这些心理机制是为了避免再次面对难以承受的痛苦。

    然而，从弗洛伊德开始，精神分析师的工作对象就基本上都是个体，后来发展起来的团体治疗也只适用于有限的范围。究竟由此得到的经验与材料在多大程度上具有代表性和普遍性？把从这些材料中得到的结论用于更大的范围，其独特之处和不足之处又在哪里？精神分析如何与社会学、人类学、哲学等学科衔接？这些问题都有待进一步探索。国外早已有学者从精神分析的视角来探讨历史，还有学者用精神分析的方法撰写名人传记，试图通过精神分析来揭示名人的内心世界（爱利克·埃里克森的《青年路德》就是这方面的一部典型著作）。

    精神分析被越来越多的人了解和熟悉，其应用也会从临床治疗扩展到其他方面。这当中既有经验与理论的结合，也有方法上、文化背景上的差异。如何思考这些问题？《无力悲伤：集体行为的原理》一书便是答案之一，值得学者参考。

李小龙

注册心理督导师，心理治疗师

精神科副主任医师

武汉市心理医院门诊部主任

武汉市心理危机干预中心主任

序三

　　本书的两位作者是德国战后第一批精神分析师。在本书中，作者提到了德国在二战前后的国民心理变迁。本书前几章的观点可以总结如下：

　　（1）在二战前，德国人就已经在采用投射、贬低等防御方式，鄙视邻国，理想化自身。

　　（2）一战后，德国人非但没有哀悼理想化自我的丧失，反而进一步把理想化自我投射到元首希特勒身上。

　　（3）二战后，德国人一方面用否认这种防御方式，继续否认理想化自我的丧失；另一方面疯狂发展经济，完全忽视政治的进步和发展。

　　（4）为了防御罪疚感，大多数德国人在二战后倾向于把全部责任推给希特勒。这是否认这种心理防御机制在发挥作用的一种表现。作者认为，在反思罪行时，德国人不能简单地把责任推给希特勒政权，而应该深刻反思每个德国人在战争期间的所作所为。

　　（5）普鲁士教育模式为无力哀悼提供了文化土壤。这种教育模式主张教师通过高强度训练和管制来提高学生的成绩，不注重老师和学生的相互关爱和理解，导致学生的自我反思能力下降。

究竟是何种集体心理让德国人在民主体制下仍然选出纳粹这样的政权呢？

两位作者在本书的后几章回答了这个问题。对他们的观点的总结如下：

（1）在工业革命后，德国人的父亲们丧失了自我理想，工作时间变长，没有办法和孩子们进行长期交流。交流的重点不是说教，而是长期的陪伴。"一小时的高质量交流"是忙于赚钱的父母的自欺欺人式说法。

（2）父亲们和青少年的交流多半变成了严肃的说教。这说明父亲们的内心并没有"慈父"形象。父亲们自己也有"空心症"，也在内心深处呼唤理想化的父亲。

（3）青少年一方面为了获得独立而攻击父母，另一方面深爱着父母，认同父母的价值观，在独立后成了比父母更理想的父母。这是理想的情况。但是在特定的历史时期，青少年会发现：第一，他们不能攻击父母，因为父母和自己一样空虚和脆弱；第二，他们无法认同父母的价值观。因此，青少年的爱和攻击必然转向社会。

（4）青少年会在社会上找到一个无条件付出的理想化权威。这就是希特勒当年塑造的公众形象。这个形象集伟大母亲和伟大父亲于一身。不仅德国的青少年认同希特勒，他们那同样"空心"的父母也热情地拥护希特勒。他们的攻击性指向了其他国家、其他种族的人，尤其是犹太人。以前，青少年只是象征性地杀死父母，比如在家里和父母吵架时骂父母"老不死的"。现在，这种攻击性完全指向了一个不需要担心其死活的异族，象征性攻击最终演变成真枪实弹的大屠杀。

此外，作者在本书中还讨论了精神分析的方法论。

弗洛伊德从提出精神分析这种方法之初，就用其来分析社会现象。这既博得了群众的眼球，又受到了一些专家的质疑。质疑如下：第一，精神分析师接触的人是病人，从病人身上得到的领悟是不能推广到全社会的；第二，精神分析师是社会文化领域的外行，没有掌握研究社会文化领域的现象的方法。

对于以上质疑，作者在本书第七章给出了回答。作者的观点可以总结为：第一，精神分析师接诊的病人其实并不是完全偏移社会常态的、不可理喻的疯子，而是较早呈现出社会心理病变的人；第二，社会文化领域的某些现象是无意识的，所以不能用统计学的方法进行研究，必须使用精神分析的个案研究法进行研究。

本书是20世纪70年代的畅销书，因作者对当时德国社会的深刻剖析而引起了巨大的社会反响。只是在我看来，本书仍然有一些不足之处：一是缺乏多元化论据，采用的主要是精神分析领域的论据。二是对极权主义的认识不足，对于民主和集权的辩证关系也缺乏内在认识。三是研究者缺乏自我反思，也就是说研究者没有意识到自己内心的极权主义客体是如何影响到研究本身的。

我认为，医生的本职是救助个体，而非群体。医生本应对所有病人抱有悲悯之心。哪怕是希特勒受伤来看病，一个医生也应该救他。当然，如果这位医生痛恨希特勒，想杀了他，那也应该脱下医生的白大褂，以一个公民、一个政治参与者的身份去杀他。医生的手术刀永远是用来救人的，而不能变成杀人工具。弗洛伊德提出的精神分析方法就相当于外科医生的手术刀。我们使用它是为了理解病人的心理，而不是为了分析国民心理。我的不少同行喜欢做这件事，但是我认为他们应该脱下精神分析师的外衣，戴上人民代表大会的徽章，以公民和人民代表的身份去做这件事。

　　读过本书后，我的内心产生了一些波动。后来我和我的分析师讨论了好几次。我还做了一个梦：

　　在一个阴暗的、陈旧的公寓中，我看到了四个房间。公寓的装修风格一半是中式的，一半是西式的，很难形容。我带着儿子和一些人找地方睡，但是只看到两个房间，我有些苦恼，觉得房间不够。就在此时，我突然反应过来，这个公寓就是我自己的家啊！我家明明是有四个房间的，怎么会不够呢？就在我这么想的时候，整个梦的场景变了：我正坐在我现实生活中的新家的客厅，阳光灿烂。我的心情非常愉快。突然，我看到我新家的白墙上有几条雨痕，还有霉斑。我心中很是愤怒，觉得这是装修队偷工减料造成的。就在我感到愤怒之时，整个梦的场景又变了。我回到了半中式半西式的公寓里，但是这次它不再阴暗，有一半的房间都有明亮的阳光射进来。我就站在阳光中。这时我看到地板上有两只蟑螂，一只是金色的，一只是黑色的，它们尾部相连，正在交配。我正在考虑要不要杀死他们。

在恐惧的作用下，我的心灵结构现在变成了非此即彼的结构，本来有四个维度，结果硬是被压缩到了两个维度。我就像蟑螂一样生活在两维的空间中。半中半西，中西对立，导致了我的内在焦虑，而这种内在焦虑马上被投射到外在的迫害客体（装修队、霉斑）上。

但是最后一个化合的原型出现了：金色和黑色的蟑螂正在交配。金色代表着价值、璀璨、阳性，而黑色代表着死亡、阴影、阴性。蟑螂是苟且偷生的生物，也是地球上最顽强、最古老的生物之一。这让我觉得即便人类毁灭了，它们仍然会存在。当我只看到蟑螂黑色的一面时，蟑螂就是害虫，应该立即被杀死。在梦中，我看到了蟑螂的另一面：它们不是孤独的蟑螂，它们是正在做爱、准备繁殖的蟑螂，而且那只金色的蟑螂正在明确地呈现其神圣、玄奥的一面。如果我不杀死它们，那么它们可能无限制地繁殖，最终有可能破坏我的房屋——我心灵的空间。如果我杀死它们，那么我是不是就和大屠杀中的纳粹一样犯下了不可饶恕的罪行？对于纳粹来说，犹太人是黑暗的、无价值的害虫。

在梦中，我的自我无法决定采取杀戮还是放生方案。在现实生活中，我们也很难用一种冲动行为来阻止人类文化历史的变迁。有一点我很肯定，那就是我不再焦虑了，因为我既不在朝左走又不在朝右走的位置上，我在一个自我反思的位置上。

李孟潮

精神科医师

个人执业

Contents 目录

第一章

无力哀悼：德式爱之道

德国人自认为他们的"英雄性""浮士德式的天性"以及爱迁徙的本性——这种在外人看来咄咄逼人的品质，源其条顿①或北欧日耳曼血统。然而，欧洲其他国家的人都与德国人一样具有这种血统，特别是像荷兰和那些在斯堪的纳维亚半岛上的爱好和平又自制的民主国家的人，更是这一血统的完整继承者。这些国家已经成功地战胜并升华了古日耳曼部落的野蛮和残暴的天性，全然不受纳粹梦——日耳曼人一统天下——的蛊惑。因此，德国人的独特性格并非与生俱来，而是在发展中逐渐形成的。

——埃里希·卡勒尔②《精神职责》

德国幻梦

1941年6月22日晚，德国进攻苏维埃社会主义共和国联盟（以下简称"苏联"）15分钟前，有人把墨索里尼从睡梦中唤醒，并交给他一封来自希特勒的信。在信中，希特勒告诉他，自己做了"一生中至关重要的决定"。墨索里尼的妻子问他这意味着什么。据

---

① 条顿，古日耳曼人的一个分支。——译注
② 德国历史学家。——译注

说，墨索里尼回答："这意味着我们已经输了。"①

他们输掉了战争。然而，战争虽留下满目疮痍，但不可否认的是，德国人并没有让这一事实充分地渗透到他们的意识之中。之后，随着德国政治影响的恢复和经济实力的复苏，德国人对于过去的幻想也随之冒了出来。一言以蔽之，如果我们拒不承认第三帝国，那么其带来的恶果也会被全然否认。事实上，德国人试图迫使获胜方（同盟国）基于获胜方自己的道德标准和政治标准，来处理纳粹罪行带来的恶果，就好像整件事只不过是一次无关紧要的军事冲突。这种对世界大事的诠释使得德国人觉得自己有权提出"正当要求"，比如收回奥德河—尼斯河线②那边的领土。

当然，执着于这些幻想并没能让德国人在政治上更现实一些。相反，德意志民主共和国（以下简称"东德"）和德意志联邦共和国（以下简称"西德"）之间的鸿沟不必要地加大了。虽然这样的协定（《波茨坦协定》）从来就不在人们的考虑之列，但德国人仍坚信应当诉诸和平协定，争取自己的合法权益。事实上，历史规则往往是：在对敌人实行灭绝政策之前，他们就应该预料到，一旦失败，他们自己也将面临被斩尽杀绝的后果。不难想象，如果获胜的是纳粹德国，东欧诸国将会遭到何种对待。但是，尽管过去的事实就摆在眼前，德国人还在继续提出"合理"要求，提出那些只有当他们证明自己是强者后才能认清的要求。在二战结束后的近30

---

① 引自德国记者及历史学家塞巴斯蒂安·哈夫纳所写的《周年纪念》（《明星周刊》，1966年6月6日，第26期）。

② 1945年《波茨坦协定》规定的波兰与德国的边境线。

年里，特别是在斯大林死后，苏联日益强盛，成为世界强国已是既成事实。然而，直到最近，德国人仍期望能达成和平协议，把"外国人暂时管辖的领土"拿回来，也就是说，能够"恢复原状"（restituio ad integrum）。显然，"第三帝国"和希特勒的战争只不过是一场幻梦！

　　德国人的态度基于幻想虽是事实，但我们并不能就此指控德国人奉行"复仇主义"。他们的政策无力影响世界大事，也不能劝诱任何人加入他们的战队，通过武力夺回失去的东部领土。"冷战"进入白热化之时，人们还可能普遍相信这种观点，但是自从苏联成功发射人造卫星之后，这些希望已变得十分渺茫。德国政策不是"复仇式的"，它是虚幻的。当然，这同样很危险。各届德国政府代表、德国政治党派或者影响公众生活的各个德国团体，都没能成功地让德国人记住一个简单直接的事件：德国入侵苏联，虽给那个国家带来无尽的痛苦，却让德国输掉了战争。这也造成了世界政治权力区域的转移。诚然，这一转移没有得到国际法的正式批准。1945年，德国宣布无条件投降。这之后，德国人理应调整心态，认识到获胜方为此番胜利付出了巨大代价，它所制定的一切条款都是从自己的利益出发的。显然，从一开始，苏联，无论是布尔什维克主义的拥护者还是沙皇的维护者，在赢得一场战争后都会提出扩张领土范围的要求。德国入侵苏联时，就应该想到这一可预期的风险。然而，德国人仍然无力承认苏联的要求符合逻辑，是战争的必然结果。他们的表现会让人误以为整个冲突只不过是一场无关紧要的小争斗，而不是意识形态之间的斗争。

当然，如此露骨地陈述复杂问题，宣称德国人没有准备好接受对苏战争中完败的事实，很容易夸大事实情况。特别是因为这一陈述并没有把重点放在不争事实的最显著情况上，指出我们面对的是一个不可逆转的政治和军事巨头，而强调了其后若隐若现的幻想。在这里，我们面对的是隐秘想法以及它们对我们的客观行为产生的不容小觑的影响，尽管这种影响从来都是说不清道不明的。

于是，一种禁忌应运而生。许多年来，这种禁忌——绝对禁止把东德和西德之间现有的边界作为现实讨论的出发点——真实地存在，却又难以捕捉。这个禁忌之后藏着一个梦：如果撞上好运，德国人也许能够通过狂妄自大找回之前输掉的东西。这实在是一个危险的梦。西德人并没有试图找出一种合理的共存形式，也没有努力剥离他们性格中阻碍自由通行的国境线。西德人还可获得自由，去往曾属于东普鲁士①的海滩，就像去阿尔萨斯②的山里一样自由。相反，在20多年里，他们都高估了西德声称是德国"唯一代表"的断言。这揭示了隐秘思想的力量，因为正是这些想法让德国人不愿容忍，也不愿折中，只青睐独断专行。这种作风现在仍在东德和西德盛行。

因此，虽然德国人确信自己可以不依靠武力获取"合法权利"，但在外国人听来，这根本不足为信。德国人一直执着于不可

① 条顿骑士团时期为普鲁士公国，后为普鲁士王国的一个省，1871年被并入德意志帝国。二战后，德国失去了这一地区。——译注

② 此地区隶属法国，但数次被德国占领。——译注

企及之事，因此自神圣罗马帝国[①]以来，被夺去手中之物的历史就一直在德国反复上演。

德国人集体行为中不切实际的取向是刺激我们进行研究的因素之一。鉴于我们处理的是幻想（我们发现，这些幻想正控制着那些表面看似合理的行为），因此，描述它们的任务很复杂。同样，不可避免地，我们此番观察所得的言论有些"不中听"，甚至还会带来痛苦。然而，我们相信读者，特别是德国读者，会对我们造成的痛苦宽容以待，并痛下决心听我们把话说完。

首先，需要说明的是，以上社会心理分析并非基于系统调查，而是建立在对某些行为模式的观察之上。这些行为模式所代表的不仅是一种个体反应，而且是一种普遍的行为。我们将会描述两种行为模式。对于我们来说，它们的存在非常普遍，十分具有代表性。第一种行为模式可以被概括为"对纳粹过往的防御机制"。这种心态的某些反应出现在我们上面提到过的情况中，即否认被来自不如自己的"种族"和文化的敌人击败。在这里，值得注意的是，我们的失败似乎并不会在很大程度上改变我们对他们的负面评价。无论如何，直到最近，德国政府、国家的官方及非官方的发言人在促进双方相互理解方面仍无所作为，也没能消除西德与东部邻国间存在

---

① 全称德意志民族神圣罗马帝国，962—1806年。中世纪德国皇帝以古罗马帝国的真正继承人自居，但实际上他与罗马帝国并无关系。

的疏离感。[①]

第二种行为模式更难描述。它与一种反应有关，在德国的整个政治和社会机制中都清晰可见。因为心理障碍的阻碍作用，人们无法在德国现代社会中看到未解决或理解不足的问题。本应该全身心投入的事情，人们却冷漠以对。特别是考虑到过去25年里德国在物质环境方面发生的快速变化，这种无处不在的冷漠气氛也就更加触目惊心了。对技术性问题兴趣浓厚，与对基本政治权利相关的事件不言不问，在德国形成了鲜明的对比。文明社会的民众本应对社会和政治事件倍加关注，但他们的参与度并不高。工业化的快速发展、广大民众对于某些工业热点的关注、非独立化工作的增加、生产技术的不断提高、知识在复杂而快速变化的社会中的传播以及这一切对于相互联系的一对概念——本能和道德的影响，都应激起大多数人去正确理解正在发生的一切。一个新世界正在我们眼前形成。然而，大多数德国人对获取可靠信息并无太大意愿。他们对洞悉一直操控其价值观的力量也不感兴趣，并且一般来说，尽管有些力量正影响着他们有生之年的历史进程，他们也没有兴趣就这些力量建构一幅清晰的画面。我们所处的时代和过去存在着基本的差异。我们指的是，越来越多的人越来越觉得现代生活受到了人造环境的支配。

在这里，德国人特有的行为方式似乎与现在通行的行为方式相一致。身处知识爆炸的年代，在大型生产或管理集团的巨轮中，

---

① 1972年，西德总理维利·勃兰特在华沙奥斯维辛集中营纪念活动中的惊人一跪成为决定性转折。这一举动从根本上抵消了德国几个世纪以来面对邻国人民的傲慢。

个体大有变成小螺丝钉之势。每个人的专业细分程度也在加剧。这些都对人类的能动性造成了严重的负面影响。每个受工业化进程影响的国家都急待处理一个重大问题：如何在明确影响他们未来和社会环境问题的过程中保障大众的政治参与度？这个问题，在目前的情况下，受大众的影响已越来越小。力量集中在少数地方，复合型专家产生的影响也十分微妙，这两点联合起来把大众排除在了真正重大的政治决策之外，就像过去一样。这就是顽固的德国民族自我主义的一个根源。另一方面，在国境之内，很多人拒绝关心政治问题，更不用说愿意积极合作，关注自己的分外之事了。他们身上有一种新的冷漠。我们可以把它描述为客体联系的缺失，即包含情感和想法的交流过程的缺失。

过去，在物质长期短缺的情况下，这种冷漠的情况也出现过，例如某地区爆发饥荒的时候。历史上，除了少数几个城邦之外，人们几乎从未正儿八经地把大家组织起来，共同决策。他们对社会环境的兴趣也是原始而自私的。然而，在我们的时代，政治冷漠问题（伴随着消费领域日益增长的情感刺激）显示出一些更危险的情况。大众的冷漠源于各方面社会过程的影响，他们的非理性、破坏性行为出现的频率比过去高得多。同样，过去的总人口数远少于现在，因此过去受政治决定影响的人数也少于现在。

这些问题对于经历了工业化动荡的德国各阶层成员来说是十分普遍的。就其表现而言，德国由一个反动好斗的纳粹国家，变成了一个对政治漠不关心的保守国家。这一点会因为德国人缺乏好奇心而表现得更加明显。虽然，理性地讲，搞清楚自己为什么会追随希特勒本应是德国人民心中最紧迫的问题，毕竟无论从身体上说，还是从道德上说，这个人都给他们造成了史上最严重的灾难。然而，德国人却对此毫无兴趣。同样，他们完全不关心德国社会的新秩序。相反，他们崇尚企业精神，把精力完全集中在重建摧毁之物、开发工业潜力上，甚至包括改良他们的厨房用品。他们无视其他，偏执地专注于此的努力不容忽视。这使得德国的政治生活日益僵化，只是例行公事。大多数德国人认为，这种发展再自然不过了。但是，这种评价是具有欺骗性的。我们需要做的，是去审视这种片面行为背后的动机。首先，在这种实效和热情的自然而然中，好像隐藏着暗流，而这些暗流使得我们的意识把它当作理所当然的事。

战争结束之后，经济重建成为一般德国民众最关心的问题。相比之下，建设民主国家却要靠获胜方颁布法令才能开始，并且直到现在，人们也不知道在纳粹主义垮台之后，德国人会自发地选择何种政体。最初，它可能是一个温和的专制体制，类似于那些现在正渐渐被废弃的在民主基础上发展出来的体制。出于杜绝政治激进主义的动机，放弃一个民主国家的理念，如魏玛共和国时期发生的那样，是一种很罕见的现象。但是，反过来，人们很难就这一理念做点什么，因为从心理学上说，他们不知道怎样把力比多投注在它之上。德国议会极少因为争论该如何选择而出现过激、紧张的场面。德国人把他们的政府当作制造繁荣的工具，却几乎从来不用它来培养智识。因此，几乎没有在政治方面具有创造力的人才能在这里占据一席之地。渐渐地，政治变得就像西班牙仪式一样，而发挥想象力、创造性地处理战后的政治现实的尝试却绝无仅有。例如，很久以前，人们就应该努力去修正德国的政治自我意识，认识到苏联已成功地发展成了一个世界强国，因此在与其意识形态比较时，德国必须整理证据，而不是排除偏见。再者，我们应该试图去理解其他国家对于德国人的感受。虽然这些国家现在与德国保持着政治关系和贸易往来，但这种感受仍然存在，因为这些国家的人民仍然记得德国发动战争的目的和交战的方式。毫无疑问，只有一小部分德国民众朝这个方向努力过。官方政策仍然锚定在模糊的假设上，充满了痴心妄想，并且直到今日，哪怕只是为了自己的政治稳定，仍没能很好地理解可怕的过去以及纳粹制造的幻想给德国人民造成的可怕影响。

纳粹政权时期，德国人就开始在情感上孤立于世界其他国家。现在，近30年过去了，这种情感上的孤立刚刚有所改观。慢慢地，"有礼有节"这一概念才再一次被用来描述东德和西德。缺乏自知之明（举止给他人留下的印象）一直是德国人性格中的显著弱点。直到最近几年，一种政治意识才开始在德国出现。德国人与其他国家共情的能力有了显著提高，同时，其自知力和自尊也有了显著提升。此外，对过去的无意识固着也表现在其他许多事情上，比如，在德国各城市的重建中，策划者无力贯彻新理念。这是一个塑造未来重要影响的领域，但其应对措施却毫无想象力。这种无创意可以被称作德国社会中集体的自我耗损（ego depletion）①，它是自我在

---

① 自我进行意志活动的能力或意愿暂时下降的现象，包括控制环境、控制自我、做出抉择和发起行为等能力或意愿的下降。——译注

塑造社会现实时表现出的软弱。自我不能有效地整合社会现实的各个面向，让它在更多领域里被感受到。

在经历过这场大灾难之后，德国人已不可能再回到传统的方向上来。纳粹政权永久摧毁的东西正是传统，而它本就是一个深受质疑的传统。现在残存的只有表面习性、行为模式和因循守旧。它们像舞台道具，隐藏着难以言表的生活方式。另外，这些道具散布各处，为德国政治和日常生活增添了一抹戏剧色彩和一股不真实的味道。

正是这种传统——认同完好的、有效的过去——的缺失，使得可以概括当前情况的口号——"不要实验"，与过去的德国社会历史形成了鲜明的对比。事实上，在工业时代的早期，德国正是倡导处理压迫性社会问题的先驱。在19世纪的最后30年里，德国爆发了世界上最有影响力的社会主义运动，这场运动成功迫使以俾斯麦①为首的保守势力在社会立法上妥协。然而，第三帝国结束之后，这样的前瞻性革命思想再也无迹可寻了。这个国家似乎已经耗尽全力，再也不能产生有效的政治想法，因为大多数市民都同意纳粹的种族主张，认为自己能统治世界。因此，当纳粹政权垮台后，他们也失去了其定位基础。

自1914年起，两代德国人就不断遇到颠覆传统的事件。这些事件反过来又暴露出个体中普遍存在的内心躁动。在资产阶级民族主义时期，德国人的自尊心膨胀是一种心理防御，帮助他们抵御自

---

① 德意志帝国首任宰相，有"铁血宰相"之称。——译注

己只是新贵，很晚才在世界历史上成为强者的感觉。这里还应该加上一种轻率的力量感，它来源于新德国军工业的影响。对政治现实的错误判断导致了第一次世界大战（以下简称"一战"）的失败。无所不能的幻想被误以为是真正的实力，并因此使得他们无视对手的优势。二十年后，同样的事再一次发生了，就好像从前的教训并不存在一样。同时，民众的失业引发了对倒退的恐惧。20世纪30年代，危机出现了，但德国人并不认为这说明现行体制尚不完善，而把它诠释为因背离旧权威而受到的处罚。在希特勒看来，这是受亵渎的"鲜血与土地"①的神秘力量。

过往荣耀的救世之梦在人们心中出现，被历史所遗弃的感觉唤起了他们的无能感和愤怒感。与日俱增的怨恨召唤一个更强的人，召唤独裁和恐怖，成为神和命运的同盟。一旦把世界分裂为朋友和敌人的信条被接受，人们便再不可能冷静地计算，不可能评估思想状态，也不可能估计想要攻击的反对者有多强的抵御力量了。在这种情况下，人们很容易谈及"非理性判断"，却非常难以追踪到这种非理性行为的根源。这种非理性冲动——来自无意识的冲动——必须在政治和军事目标中起作用。这种看法显然源于当局（包括军队）错误地估计了德国在侵略时将会遇到的抵抗。再一次，法案出台了：战争再次失败仍不吻合之前特权种族的理想化自画像。（在这里，"种族"这一概念是狭义的，它只指一个民族。因对其能力

---

① 纳粹口号，成为消灭其他民族以求生存的借口，是纳粹意识形态的核心。——译注

的认识，这个民族相信自己命中注定要统治其他民族。）德国参谋部的大多数官员都做着纳粹成为政治领袖的春秋大梦，这很好地说明了就算是受过客观评估训练的人，其逻辑思考能力也会受到情绪化的野心的扰乱和削弱。

许多年来，德国人一直生活在幻想之中，认为社会问题可以用"最终解决方案"来解决，如此一来，德国人很难再回归日常生活。1945年，德国公众生活中的当权者都妥协了，甚至连残余的封建贵族以及自由的中产阶级也不例外。此外，除了希望欧洲能够实现一体化，他们并没有什么政治观点可言（某个反纳粹抵抗运动中倒是诞生了一些政治观点）。在这里，我们必须谈论一个人——康拉德·阿登纳①，一个由消失已久的德意志帝国政体塑造的人。他是年迈的父亲式人物，他的政府也体现了这一特点。他代表着"这个国家"，如我们所说，那时的力比多能量集中在经济领域。"这个国家"很好地保护了经济，使它免受因对1945年前的德国民族目标的诟病而产生的冲突的影响。此外，很了不起的是，总的来说，这种诟病并没有形成气候。政治上，德国人不去解决过去的问题，也没有尝试过进行最低限度的补偿。与此同时，德国工业开始突飞猛进。努力工作及其带来的成功很快掩盖了过去留下的伤口。人们在以前的基础上进行重建和扩建，却没有考虑过它们与传统之间的联系。新建筑如此，学校教育、立法系统、市政管理以及许多其他事情也是如此。在经济重建的过程中，一种新的自尊特点也相伴而

---

① 1876—1967年，德国政治家，西德首任总理。——译注

生。尽管战争中死伤无数，也有数百万犹太人遭到了屠杀，但德国人还是感到受够了旧事重提。此外，德国上下——从幼儿园到大学——都没有想过要把过去的灾难看作一种警示，看作社会在处理这些灾难呈现的残酷激进倾向时必须面对的特殊挑战，纳入德国年轻人的经验中。

我们选取了一些例子来说明自己的观点。这些例子也许看起来有些轻率，不过你们也可以从其他观察者那里看到一些同样贴切的例子。在所有的例子中，我们都可以观察到同样的抑制作用、对社会想象力的压抑以及社会创造力的缺失。

我们提及这些事，不是想进行道德控诉，而是因为它们呈现了一种特殊的情况。我们的反思可能有助于说明过去在德国发生的事和当前德国社会缺乏社会创造力之间的联系。因此，我们假设，对过去的否认造成了现今德国在政治上和社会上的无所作为。①防御集体责任和罪恶感已经在德国人的性格中留下了烙印。如果心理防御机制，如否认和压抑，在解决冲突时作用太甚，无论是在个体层面，还是在集体层面，现实认知都会收紧，刻板的偏见也会蔓延。在相互的强化中，偏见又会反过来保护压抑或否认过程免受干扰。如果人们与过去一样抱着"最终解决方案"的态度来解决社会问题，那么只有在意识分裂的危险中，人们才能不费吹灰之力地向文明"常态"过渡。

---

① 过去已经离我们远去，我们现在必须通过回忆来区分否认过去——维利·勃兰特在华沙的一跪已经将它唤回到意识之中，重新压抑过去已不可能——和罪恶感衰退。

无论人多么想挣脱过去，与过去疏离（这是一种从头再来的想法），如果要理解后来发生的事，我们就必须将其与之前发生的事结合起来考虑。显然，杀害数百万人无法"被接受"。在面对犯罪者在纳粹时期犯下的罪行时，无能的德国法庭对此进行了象征性的凝缩。那些罪行的规模也令人困惑。但是，这种狭隘的合法解释不能为被我们称为"不可掌控的过去"伸张正义。相反，我们在说"掌控"时指的是掌控自我意识（self-knowledge）的一系列步骤。弗洛伊德把它称为"回忆、重复和修通"。[①]独特的记忆内容，就算伴随着强烈的情绪，也会很快消失。这就是为什么重复和批判分析内心冲突能够克服本能和无意识的自我保护（self-protective）力量，如遗忘、否认、投射以及其他防御机制。这种回忆和修通的治疗效果与临床治疗相似。然而，在政治实践中，这一知识并不能带领我们向前。只有当病人的症状使得他所受的痛苦比从压抑中得到的好处更大时，他才愿意一步一步地放松无意识的抑制力，让被否认和遗忘的内容回到意识中。但在这里，我们所说的是一个社会，并且从物质上讲，这个社会比以往任何时候都更富足。因此，我们感觉没有必要去理会他人不合时宜的质问，特别是我们已经成功地用"德国经济奇迹"这一防御冲刷了过去，并且无论这个世界对德国人存在何种看法，都不得不承认他们勤劳的美德。此外，德国人民不愿反思还有另一个重要原因：往昔在军事上和道德上战胜第三

---

① 西格蒙德·弗洛伊德，《回忆，重复和修通》，选自《弗洛伊德全集》（标准版），伦敦霍加斯出版社，第12卷，第145页。

帝国的获胜方，在它们自己进行的"局部"战争中，如在阿尔及利亚和越南①，也同样做出了不人道的举动。

为什么德国人会发生如此大的转变？我们必须继续为这个问题寻找更充分的解释。这种转变快如闪电，人们未曾想过它会轻而易举地发生在一个民族身上。许多年以来，纳粹领袖的战争行为，他们发动战争的目的，完全没有受到过质疑。当然，就算人们持有保留意见也没有用。然而，在彻底失败之后，强迫顺从的理论跳了出来。一夜之间，人们开始认为领导者们（失踪的或已被判刑的）应该对种族灭绝的实施负全责。事实上，社会各阶层，特别是那些上层人士——工业家、法官、大学教授——都坚定而热烈地支持过纳粹政权。然而，在纳粹政权失败后，他们却认为自己不应负有任何责任。

对于生活在第三帝国的绝大多数德国人来说，回顾纳粹统治就像是回忆童年时期的传染病。他们认为感染它并非自己所愿，尽管集体退行（collective regression），处于元首的保护之下，最初非常令人愉快：成为上帝的特选子民真是太棒了！事实上，对于大多数人来说，这一信念虽非不可撼动，但仍不容辩驳。与其他西方国家相比，德国现在展现的民族主义比较温和，甚至与一些东方国家及所谓的"新兴"国家相比都更温和。然而，许多观察者还是感受到了它的威胁，因为现在以及未来，德国的民族主义情感仍然与

---

① 指二战后，法国对阿尔及利亚、美国对越南的侵略战争。——译注

奥斯维辛①和利迪泽②的回忆紧密相连。民族情怀的闪电转化，爱
好和平、忙碌而勤勉，欣欣向荣，只会让其他国家更加警惕。对于
其他国家来说，这只能说明德国的一切都变化太快。德国新纳粹右
翼在最近重组，意大利新法西斯组织也成立了，但前者带给世界的
恐慌要远远大于后者。再一次，德国的许多政治家把它作为实力的
标志，辩解说他们的邻国仍然对回到过去的迹象过于敏感。对于德
国人来说，在对纳粹历史感到罪恶和羞耻时，防御仍然是最有效的
策略。同样，人们在书籍和报纸文章上也声称过去的所作所为是迫
于邪恶迫害者的重压，声称我们德国的荣耀仍在。这样的书籍和文
章从来不乏读者。这种态度意味着人们只记住了某些可接受的历史
片段。所有事件，只要让我们德国人负上罪恶感的，就这样被否认
或重释了，责任也被推到了别人身上，至少在回顾往事时，不会与
德国特性联系在一起。德国在战争期间取得的胜利被美化，人们很
少想到妄自尊大者的不负责任也导致了几百万德国人的牺牲。要分
开不可接受记忆和可接受记忆，心理能量的大量支出是必要的。自
我急切地想要保护自己免受良心的严厉谴责，不让它自己的价值受
到怀疑，因此在这种防御中所消耗的能量不再可用于认识现实。另
外，因为没能找到真正有效的解决方法，或者这些解决方法都不成
功，一般民众对于"怀恨之人"的反应更强烈，因为这些人不愿意
遗忘，他们把人们小心回避的过去看作现在仍发生作用的现实。

---

① 位于波兰，德国奥斯维辛集中营所在地。——译注
② 位于捷克。德国纳粹首领莱因哈德·海德里希在布拉格被杀后，希特
勒在利迪泽实施了大屠杀。——译注

因此，对于所有好思考的德国人来说，首要的"脑力任务"必是小心翼翼地细数他们的自欺欺人。于是，这种自欺欺人创造了一种新的、错误的自我形象。弗洛伊德观察到，神经症患者并不否认现实，他只是希望自己对现实一无所知。这种观察同样适用于我们周围的德国人，他们也在向着这一方向努力。当然，这种防御机制不仅仅出现在德国，它们是普遍的人类反应。然而，重要的是，每一个体、每一群体怎样成功地认识到自己特有的自欺方式，并学会克服它们。

元首①是罪魁祸首

在治疗患有神经症的个体时，我们的重点是阐明个体幼年的记忆间隙，关注与直接经历和内化的权威人物相关的驱力、矛盾冲突——从幼年起持续至今的无意识冲突——以及这些情感矛盾和伤害引起的焦虑、内疚和羞耻等情绪。为了避免或缓解这种焦虑、内疚和羞耻，心理防御机制（如压抑、否定及投射）就启动了。

防御罪恶、羞耻和哀悼是战后德国人集体采纳的机制。在这里，这些防御机制所抵御的并非幼年的内疚体验。在很大程度上，它们所抵抗的是真实的罪恶感，虽然它们与我们在幼年时保护自己的技术一样。事实上，看到这些幼年保护自己的技术被用于灾难性征服战争所带来的恶果和大规模的灭绝活动是非常可怕的。毕竟，

---

① 这里指希特勒。——译注

这一灭绝活动本不该开始，更不用说持续到 "十二点过五分"①了。试图用这种方式处理过去，对于不偏不倚的观察者来说甚是怪异。虽有神经过敏之嫌，但一些观察者可能会认为这暴露出德国民族主义的蛛丝马迹，而不会想到这类幼稚行为其实毫无用处，只会让人担心有德国人的地方就会有意外发生，也会担心冲刷掉个体责任的服从行为可能再一次成为德国的政策。

在德国，否认罪恶感的方式之一是争辩独裁行为的发生是一种自然现象，它的开始与个体没有关系，可以说是"越过"个体出现的。我们在仔细研究后发现，这是一种不确切的片面说辞。当然，要论证个体的行为模式和独裁者取得政治成功之间的联系非常难。这里，相互作用和相互依赖起着重要的作用。这不仅仅是一个无助之人在街上被动受控的问题。对问题的思考，不应该开始于灾难时期，而应该从先前存在于人民和独裁者之间的平静和谐状态出发。在经历了魏玛共和国的各种不确定情况之后，我们德国人希望领导人能够再一次把特有的条顿理想和民族自尊结合起来。这给了人民体现重要性的机会。遵从军衔和等级秩序的当权者忽然大量地出现在早因"党派争端"不再抱有任何幻想的"德国同胞"眼前。德国人准备好了果断服从，这种服从也受到及时的检验，表现自己不负元首希望的强烈意愿迅速传播开来。如果希特勒满足于小吞并，如果他对犹太人的迫害适可而止（保持在其他基督教国家的大群体默

----

① 希特勒认为，德国之所以在一战中失败，是因为没有坚持到十二点，十一点五十五分就投降了，如果是自己，一定会把战争坚持到十二点五分。——译注

许的限度内），那么直到今天，这个延续了几千年的帝国也不会完结。议会民主的废止，再加上劳动市场的同期推动，本不会导致德国革命。人类灭绝组织机构的运作甚至也可能被看作现实的一部分。这种现实显示了对准时性和可靠性的普遍高估，对整体解决方案的偏好，和把这样一个普通美德运用于灭绝一群"被卡片索引的个体"的特殊例子之间，并没有出现深刻的分裂。其实，在全世界人民面前屠杀六百万同时代人的恐怖行为，也有历史先例。看看征服者的战争在印加人和墨西哥印第安人中传播死亡，再看看黑奴交易和帝国主义殖民暴行，我们就知道，当权力分配不均时，被战胜者很快会受到战胜者的非人对待。因此，当一切邪恶与危险被投射到少数派身上时，他们也会受到迫害，而迫害的实施者不会受到任何惩罚。显然，人类并非天生就尊重人性。失败者会成为不受限制的欲望的牺牲品，被权力方杀害。道德意识无法突围。在这些毁灭性侵略的爆发中，宗教观点总是可以指出受害者虽然看起来像人，但他们其实是魔鬼。纳粹卖力宣传对犹太人的憎恨，这种憎恨深深地印在了德国人的心中。犹太人被看作"害虫"。毕竟，杀死害虫并不为过，也不会引发任何道德冲突。因此，独裁者的唯一任务，是在去人性化（dehumanization）的帮助下，"颠倒"道德意识。希姆莱①在对纳粹党卫军的讲话中也正是这样做的。他向党卫军成员表达了国家对他们的感谢，确信此番行为是人道的，感谢他们做出自我牺牲，承担了这一可怕却不可避免的任务，消灭了数百万犹太

---

① 希特勒的左膀右臂，纳粹党卫军头目。——译注

人。"你们大多数人，"他说，"都将知道一百、五百甚至一千具尸体躺在你们面前意味着什么。经历这种事情仍能面不改色，我们才能变得更坚强。虽然它没有也永远不会被载入史册，却是我们历史上最辉煌的篇章。"

虽然阿道夫·希特勒的作用可以放在个体层面上去理解，但是他没有强迫数百万人追随他。与浮士德一样，他把施虐倾向、多愁善感、排外、神化作为优等民族的自我理想（ego-ideal）带向野蛮的极端。就相关的心理过程而言，虽然法律宣称可以攻击这些对象，但在德国发生的事情还是超越了许多攻击层次。这是"颠覆道德意识"的胜利。元首代表了一种新的道德意识。只有他的失败，而不是旧的道德意识，可以帮助罪恶感突围。

许多年以来，德国人一直嘲笑自己的对手，或把他们描述为魔鬼，但最后，德国无条件投降了，国土也被这些对手占领。这导致了对报复行为的巨大恐惧。正是这些真实的恐惧最终带来了道德意识的转变。直到战争结束之前，人们的道德义务仍然只是面向元首。此外，他的失败导致了自我理想的创伤性贬值，而人们对这一自我理想是广泛认同的。当前纳粹（pre-Nazi）道德意识——其力量由战胜德国的对手来显示——恢复效力时，我们就需要新的防御机制来阻止无能感的扩散。当人们认识到，为了满足自己的攻击冲动，他们打着元首的幌子无故杀害了六百万人，这个集体还能做什么呢？他们别无选择，只能继续否认其动机，或退入抑郁之中。然而，二十年后被捕的纳粹官员，如艾希曼①，在此期间，似乎却无严重的心理问题。另外，并非每个人都直接参与了种族灭绝，或者直接地感受到了个人的罪恶。因此，借用否认和掩饰，人们可以为灾难找到无数说辞。事实上，在没有超过罪恶感限度的情况下，抑郁反应、自责以及绝望鲜有出现。

德国人民采用的最重要的防御策略是把所有投注的能量从对第三帝国的热情、对元首及其信条的理想化以及实际的犯罪行为中撤回来。这种心理防御策略的运用，有助于逐渐模糊十二年的纳粹记忆，使它像鬼魂一样不可捉摸。如果这一时期的残酷行径因某些原因——比如因为审判纳粹战犯——再一次浮现脑中，人们就会继续回避它，刊登着此类报道的报纸也会迅速被翻过。然而，如果过去非要引起我们的注意，我们就会拒不承认它是德国历史的一部分，是我们自己的特性。推测起来，那些因此"不受影响"的人，就算独处时也会以这种方式思考吧！因此，他们不会出现可感知的痛苦压力，也不会像神经症患者一样因为这种痛苦压力而去寻求分析治疗，并最终修通所压抑的内容。就我们德国人而言，过去的已经过去，再没有机会去懊悔了。

当然，从这种遗忘能力，从对自己过去的疏离，从这一集体禁忌的出现中获得的经济利益，是非常可观的。如果德国人一直背负着纳粹历史的记忆，那么即使他们认为自己只是被动服从，自我

---

① 德国纳粹高官，在犹太人大屠杀中执行"最终方案"的主要负责人，被称为"死刑执行者"。——译注

也不可能轻而易举地将这段记忆与现在的生活方式进行整合。如果能准确地处理这段德国历史，知道杀害数百万无辜受害者取决于个体做出的罪恶决定和行为，我们很快就会发现，德国人绝不可能像现在设想的那样，可以心安理得地把责任都推卸给社会高层（最终，归咎到元首个人身上）。发生的一切绝不仅仅源于元首的神奇领导能力，也是服从的结果，但这种服从，就连元首自己也"难以置信"。因此，我们不必惊讶，当偶尔有人抵制大屠杀的残暴命令时，他并没有受到处罚。如果一个人具有勇气，他显然能够在不危害自己的情况下抵制这种命令。一些群体，虽然没有这种影响力，却可以区分它们对国家应尽的义务和对纳粹独裁政府的义务。真正使得纳粹意识形态大获全胜的，是它所达到的信念程度。在许多方面，比如服从义务，它都可以和以前形成的自我理想联系起来。德国人容易高估自己和不宽容的群体特点，这帮助他们规避了道德的谴责。

随着军事上的失败，"保护日耳曼民族"的举措回到了过去纳粹幻梦之前的样子——犯罪。于是，在专制制度之下发展出的一系列性格结构显露了出来。同时，曾经使它可以肆意践行的权力、理想也崩塌了。这种模式与诸侯国时代和宗教战争期间的模式相似。教随国定（Cuius regio，eius religio）。然而，因为路德提出了个人责任的概念，所以在个体效忠国民、感恩诸侯王的同时，重点逐渐转向个人道德意识。这就创造了一种思想状态。只要从这种思想状态中撤退，个体的自尊就会受到深远的影响。在希特勒掌权之前，大致说来，德国没有发生过人治还是法治的冲突。德国对犯罪的界定与其他国家并无不同。但是，随着希特勒的出现，抢劫、谋杀、敲诈、失信变成了达到神圣纳粹目的的手段。它们成了英雄行为。最后，在1945年，为了与获胜方的道德观相一致，这些"英雄行径"才被再一次归入犯罪之列。为了与这些胜利者达成协议，承认他们是新主人，并且他们可能成为新政体的创建者，前纳粹道德意识恢复了，就好像它从不曾被废止过一样。极度膨胀的自我评价再无用武之地，也没了捧场的观众。虽然经济增长和贸易顺差提供了惬意的安慰，但条顿梦——梦想自己是不受良知阻碍的优等民族，道德意识绝不能挡了"理想"的道——结束了。事实上，纠正来自外部。这一幻想，也许还会藏在后面继续存在，也许只是务实地进行了调整，变得适应现实。对于它，我们知道的仍然很少。

当然，想要逃脱罪恶记忆和可耻记忆的折磨是一种普遍的冲动。从某种程度上说，躲避总是针对主流文化。人们很容易理解"不同民族，不同习俗"这一说法。同样，人们也很容易理解"不同民族，不同防御战术"。希特勒蛊惑人心，他对这个国家提出的要求迷惑了大家。这种蛊惑不仅与施虐倾向有关，也与受虐倾向有关，涉及服从的快感。在这种服从快感的背后以及意识的进一步丧失中，隐藏着亵渎权威的倾向（在这里，读者可能会想起路德每次提及教皇时的口吻）。人们服从的权威很严格，具有束缚力，因此哪怕只是想一想，竭力反对那些权威，也会唤起难以忍受的焦虑和罪恶感。于是，人们只能靠唯命是从来克服这些感觉。若论孜孜不倦地追随领袖，就算毁灭自己也在所不惜，即使他的目标慢慢显露出疯狂，还有哪个国家的人可以与德国人相提并论？

总的来说，个体的攻击性越强，他的道德意识就越僵化，越不宽容。强制服从行为并不能帮助我们弄懂或解决情感矛盾的问题。对高贵神圣对象所存在的矛盾情感遭到了否定。不可避免地，这会导致矛盾情感的加深以及对偶像无意识仇恨情绪的增加。禁止仇恨情绪的防御导致了理想化的加剧和对偶像更强烈的认同，这造成了一种恶性循环。如果我不遗余力地认同他，我就不会把他实行的压迫当作负担，相反，它是一种快乐。通过这种方式，这个偶像被赋予了一种独特的品质。在德国，这个人就是希特勒。服从他成了一种快乐、一种荣誉的标志，会被载入史册。柔弱的自我虽很焦虑，但不能抵御这种错误的集体疯狂，因此自我也就从主观意识（subjective awareness）中消失了。

随着偶像的陨落，我们再一次听到了柔弱自我的声音。它承认自己屈服于颠覆力量。但是，和弱小的儿童一样，它拒绝为长者的错误教育行为承担任何责任。尽管德国人努力地在回忆中掩饰过错，但事实上，希特勒使得全体德国人（虽有少数例外）都确信无所不能的幼年幻想可以实现。这些幻想是原始驱力的表现形式①，

① 驱力表现形式指的是关于由驱力决定的攻击性幻想中的情感和描述。当本能冲动以其原始形式显现时，就为自己提供了未被自我改变的满足。我们称之为"初级过程"，与"次级过程"相区别。在次级过程中，驱力需求受制于社会化、教化以及自我和社会伙伴的批评。如果许多人因为采纳同一自我理想而团结起来，就会强化原始希望（弗洛伊德在《群体心理和自我分析》中提到了这一点）。元首被内摄了，作为自我理想被纳入自体之中。通过这种方式，自体（或者，如弗洛伊德在这里所称，自我）获得了更高的价值。"当自我（通过认同）呈现客体的特性时，它就会把自己作为爱的对象强加给本我。为了补偿本我的丧失，自我会说：'看，你也可以爱我——我和它那么相像。'"（《自我和本我》，《弗洛伊德全集》（标准版），第19卷，第30页）如此一来，"客体力比多就转变为自恋力比多"（出处同上）。

它的满足已经得到了保证。放弃准原始过程，大家共有的自我理想对许多人来说涉及大量焦虑。困惑和迷失占据了主导地位。于是，正如我们之前所述，人们希望找回不折不扣的权威，并把情感从过去历史中收回来。

我们可以这样总结前面讲过的内容：无力哀悼失去元首之殇是对罪恶感、羞耻和焦虑严密防御的结果。在我们撤回之前投注的大量力比多时，这种防御也就产生了。纳粹历史被去现实化，也就是说，被从现实中清除了。我们哀悼的，不仅是阿道夫·希特勒作为一个真实人物的死亡，更重要的是他作为集体自我理想代言人的消逝。他是德国人依赖的对象，德国人把责任感都转移到他的身上，因此他是一个内在客体。他代表并复苏了无所不能的理念，我们所有人从婴儿期开始就很珍惜这一点。他的死亡，同样暗示了自恋客体的丧失，因此出现了自我或自体枯竭和贬值的情况。

我们必须把避免这些创伤看作普遍去现实化的最直接原因。在希特勒的侵略中，无数人被害。出于对元首的认同，德国人曾非常愿意参与这种攻击，所以哀悼受害者的防御后来才会出现。一旦这些心理过程的优先顺序被识别，德国人和其他各国人民难以在战后相互理解的原因也就变得更加清楚了。战胜德国的国家强化了它们的自我理想，而德国人却遭受了深深的耻辱。胜利者承认现实时，不会产生贬低感，他们能够为战争中的受害者哀悼。而对于德国人来说，他们的自尊心受到了致命打击，他们最紧迫的任务是要避免自体在忧郁中枯竭。因此，在为其意识形态目标的受害者哀悼中分担的道德义务，虽对于世界其他各国来说很容易承认，但在那个时候，对大多数德国人来说，却不可能真正地深入内心。这里涉及的机制是应激反应，这些过程非常接近生物学意义上的逃生过程。因此，指责这些反应是没有意义的。真正的问题在于，作为纳粹时期去现实化的结果，甚至在后来心理应激情况已经过去后，德国人也没能恰当地哀悼在某种意义上被他们害死的人类。换句话说，如果胜利者采取了以牙还牙的政策，处死数百万德国人，他们肯定已经进行了此类报复。另一方面，这群人的疯狂目标、可怕罪行刚被揭露，他们仍处于震惊状态之中，期望他们去担心他人和他事是完全不现实的，他们连自己还担心不过来呢！

极度自命不凡的时代与极大的罪恶难分难解。其去现实化的动机，不仅在于恐惧惩罚，防御罪恶感，而且还有对现在无能感与无价值感的防御并因此克制原始的满足机制，即将婴儿期无所不能的幻想付诸现实的快乐。（把对没有污点的国家荣誉的周期性狂热与原始自恋——婴儿早期的自爱——联系起来，也许本无不妥。）

对大众忧郁症的成功防御

罪恶感总会伴随着悔恨和补偿的需求。遭遇丧失时，哀悼反应就会产生。当理想被玷污、颜面扫地时，羞耻感自然会出现。但是，否认过程也以同样的方式延伸到需要内疚、哀悼和羞耻的地方。大多数德国人选择了逃避过去。从经济学上说，这样做可以使德国人毫无障碍地投身于现在，尽心尽力地完成当前的任务。比起"无用地沉湎于过去"，这种解决方式更受欢迎。回忆，也只是为了平衡自己与他人的罪恶感。有人声称，恐惧感是不可避免的，因为它受到敌人犯下的罪行的支配。因此，依附于个体的特殊罪恶感，都以完全消失而告终。

在责任的金字塔中，元首成了迫于外在政治压力做出决定的人。这开启了一个无人可以被排除在外的命令链。每个地方的每个人都不得不遵守紧急命令，这也成了所有事情的借口。值得注意的是，在尝试摆脱罪恶感的时候，人们很少把注意力集中在受害者身上。他们既不关注本方的受害者，也不关注他方的受害者。这揭示了否认过去所需要的能量，而在现实中绝不会出现此类完全缺乏选择的情况。现在，人们的感情只够投注在自己身上，没有力气去同情别人。如果他们能够，以某种方式，在某个地方，找到一个值得同情的对象，通常这个人只可能是他们自己。

如果分析一下哀悼这一心理现象，我们发现哀悼者会因为失去某人而悲伤，并且哀悼者一定与这个人有着深刻的情感联系。对于哀悼者来说，一些构成其情感环境的重要组成部分已经丧失。然而，这里也可能会出现一种哀悼的病态强化，即忧郁症。弗洛伊德曾清楚地说明了哀悼和忧郁之间的区别。在哀悼情绪中，个体会感到枯竭，但是他并不会因为自我价值感的降低而感到痛苦，而忧郁是一种抑郁的体验，他很痛苦，因为"他的自尊会极大地降低，他的自我会枯竭"。①

---

① 西格蒙德·弗洛伊德，《哀悼与忧郁症》，《弗洛伊德全集》（标准版），第14卷，第246页。

对于数百万德国人来说，失去元首（尽管人们用遗忘掩盖他的垮台，并迅速地抛弃了他）不是一种普通的丧失。在追随者的生命中发挥主要作用的认同牢牢地捆住了希特勒。正如我们说过的那样，他已经成为自我理想的一个化身。失去一个力比多能量高度集中的客体——即使这个国家正化为废墟，也没有人会怀疑，没有人敢怀疑他——确实可以成为忧郁的原因。不仅德国人的自我理想被现实剥夺，元首自己也被胜利者曝出是个大罪犯。随着元首的性质出现突如其来的大逆转，每个德国人的自我都遭受了根本的贬低，以致枯竭。这成了忧郁反应的先决条件。

在这里，我们将引入我们的假设：西德的人民并没有屈服于忧郁症，相反，他们虽然已经失去其"理想领袖"，但他们还是通过破坏与过去的情感纽带，成功地避免了自己的贬值。撤回投注的情感能量、撤回兴趣，不应该被看作一个决定、一种有意识的刻意行为。这是一种无意识过程，几乎没有受到意识自我（conscious ego）的引导。有些事，过去曾令人兴奋，让人激动，但后来，它们却从记忆里消失了。它们的消失必须被看作自我保护机制启动的结果。①德国人不愿意承认自己在第三帝国时期的所作所为，这可以避免自尊的丧失，也因此避免了忧郁症的发作。这种自卫需要付出不寻常的心理努力，也造成了德国人民在面对严重问题时表现出心理上的保守。因为坚持这种自闭态度，许多（就算不是大多数）生

---

① 1945年，人们的罪恶感和焦虑感太强了，以致否认现实的防御机制也不能发挥作用。然而，心理无能还是保留了下来，因为人们后来仍不愿意去获得洞察力。

活在民主制度之下的西德市民只能参与经济活动。

让我们再一次阐明哀悼和忧郁之间的区别。如果因为专制管理路线和无效反应模式从中作梗，西德的民主章程不能带来活力，提供刺激，如果这引出的大多是消极怨恨，那么哀悼就是恰当的反应。尽管付出了许多努力，人们并没有得到想要的进步，我们当然有理由哀悼。与此相比，第三帝国的垮台是一场灾难。虽然矛盾情绪日益高涨，但绝大多数人完全没有做好心理准备，第三帝国就这样垮台了。无所不能的幻想及其投射使人们看不到未来的真实模样。承认在战争中付出的努力，还有犯下的大罪，都是为了满足疯狂膨胀的自尊和夸张的自恋。这种认知不可避免地会导致个人价值感的完全丧失，导致忧郁症的发作。于是，人们只能借助否认过程，将它扼杀在萌芽之中。①

然而，哀悼与忧郁之间还有另一种不同之处。②

如果人们爱的是丧失客体本身，哀悼就会出现。或者，换句话说，只有当个体能够与他人共情时，哀悼才会出现。这个人与我的差异丰富了我，就像男性和女性可以通过体验双方的差异而丰富彼此一样。丧失会引发忧郁。如奥托·兰克③所说的那样，它揭示了

---

① 这里，我们说的是"否认"而不是"压抑"。否认这种防御机制涉及干扰外部现实认知。它干扰的是那些会带来不快的正确认知。压抑适用于某人自身本能冲动制造不快的认知。一般说来，"压抑"一词不适用于回避不安经历。

② 尽管我们无法直接比较集体反应模式与个体行为模式，但在这里，我们不得不使用个人行为来阐明二者的区别。

③ 1884—1939，奥地利心理学家，精神分析学派最早及最有影响力的人之一。——译注

自恋客体的选择。我按照自己的样子选择现已消失的对象，并且它愿意适应我的幻想。这一点与元首非常吻合。虽然德国国民长期受到专制主义的侵蚀，但他们一直抱有变得伟大的理想。元首满足了他们的这一理想，又反过来将他关于伟大的理想投射给国民，使德国人感到自己与众不同。通过这种做法，阿道夫·希特勒否认了他对自己的垮台负有责任。在他看来，德国人民不值得他这样做，他们没能满足他的自恋希望。最终，他也没能摘下天上的星星，没能实现在被动期望中仰视他的普通德国人的无所不能的幻想。

我们在大众身上并没有看到忧郁甚至哀悼的迹象，这一点要归因于对过去的集体否认①。战后，德国人立刻着手清理被毁坏的建筑物。这一点曾被过于简单地看作德国人的高效，但实际上却暴露了一个躁狂的要素。正是因为这种躁狂式的防御，德国人就算看到新闻里播报着历史上犯下的最大罪行也能不动声色。

经过仔细观察后我们发现，人们通过三种反应来排斥压倒性的罪恶重负。首先，面对集中营中堆积如山的尸体，面对消失在囚禁中的整个德国军队，面对数百万犹太人、波兰人和俄国人被屠杀的新闻，面对杀害内部政治对手这件事，德国人在情感上的僵化极其明显。这种僵化是情感否认的标志。过去被去现实化了，所有愉快的和不愉快的事情都不存在了，像梦一样逐渐消失了。这种半禁欲态度和心理防御机制的激活，使得昨天还真实存在的第三帝国去现

---

① 对现实的否认开始于第三帝国时期将犹太人驱逐出境时。虽然纳粹意识形态影响着大家，但人们还是会有罪恶感。这里，防御既要应对道德意识对惩罚的恐惧，又要应对受到元首惩罚的恐惧。

实化了，也使得德国人能够轻松地在不伤害自尊心的情况下认同胜利者。这一认同的转变同样有助于抵御被牵涉感（这是第二步），并为第三步做好准备，即疯狂地抵消过去，全体努力实现重建。

撤回所有力比多，撤回对构成第三帝国现实的一切的认同，无论是在行为、言论还是幻想方面，都毫不费力地发生了。这一过程很是迅猛，容易让人看不到一个现实，那就是它包含了个体的同一性的严重破裂，个体过去滋养的妄自尊大也被击碎了。事实上，这种力比多投注的屈服会带来很大的心理经济收益。但是其成本，包括从自恋促成的价值观中撤离，同样很高昂。限制被强加在观点和态度上，强加在理想的形成和审美问题上。过去，这种审美一直很稳固，是"受欢迎的"，是"集体的"。在观察一系列心理动机的持续效果时，经验不足的人看不到成功回避哀悼反应（或忧郁）的任何痕迹。相反，这类人会简单地认为问题已经完结了。牺牲做出了，也被遗忘了，人民现在能够转向新的任务。如果事情是这样，整件事确实可以被看作历史的"终章"。

这种表现具有欺骗性。否则，"赎罪的德国人"一词就不会被杜撰出来，去指代那些坚决反对罪恶感可以通过否认从历史上消除的人。许多重要的德国政客都常常表达战后阶段已经结束的愿望。这一愿望当然是错误的，因为何时才能从过去得到足够多的教训，不由德国人说了算，毕竟，他们过去害得那么多人丧了命，也毁了大家的幸福。支持独裁病态理论的人很快就建议我们应该和过去诀别。然而，在这个世界上，大家并没有遗忘，也不打算遗忘第三帝国带来的一切。前面，我们曾指出，德国之外的舆论压力迫使德国人用法律程序来反对纳粹分子，延长诉讼时效，重现聚众犯罪的情景。那是因为虽然德国人自己的记忆被阻断，但他们的对手和受害者的记忆仍然完整，所以两者之间存在着极大的差别。正因为如此，德国人不得不通过持续地消耗能量保持其心理防御机制。

公众的关注重点差异也属于这一情况。在德国受到严重空袭的纪念日，许多公共建筑都会降半旗"纪念死者"。这种纪念有助于巩固新历史意识。每一年，人们都会重复提出一个问题：这些牺牲打的是什么旗号？但是这仍然是非常片面的记忆，因为迄今为止，并没有一个如同德累斯顿或法兰克福轰炸纪念日的纪念日是为集中营的受害者、受盖世太保和特别行动队迫害的荷兰、波兰或俄国受害者设立的。

这种缺乏同情具有双重心理学基础。确实，1945年之后，纳粹意识形态已全面消失，然而这并不意味着人们在心中已经安全地与之脱离。正因为如此，批判性审查，比如对纳粹"哲学"各种妄想特质的研究，是很有必要的。然而没有人进行过这种研究。结果，这一世界观的碎片，可以说因为缺乏思索，被相当完整地保留了下来。这里最能预示结果的元素，可能是情感上的反共产主义。事实上，这是这个国家的官方立场。因为在反共产主义中，变相的纳粹主义意识形态因素可以与西方资本主义意识形态相结合。结果，对任何带上"共产主义"几个字的内容都没有经过有区别的现实检验。因为阿道夫·希特勒的缘故，人们现在还是常常把自身多余的攻击性投射到被纳粹宣传部门利用的"共产主义"套话上。它代表一种条件作用，直到现在，这种条件作用还存在着，而且在世界政治发展中找到了支持。从德国心理经济学的角度看，犹太人和布尔什维克都是"次等人"，他们有十分密切的关系。至少，第三帝国对布尔什维克的描绘在近三十年里几乎没有得到纠正。然而，德国人对于犹太人的态度已经发生了一些变化。首先，德国人并没有输掉针对他们的战争。相反，"最终解决方案"，灭绝少数派，几近完成。于是，道德意识的力量后来被调动起来，德国人因此抛弃了那种纵欲的灭绝行为。此外，战后，德国境内几乎没了犹太人。这使得投射在他们之上的错觉（比如犹太人诡计多端）很难持续下去。最后，以色列建国成功，人们看到了犹太人生活的另一面，这一面与被西方工业国家和民族国家同化的犹太生活有着极大的差别。

　　德国人与纳粹受害者缺乏共情的另一个原因是我们前面提到的去现实化贯穿了整个阶段。它的影响极其深远，以致人们甚至不会想去理解20世纪30年代德国移民的动机。虽然受到体面的悼念，但这些死于战场的人和死于德国城市（这些城市在战争快结束时已化成一片废墟）中的人也被同样非现实的面纱笼罩着。哀悼会随着时间的推移淡去，人们会学会在念念不忘中忍受曾经带来痛苦的丧失。但是在德国，人们仍然认为，记住在德国战争中死去的人，不是出于尊重，而是出于分摊责任的需要。[①]因此，我们观察到，德国人真实地记得同盟国摧毁了德国的城市，但对于德国摧毁其他城

---

　　①　中东地区的民族战争，特别是巴勒斯坦的恐怖活动，表明对"公正的"解决方法的寻求包含了这种攻击的合理化前景。——原注

市的记忆却不那么真切了，比如他们就不太记得纳粹德国肆无忌惮地威胁要"荡平"敌人的城市。（当然，我们并不是说，只有德国在责任的推卸问题上采用了双重标准。相反，这是人类行为中的普遍现象，我们在这里提到它仅仅是为了与分析集体否认的后遗症相联系。）

去现实化技术

我们迄今为止只是用一般术语来概括试图通过去现实化和撤回客体力比多消除纳粹历史，以及这些强制方法的结果，即自我满足（ego-content）的丧失以及社会上和政治上的保守主义。现在，我们将要描述临床实践中的三个例子，并指明一些过程。我们认为，这些过程很能代表西德的日常政治生活。人们可能会把这些陈述看作观察的练习。许多读者也许会认为，这些例子只是我们单方面言过其实的概况。但是，这些例子并不稀奇。相反，我们之所以会选它们，就是因为它们非常普通，不足为奇。

但是，首先，还有一些问题需要说明。神经领域和心身疾病领域的研究者已经合理地推测出第三帝国垮台后会出现大量此类病例。各种心理过程会发生相互作用。一些人的性格由特定文化中的儿童神经官能症所塑造，他们很忠诚，是攻击性和狂妄自大的工具。另一些人对于真正创伤的反应已导致他们退回到幼年的行为模式。对于这些人来说，这不能解决内心冲突或外部冲突，定会导致心理疾病。然而，令人吃惊的是，因为失常致病，需要接受临床治疗的人，并没有增加那么多。近几年，有近4000例病人因为神经官能性疾病和身体疾病去海德堡大学附属精神科治疗，但他们出现的症状几乎与纳粹时期的经历没有关系。个体显然并非只能靠心理动机性疾病的帮助才能面对过去的重压。公开反对纳粹的事实际上从未出现过。人们继续理想化，继续投射，继续怨恨，看起来生活得不错。也许，他们还会与极右翼团体联系起来。这一小群人不否认第三帝国的所作所为。他们只是不承认这些行为是犯罪。如果某种不能用正常方法来管理的内心负担缺乏外在迹象，人们也许会认为，德国从来都不是纳粹国家，1945年失败的那些人，至多就是一群纳粹，也就是说，他们是异己，是"侵略者"。

　　人们没有出现内心危机的迹象，这种现象值得我们注意，需要得到解释。事实上，我们发现，如果在以后的日子里遇到压力，童年的神经症就会再次出现，表现为神经官能性疾病。对那些卷入第三帝国并经历过1945年的人来说，现在的压力并非来源于个体的内心冲突，而更多地来自撼动全社会的过程。单个个体的迫害妄想症是源于童年和以后个人生活中的冲突，还是因为在一个社会中，在强制服从的作用下，人们把相似的大量攻击性投射到了貌似具有神秘力量的受害者身上，两者具有巨大的差别。这一类妄想，只要它还存在，同样可以麻痹自我的批判性抗议。但是很明显，只要起控制作用的外部压力松弛下去，这种妄想系统就会很快崩塌，几乎无迹可寻。于是，自我面临着一个新的任务。它需要处理在集体妄想期间累积的罪恶感。这一点可以通过悔过或接受过去发生的事来实现，也可以诉诸抵御险恶现实的防御机制，就像我们小时候用来抵御对受惩罚的恐惧的方法一样。这些防御机制中最显著的就是否认罪恶感。人们对于发生在第三帝国的事没有真正的悔恨，这说明神经症过程的新阶段已经开始，其主要特征不再是在道德意识"颠倒"的许可下将毁灭幻想付诸行动。相反，人们开始否认这些驱力冲动，对所犯罪行漠不关心。

此外，我们需要注意，在集体共同面对的情况下，集体罪恶感很容易被防御，因为罪恶程度由共识决定。在通常情况下，一个充满罪恶感的个体会遭到社会的孤立，但是在一个群体中，他不用面对这一局面，他只是罪人中的一员。

（a）案例一

病人R，约40岁，开车外出或散步时，焦虑忽然像洪水般袭来，这样的情况有时也会在家里发生。他处于"极度恐惧"之中，心理上表现为恐慌，身体上表现为严重出汗、脸色苍白、眩晕、心跳加速。在目前的情况下，我们不需要深入探讨这些与其个人生活史有关的症状。然而，在治疗过程中，被遗忘的记忆浮出水面，显示出他一直通过否认现实来逃避道德意识的要求。这种防御，不仅出现在第三帝国垮台之后，而且在第三帝国期间，当看到自己效忠的主人犯下罪行时，他也是这样处理问题的。

R的性格很复杂。他从不把自己当作纳粹分子。毫无疑问，事实也的确是这样。他代表了典型的年轻人，在青春期末期应召入伍，成为希特勒青年团①的一员。他的母亲非常虔诚，他的家庭背

———————
① 纳粹设立的准军事组织，训练13—18岁的男青年。

景是典型的 "受人尊敬的中产阶级"。这使得R不同于遇到的其他思想粗俗、行为粗野的纳粹分子。治疗之初，他提到，在战争即将结束之时，他和他的一些战友喝了被污染的水，患上了严重的斑疹伤寒肠炎，也因此磷中毒。在接下来的六个星期，他一直待在德国战地医院，处于昏迷和情感淡漠的状态中。R只能模糊地记起这几周来发生的事。因为他病得十分严重，这段时间的记忆几乎一片空白。经过一年多的治疗，他才记起自己患上了普通腹泻。不容置疑，这源于身心失调。但是肠炎和中毒的事从来没有发生过。他之所以回忆起自己的病，是因为他记起了自己在丹麦占领军中当兵的事。虽然他在一个虔诚的、受人尊敬的中产阶级家庭中长大，但有一天，在丹麦一个小镇的咖啡馆里，R还是引发了一场暴力事件。他的丹麦亲戚说了一些贬低纳粹的话。作为回应，他大声地宣布他不能容忍这些言论，并威胁说要向德国当局举报他们。整个咖啡馆鸦雀无声，人们不安地看着这个身穿军服的德国军官暴跳如雷。接着，R离开了咖啡馆，但他并没有进一步采取行动。

另一个被R遗忘的记忆与征用房子有关。这栋房子属于一家犹太人。他们把它征用过来，作为官兵们的住宿处。他不知道这家主人发生了什么，因为他从来没有看到过他们。在修通这件事的过程中，他清楚地意识到，虽然他听说那家犹太人被赶了出去，但他却避免让自己听到更多关于他们的消息。咖啡馆中的场景和征房风波让他沉重地意识到，虽说与他幼年的认同相悖，但他已经不知不觉地持有了当时的许多集体信念。

比起纳粹袭击苏联的恐惧，这两种情况看起来似乎微不足道，无关痛痒。R那时只是一名普通德国军官。虽然每个人都知道，征用房子并不仅仅是让一个家庭从他的房子中暂时搬离，但这样的事也司空见惯。因此，相比战争中的许多生动记忆，这两个场景自然会显得模糊。就算是现在，在回忆起它们时，也很难唤起任何情绪。有人也许会说，这个病人记起它们，就好像他翻开泛黄的相簿，不经意地看到了某次旅行留下的快照。对于这次旅行，他已经忘得一干二净了。于是，他努力地想唤醒相关记忆。这些照片是遥远的，意义也不大。当这页被翻过时，他又会忘了这一切。我们试图使R认识到，他对于这些记忆无所谓的态度背后的防御机制，他为何对它们不感兴趣，对它们没有感觉，但我们失败了。考虑到他的敏锐感受力，这点似乎很值得关注。忽然之间，我们的治疗不再是处理病人个人抵御不快乐感觉的出现，而是在处理一种集体认可的阻抗。整个大环境都笼罩着一种置身事外的气氛，他不过是与大家一样，把投注在这段经历上的力比多撤了回来。因此，相关情节陷入虚幻当中。在R的案例中（我们认为，这也符合很多人的情况），人们默许集体表现出的否认，这强化了一种严阵以待的防御机制。他的反应常常是努力地回避那些对自己失望的记忆，或者是与幼年时产生的罪恶感相违背的记忆。这一态度与R的"中产阶级"出身不无关系。在这里，"中产阶级"意味着对基本驱力的广泛否认。在他的家庭中，成员们不能自然地对情感和驱力做出反应，所有反应都是刻板的，必须符合自己的身份。因此，在R的童年里，性愿望是"恶癖"，被强烈地压抑着。这是R适应其家庭角色模式的方法，也是他确保自己尽量不表露情感的方式。

　　以R的案子为例，有人也许会问，虽然R像许多伟大的"西德家庭"中的人一样，需要用一种角色模式来确保自己获得认可和归属感，但否认纳粹历史的策略并不属于这种角色模式。

　　此外，与避开各种性倾向不同的是，R不必如此严格地回避攻击倾向。事实上，直到不惑之年，他仍然把自己的父亲——在现实中，他只是一个十分软弱的人——看作不可动摇的权威形象。他父亲时不时会对其下属（以及他的妻子和孩子）发火。孩子气的胡闹行为常常被父亲忽略，被认为是完全正常的行为。虽然R在事业上取得了极大的成功，但他的一个主要性格特质却是在情感态度上像女性一样被动。在丹麦咖啡馆里的那一幕，由于对理想化超人父亲的短暂认可，他屈服于伟大的幻想。最终，他成了一个强者，而他的丹麦亲戚从属于他，他拒绝忍受他们的傲慢无礼。在征用犹太家庭房子的一幕中，他的所作所为更是进一步脱离了意识。他正在采取对抗自己父亲的攻击行为。他把这家人中的犹太父亲想象成自己的父亲，并因此大大地贬低他。在这里，R把他的父亲驱逐出了自己的领土，并因此成了胜利者。对于一个在现实中不能割断与父亲联结的人来说，这是一种特别罪恶、应当受到惩罚的想法。R不敢承认父亲的软弱，他与父亲的联结，成了他最大的攻击对象。在无意识中，他也害怕因为伤害父亲而引发不可磨灭的罪恶感。这种父子排列反映了特定文化中的关系形式，通常由远胜过两人之间爱的共鸣的攻击因素所决定。

　　与许多病人一样，R把力比多能量从痛苦的记忆中撤了回来。这些记忆被去现实化，他几乎完全不能触碰。这种情况十分典型。

对于许多德国人来说，与过去这一关系的基础，是由其教育模式和通常的行为模式奠定的。在这里，我们处理的是攻击驱力和力比多驱力的失衡问题。但是当不快乐因素忽然增多时，正是这种前条件作用导致了朝着攻击—毁灭客体关系方向的进一步转变。

（b）案例二

Q从不否认自己对纳粹信念的忠诚，而且现在仍在理想化这种信念，这一点在病人中实属少见。他认为自己只是服从，因此他是无罪的，并没有受到影响。童年时期，他对一些十分重要的人物产生了毕生依赖，他的性格就建立在这种依赖上，并表现出一种典型的受虐和施虐反应倾向。

Q是一名职员，50岁。他在战争期间结婚。战后，因为做过警察和纳粹党卫军军官，他被拘禁了两年。回到家之后，他患上了肠炎，时而腹泻，时而便秘。这个问题一直反反复复。在治疗过程中，我们发现，这种情况最初发生在他妻子出现性冷淡并拒绝满足他的性需求时。在其他方面，他的妻子都会满足他的要求。最重要的是，在他大发雷霆时，她总是逆来顺受。治疗时间尚短，我们无从得知Q在1938—1945年当警察期间经历了什么，也无法知道他到底从事什么工作。有迹象表明，Q从来没有违背过收到的命令。我们只知道他被派去攻打东欧游击队。Q不自觉地用当时流行的军事术语，把他们称作"暴徒"。他15岁时加入了希特勒青年团，那时希特勒青年团还处于魏玛共和国的统治之下。直到现在，他还认为纳粹时期的所有标准都是"合法的"。Q拒绝相信"许多犹太人真的被杀害了"。

Q很有阳刚之气，强硬，难以接近。然而，我们发现Q从来没有成功地摆脱过对母亲的依赖。他的母亲现在仍健在，他们母子喜欢相互折磨。虽然没有义务这样做，但Q还是把她带回自己的家中。她折磨和羞辱他，他也不停地折磨她。他无法长大，不敢独立，因为他从来没有经历过、也不能想象除了命令与服从之外的人际关系。这就制造了强烈的矛盾情绪。于是，这种情感上的分裂事实上被极大地投注在次级快感上，以致他一直固着在俄狄浦斯阶段，通过给予痛苦和得到痛苦获得满足。他很难超越这种快乐和觉知自己的方式达到成熟。对于Q而言，他的同伴仍然只是客体。他也只能将他们纳入自己已知的刻板情景和角色中。

结婚后，他试图摆脱自己的母亲，但这种尝试并没有效果，他只体验到了上面提到过的与生殖器相关的性失望。在这里，他首次出现功能性的身体症状，而不是神经症行为。Q的父亲早逝，他的母亲带有很强的男性特征。Q既不能很好地应对，也没能摆脱它。他与母亲的关系使他看待问题的方式就像是"流行的"达尔文主义者看待自然选择：这是一个战场，这里只有征服者与被征服者。社会现实使得Q可以根据关系和情况，成为征服者或被征服者。在他与母亲的关系中，他是一名受害者。对于他的孩子来说，就算他不是施虐者，也是主人。对于逆来顺受的妻子而言，他是专横的丈夫，是强者。然而，当他的性伴侣不能满足他的性需求时，他又是一个软弱无能的失败者。

许多读者也许认为，这种人格特质只会出现在漫画中。虽然Q的确是一个很极端的例子，但他也展示了一系列相当普遍的性格特征。他是具有攻击性的从属者，这在我们德国民族文化中并不陌生。Q喜欢服从命令。在折磨比自己弱小的人时，他体验到了快感。这都说明上下级之间的关系不仅存在于警察层面，也存在于施虐和受虐倾向与满足的微妙交叉中。从其客体关系的整个基调中我们可以看到，在纳粹党卫军中服役七年（最终，与"暴徒"作战），Q可以（从他那方面来说）被医生看作"受害者"。他受到了不公平的对待。德国人犯下的所有罪行、进行的所有毁灭行动，在他看来都是德国人遭受的严重错误的必然结果。因此，无论是在战争期间，他作为压迫者残忍地对待受害者，还是现在，他从作为受害者中体验到受虐的乐趣，他都是原告，一直站在正义一边。Q的情况同样清楚地说明，他无所不能的痴心妄想不仅形成于他对无所不能的父亲的认同中，也与他的母亲有关。这在德国家庭中并不少见。他的母亲喜欢看到自己扮演父亲的角色，在与孩子的关系中承担父亲的义务，即作为惩罚的实行者。①

Q顽固地压抑着自己的罪恶感。智力发展程度低并不是造成这种情况的唯一原因，另一个原因是Q的性格结构的幼稚性已然成形。如果他可以发展更高层次的内在独立或个人道德意识，或者他的人文环境从童年起就给予他这样的支持，他可能还可以完成一些本不适合他的工作。事实上，Q变成了一个傀儡，应对着刺激和反应的功能模式。在其独立决定的狭窄区域里，他代表着德国特有的

---

① 在这里，我们要提到一种情况：许多母亲也会为了能够为祖国、为伟大的元首牺牲自己的儿子而自豪。

"雇佣文化"形式。因外部禁令被内化而产生的共情与某种道德意识制造了罪恶感，但这种罪恶感却超出了Q的体验能力范围。鉴于德国文化在社会关系方面强调服从，我们应当指出，Q以及与之相同的人，内心是无助的。如果个体终其一生都只听到马戏团教练鞭子的"啪啪"声，他就会陷入这种无助之中。Q的虐待倾向和无辜抗议展示了他的情感社会关系在最早的发展阶段怎样获得它们的最终形式。因此，Q无力哀悼一切，只哀悼他失去了第三帝国时享有的幸福。从更广泛的意义上讲，这同样源于他根本不能够产生同情心。

就算人们的心理体验能力得到了更大的发展，还是有许多人或多或少地认同纳粹理想。那时候宣扬的政治、经济和文化的一体化（Gleichschaltung），或称"全面接轨"，以不可抗拒之势传播着。人们不应当把这一过程理解为民众对当时提倡的信条一时头脑发热。许多人尤其担心如果不能尽快适应，各种新发展会切断其生计来源，毁了他们的事业，断绝他们与朋友和熟人之间的往来。但是这一保护自己的机会主义，却对提升自尊无用，因此它很快被遗忘了，特别是当适应为人们提供了新的安全和新的收益机会时。因此，对于Q以及他的数百万同胞来说，接受这一信条是理所当然的事，因为它保障了德国人在世界上的特权。同时，他们允许自己被蛊惑，将自己的攻击性投射到其他人身上，其他人也由此在这一投射中转化为低等人或害群之马。这一事实后来并没有引发羞耻，反而引出了一个幼稚的借口：他们只是出于善意遵从元首的要求。在这里，元首体现的是父母意象。这就解释了为什么许多德国人会在战后把自己看作无辜受害者。他们每个人都体验过失望，他们被保护、被指引的愿望并没有得到满足。他们被误导了，被背叛了，感到很失落，最终无依无靠，被人看不起。然而，他们还是会坚持说，他们只是在服从。服从，当然是主要的公民义务。事实上，他们采取这种幼稚的态度只是为了方便自己忘记德国军队的所作所为。要知道，正是德军吞并了捷克斯洛伐克，袭击了波兰，发动了战争。然后，他们又以波兰为据点袭击了苏联（他们在那里的行为比在西方更残忍）。但情况却发生了反转，德国人自己也遭受了巨大的痛苦。在理清这些事件的过程中，Q——我们以他为例——仍然感到自己是无辜的受害者，因为他于1945年"在犹太人看守的军营中接受了可耻的审讯，承受了屈辱"。智力上的不成熟让Q不费吹灰之力就颠倒了真相："犹太人"是具有攻击性的迫害者，而他，惶恐的党卫军警察，是值得同情的受害者。因为只有这样，他才可以摆脱罪恶感。同时，遭遇失败的德国人开始组建协会，德国的政治家也集结在一起，开始歪曲事实，说德国开战只是出于防御的需要。然而，就算提起盟军丧尽天良地摧毁了德国城市，也无法掩盖一些事实：格尔尼卡①和阿姆斯特丹②被夷为平地；伦敦遭遇了"闪电"空袭；希特勒沾沾自喜地宣称要"荡平"各个城市。这一切都发生在德国城市被袭之前。只看到自身的丧失，同样是自卫通过回避来运作的一大特点。某人自己的痛苦或者他遭受的"可耻对

---

① 西班牙北部小镇。——译注
② 荷兰首都，是荷兰最大的城市和第二大港口。——译注

待"就会颠倒事情的因果关系。在他们心中，他们的确会"不当"地回忆起错误或巨大的不幸。隔离的自欺欺人的一面显露出来。即使事情的联系非常明显，他们避无可避（例如德国的扩张政策非常残酷，造成了破坏，又或者德国武装部队瓦解了他们的敌人），自卫原则显然会出于个体自身的利益保留这一隔离。当讨论到这些事的时候，Q完全听不下去，仍然坚持己见，又立即回到他熟悉的诡辩中，不断声称"全是犹太人的错"。

在这里，我们并不是为了控诉Q。相反，如果我们能认识到自我失调（ego-alien），认识到这些心理过程是怎样在无意识中运作的，我们就会认为他情有可原。Q并不是骗子，也不是说谎者，只是想推卸责任。意识过程对防御系统的影响少之又少。虽然每个人的程度不同，也各有自己特殊的方式，但是Q和我们每个人一样，都受控于这些防御机制。Q把这种压倒性力量转化为个人"观点"。事实上，它来自我们内心已经建立起来的结构，是一种具有说服力的见解和观点。自我越弱，就越容易不加质疑地接受集体观点对现实的歪曲，现实也会更多地取决于我们自己的内心发展。

（c）案例三

我们再怎么高估这些集体偏见的力量都不为过。如果整个社会都推卸责任，认为人们只是在服从，那么就算是那些想要摆脱集体观点和信念的人也难免受到影响。E的案例就向我们展示了一个反对纳粹政权的人是怎样处理罪恶感的。他所依据的不是现实，而是投射。

E，45岁，因为紧张而深受折磨，其症状为眩晕、多汗、呼吸

急促。他是一名技术工程师，晚一些时候才从东德来到西德。第三
帝国统治期间，他遇到过一些麻烦，但都不是什么大事。除了被迫
加入同龄人所在的希特勒青年团，他没有加入过任何纳粹组织。在
分析过程中，E花很多时间谈论了自己对同胞的恨，因为这些人伤
害了他作为德国人的自豪感。同时，因为他们的愚蠢行为，他失去
了家园和财产。关于这段时期的受害者，他谈了很多。但事实上，
他是想用这种方式表达：虽然是其他德国人犯下的可怕罪行，但他
也遭了很多罪。人们也许会说，这名病人是在为自己博取同情，认
为自己是最可怜的纳粹受害者。E时常感到很忧郁。他时而言过其
实地自责，时而感到自己没有价值。这名病人为其理想的丧失而感
到哀伤，但他并不去哀悼那些因为同胞的集体攻击冲动发作而死去
的人。E的哀悼中的自恋成分超过了对死者和受害者的惋惜，但显
然，他受到的冲击完全无法与这些死者和受害者相提并论。

　　E不能哀悼，却陷入了忧郁当中。正如弗洛伊德在《哀悼和忧郁
症》①中描述的那样，自责很容易被重组为对他人的指责。E不得不
狠狠地指责自己，因为他个人的矛盾心理以及被高度激活的道德意
识使他带有强烈的罪恶感。因此，E是另一个例子，交织了个体和
集体的心理问题。

　　E在这里展现的人格特质同样存在于德国战后谎言的许多特征
中。在这些谎言中，人们无情又精确地塑造了战争中和战后的德国

---

　　① 西格蒙德·弗洛伊德，《哀悼和忧郁症》，《弗洛伊德全集》（标准
版），第14卷，第243页。

和德国人形象。唯一仍是英雄的，通常是一些被动的无辜者。他们忍辱负重，面对采取机会主义态度的同胞，像隐士一样生活于他们之中，听天由命，采取中立的态度，明哲保身。说到这里，我们很容易联想到海因里希·伯尔①的《九点半钟的台球》。然而，我们大多数人并没有如此高尚、像英雄一般无辜。我们德国人没能成功地抵御纳粹主义，但这一事实并不成为我们完全不可能去抵御它的证据。

纳粹主义成功地释放出了强烈的集体情感。这种集体情感状态，或通过语言，或通过教育，或通过情感联结，会对所有接触过它们的人产生长远的影响。虽然这一题材已经取得了可观的商业成功，但对于处理纳粹历史的小说、电影和其他文献的阻抗依然占据着支配地位。事实上，除了否认，人们还会采取隔离的心理防御机制。比如，德国人去看埃尔温·莱泽尔②导演的《我的奋斗》时，只会把它当作一部历史影片。人们不会重新去体验。就像我们在案例一中提到的病人R一样，就算记忆重现，他也会让自己独立于被遗忘经历的魔咒之外。

在当代德国，文学和政治之间的鸿沟一直都存在。因此，似乎没有作家和艺术家可以通过自己的作品对西德的政治良知或社会结构造成冲击。事实上，积极面对德国历史的艺术家只是凤毛麟角，而且他们是孤立的，并不能对事态产生真正的影响。

---

① 德国当代作家，1972年获诺贝尔文学奖。——译注

② 德国当代导演及作家。《我的奋斗》是他导演的电影，讲述了二战时期的故事。——译注

受伤的自恋

　　上面提到的三名病人都以自己的方式生活在第三帝国时期。第一名病人R最终将攻击性转化成精神病，持续发作了数个星期。现在，他的记忆中没有情感，这种记忆很难复苏。第二名病人Q肆意地美化和投射。第三名病人E的自恋心理受到了严重打击，他把自己变成了受害者。他们三个人都没能哀悼失去的理想，抓住紧迫问题，弄清楚这些事是怎样发生的，只是听任这一过程发生。最重要的是，他们三个人都没能真正地去同情纳粹的受害者。如"德国福音派教会理事会在纳粹审判声明"中所说，大家都没能"好好地面对过去"。理事会对大家的要求很清楚："再一次，我们老一辈人被问及我们是否最终注意到，在纳粹执政期间，那些掌握着国家权力的德国人如此无情地计划、安排和执行犯罪。我们被问起，我们是否愿意面对过去，不去压抑关于它的记忆，否认我们所有人都应该承担的责任。保持沉默并不能埋葬错误的所作所为，只有缺乏判断的人才会觉得这是'家丑外扬'。事实上，我们真正的任务应该是去清理家丑。"

　　我们假设，如果德国人"注意"到现实的真实模样，他们都会患上忧郁症。道德困惑不容置疑。对人类权威的适当限制缺乏道德教化，因此当反抗义务必须被转化为真正的反抗时，人们常常缺乏指导。这使得德国人沦为了在政治上藐视人道行为的代理人。后来，他们面对的罪恶重压无法与生存所必需的自尊调和（他们的自恋心理受到了伤害），于是他们不得不回避忧郁。但是这样一来，一种亚道德状况便出现了。只有以生物性为基础的自我防御机制才可以缓解这种亚道德状况。时间不仅可以治愈伤口，也可以让罪恶感消失。

近三十年过去了，能够承认罪恶感、认清政治现实的德国人仍然屈指可数。受到价值感尽失威胁的震撼并没有消失。但是，只要我们德国人没有"最终注意"到"残忍聚众犯罪"的集体罪恶感，我们的精神生活注定会停滞，并且即使德国作为一个国家与以前的敌人建立了政治联盟，确立了成功的贸易关系，我们也不能真正地与他们和解。相反，德国人会时常处于危险之中，利用同盟关系来防止对其他人的蔑视。这一点，虽然不再时常被提及，却没有发生改变。

我们用来阐明问题的几个病人都试图用自己的愿望改写记忆，摆脱责任。但是他们没能用去现实化的方式完全消除过去，因此其他防御过程也就清晰可辨了。第二和第三名病人会不遗余力地找到方法证明自己是受迫害者和战争受害者中的一员，面对真正受害者的痛苦和死亡，他们不会感到罪恶，也不会去哀悼。前党卫军警察保留了他的同一性。但是要成功地做到这一点，他不得不根据纳粹意识形态强加的妄想指令来看待现实。Q的论点陈腐乏味，但无论对他还是对他的许多同胞而言，这似乎并不足以减弱这些观点的影响。他以及那些和他一样的人忽略了这一适应过程中的一个步骤。他们表现了权力主义在精神病理学上的余波，这种余波并不比其鼎盛期在精神病理学上的影响弱。（顺便说一下，我们应当指出，就算受过高等教育的人也会接受对现实的虚幻解释）。然而，为了不冤枉我们的病人，我们必须公平地说，在第一和第三个案例的治疗中，患者的防御机制已有所削弱，一些哀悼机制已经被激活。①

认同无辜受害者是一种常见的哀悼替代方式。首先，这是一种符合逻辑的抵抗罪恶感的方法，它会诉诸服从原则，得到强化。在其夸大形式中，这一原则又反过来呈现出对报复和丧失恐惧的防御，而这些恐惧都来自强大的幼年矛盾心理。对于个体而言，过去变成了这样：我们做出许多牺牲，忍受着战争的痛苦，之后很长一段时间被人看不起，但是我们是无辜的，因为我们当时都是接到命令才去做那些现在被用来指控我们的事的。这就强化了某人的感觉，他坚信自己是邪恶力量的受害者。首先是邪恶的犹太人，然后是邪恶的纳粹，最后是邪恶的苏联人。在每种情况下，邪恶都有其具体化的形象。它在外部寻求，也从外部穿透。这一点吻合超我的发展。在童年时期，人们开始社会化，这个时候，道德并没有被内化。符合社会要求的行为由个体周围的权威说了算，他们就像警察一样。后来，超我内化了，它才具有非个人的、原始的严苛特质。直到这时，超我和批判性自我之间才出现了竞争。只有通过这种竞

① 与此同时，患者固着于俄狄浦斯期与这一阶段的罪恶感得到了一定的修通，人格也得到了发展。罗伯特·惠特玛在《悲伤在精神分析中的作用》（《国际精神分析杂志》，1963年，第44卷，第97页及以后）中也提到过这一点。琼·弗莱明和索尔·阿特休尔在《哀悼的激活与精神分析的发展》（《国际精神分析杂志》，1963年，第44卷，第491页及以后）中指出，个体要想得到发展，首先必须与原始（父母）客体痛苦地分离，以便能够进行哀悼。此外，他们赞同弗洛伊德的看法，认为一个人对于国家领袖和国家理想的态度与他体验父母客体的方式有关。在德国人与希特勒的关系中，这种联系非常明显。

争，个体才能建立自己的道德，衡量自己。①

无意识报复幻想的投射

在纳粹运动之初，批判性观察者可以明显看出，这一切都是出于对父母权威不寻常的矛盾态度。我们还需要说明的是，一战的失败以及随后发生的灾难性经济危机，已经使这一父母权威被大大削弱了。那个时候，在德国社会中，传统的命令—服从原则占据了上风，②因此，人们急切地想要寻求一个强有力的新权威。大多数德国人对元首和他的目标充满了热情，把他理想化为新权威。很快，他的追随者成倍增加，这些人都借机报复之前的权威或竞争对手。纳粹的部分政治策略就是让人们自由地憎恨一直以来受到尊重的权威，他们甚至鼓励孩子这样对待自己的父母。

哈罗德·西勒斯③曾描述过这些报复幻想怎样在无意识中把负性矛盾情绪和人类关系联系起来，并以此阻止人们用哀悼的方法来

---

① 我们同样参考了波洛克的《哀悼和适应》（《国际精神分析杂志》，1961年，第42卷，第4页及以后）。在这里，我们不能详细地讨论波洛克所说的内摄和认同之间的区别。他认为，当丧失的客体既能被内摄，又能被自我同化时，有益的哀悼工作是可能的。在德国人的案例中，这指的是他们可以同化希特勒，也就是说，逐渐战胜他。民众缺乏哀悼工作使得希特勒可以继续作为一个内摄客体存在。

② 亚历山大·米切利希，《服从义务，追随或共同决定》（巴特戈德堡大学应用社会学院，1961年，第2卷，第89页）。

③ 哈罗德·西勒斯，《报复的心理动机学》（《精神病学》，第19卷，1956年，第31—32页）。

解决内心冲突。然而，在这里描述的各种情况中，"报复"不仅是一种幻想，而且是一种行动。人性客体的丧失会带来罪恶感，而这种罪恶感会使哀悼变得几乎不可能。想要哀悼，个体必须认识到，他不仅不可挽回地摧毁了竞争对手，也摧毁了某些有价值的东西。

为了增强自己的权威性，纳粹理论家巧妙地把怀疑、不信任和疑惑转移到了过去的权威身上。毕竟，怀疑与不信任总是与饱含感情的期待相生相伴。以纳粹主义新精神为名，纳粹冲锋队和纳粹党卫军能够轻视以前的领导。这是人们以前想都不敢想的事，更不用说大声说出来了。这就使得人们对元首的服从更无疑虑，因此也就更热烈，更让人愉快了。服从超人父亲，或者说"大哥"，形成了一种新的关系。这种关系不仅赋予了个体安全感，而且赋予了个体权力感。从前的命令—服从关系颠倒了过来：以前的受害者（儿童）现在变成了迫害者。一个不寻常的决定性历史时期就在眼前。父母变得害怕自己的孩子，因为在纳粹青年组织的鼓动下，孩子会去质问自己的父母。如果必要的话，孩子甚至可以向超人父亲或大哥告发父母。忽然，俄狄浦斯愿望可以直接付诸实施了。它所制造的心理兴奋同样使个体可以去肆意迫害犹太人，因为他们一直觉得犹太人是强大的对手，自然也是攻击目标，德国人可以把对父亲暗藏的憎恨转移到他们身上。此外，这也符合心理经济学的要求，因为毕竟就许多方面而言，人们在生活中需要父亲，需要他的爱。人们对于犹太人的依赖小得多。他们是少数派，信仰不同的宗教，从这点来说，他们是转移攻击冲动的理想对象。从历史角度来看，在德国父亲传统的严苛规则下，对抗感的确会提升到一个很高的水平，但是不会导致直接对抗父亲的情况出现。中世纪晚期到殖民时代晚期，德国政治分裂，这种情况使得人们有可能将攻击性投射转移。革命没能成功地改变德国社会。这是德国特有的矛盾问题，迄今为止却极少被关注和描述。然而，重要的是，很长一段时间以来，德国人就表现出一种强烈的需求，他们需要理想化他们的榜样和民族自我形象。我们必须将这种需求看作攻击—毁灭冲动的力比多对应物。在能够暴露攻击性之前，它首先必须服务于一种理想，不管这个理想是多么华而不实。只有"道德勇气"受到了谴责。遵循自己的道德指令，愿意对自己的行为负责，因不敬天赐权威而背负恶名。在大多数社会中，人们并不欢迎基于独立判断的差异行为，特别是在德国。

因此，面对所有的攻击行为，德国人辩护称，德国人并非以个体身份去寻求个人权力或好处。人们最终感到父亲才是攻击的真正目标，这个目标才是人们为之献身、为之牺牲的对象，这一事实因此也使得凶残攻击性引发的罪恶感得到了缓解。一切都是为了元首和祖国。这里，我们可以清楚地看到造就这种盲目攻击性的爱国主义心理根源。个体必须创造敌人，因为只有这样，与父母权威相关的矛盾张力才能被转移到群体外的客体之上。我们必须说明的是，这种爱国主义狂热和父亲的严苛程度存在关联。父亲正是这样严苛地根据其社会流行的角色模式行为来要求孩子对其权威的无条件服从。

因此，我们看到了心理动机的循环。最初，是父亲强迫孩子克己，父亲唤起了孩子的攻击性。因为不能区分幻想和现实，婴儿——以及许多成年人——都把死亡愿望看作真实、有效的行为。在压抑儿童的文化中，教育的作用之一是让个体把对权威构成威胁的攻击性转向自己文化领域之外的目标。民族的争端和战争有助于消除原来指向内部权威的攻击性。1945年以来的德国历史说明了当现实需要对过去付诸实施的凶残行为进行惩罚时会发生的事。父亲般的权威变成了罪魁祸首，这种权威也因此走到了尽头。现在，他才是投射的对象，一切罪行都是因为他，以他的名义执行。这一次，人们对于父亲，对一般权威形象的态度问题，再一次被回避了。现在，人们群情激愤，因为他们对"领袖"感到失望。领袖的无所不能感幻灭了。

值得指出的是，在很长一段时间里，西德都依附于美国。在这段时间里，西德把美国的主要对手和敌人看作自己的对手。西德和美国在规模上差距甚大，因此西德人并没有真正的机会将自己的竞争感付诸实践。有趣的是，真正激烈的竞争感只有在针对东德时才保留了下来。德国人轻视自己，觉得自己从根本上说隶属于权威，这种轻视也转移到了权威的官方代表身上。①东德主席和西德总理（主要指阿登纳）没有意识到自己在两个国家的集体幻想生活

---

① 然而，从越南战争开始，德国人就不再理想化美国这一前敌国了，开始更多地理想化自己，认为德国是成功的商业国家，从战争的废墟中重新复苏。这些理想的消退可能促成了德国人近来对东方政策的变化。西德首次选出了一个社会民主党政府。从此以后，激烈的内部冲突围绕着新的国家目标产生。显然，反民主概念仍在其中发生作用。

中扮演的角色，他们像亚历山大大帝的继承者一样，一直如真正的
继承者一般，努力沿袭着阿道夫·希特勒的遗志——那个时候，它
是仅剩的泛德理想。然而，努力延续并不是兄弟之间新权力关系秩
序的标志，它更像是一个过渡期的记号。然而，怀疑仍在：如果西
德面对的考验与魏玛共和国在大萧条时期面临的考验一样艰巨，那
么"过渡期"一词是否就意指"一个没有领袖的时期，一个可怕的
时期"？

历史不会重复。它通常体现了一种强迫性重复。只有当历史
事件带来意识层面上的变化时，这种强迫性重复的控制才可以被
打破。于是，至今仍不可控力量及其动机的运作，变得更完整，
更能得到正确的理解。如果战后（也许会有一些滞后）人们承认
自己有罪，并因此去哀悼，意识之中的这种变化就可能发生。如
果不"修通"罪恶感，哀悼工作就不可能出现。同时，蛊惑民心的
政客，如弗朗兹·约瑟夫·施特劳斯①，成功地把分析第三帝国时
期的民族行为的努力指认为一种堕落行为，是某些"赎罪的德国
人"做出的受虐变态行为。

1945年以来德国发生了许多变化：西德成了世界贸易的有力参
与者，但是其政治地位的崛起要慢得多。西德崛起太快的确会对他
国构成威胁，并且东德的代表在两国的竞争中也一直在渲染这种威
胁。事实上，东德人的恐惧并非全无根据，因为在西德，几乎没有
什么可以抵御肆意攻击冒险易感性的强迫性重复。相反，战后，民

① 基督教社会联盟（CSU）领袖。

众——无数个体意识的聚合体——退行到了被动依赖的状态。通过这种方式，民众成功地否认了强烈的竞争性毁灭愿望。朝前的路，也就是说，渐渐解开隐藏的动机，对自己的竞争冲动承担责任，从很大程度上说仍然受阻于这一退行。攻击自己的对手是凶残的。就算某个时候人们真的这么做了，人们常常也会采取否认、压抑或替代的防御模式，或者将它转化为相反的内容。

移民的污名

看过这些临床案例之后，我们现在要看看日常生活中的情况。它将向我们展示人们非常乐于通过操控观点来回避罪恶感。人们的记忆并不客观。他们总会根据自己的需求为历史渲染色彩。人们生活在一个程式化的世界里。唯一的问题在于，这种主观现实在错误呈现事实时，是否过于肆无忌惮或明目张胆。我们看到，如果罪恶感太强，人们会在否认中寻求庇护。无论妄想怎样歪曲观察者的德国政治世界观，现实毕竟还是现实。事实上，随着经济的日益繁荣，德国人的自尊感正在苏醒。其实，这种自尊并没有在很大程度上脱离第三帝国的价值观和标准。我们可以找到无数实例来支持这一点。现在，我们选取一个最突出的例子来说明。

1965年，西德联邦议会选举之时，一些关于反对派候选人维利·勃兰特的"内部消息"悄悄传播。对这一"内部消息"，人们十分乐于得知。消息称，20世纪30年代，勃兰特曾从德国移民，并在挪威军队服役，甚至可能朝自己的德国同胞开过枪。[1]

这一指控显得十分有力。那时候，几乎所有受访人都同意，虽然勃兰特很有人格魅力，又是一名忠诚的民主党人，但是有这样的过去，他不可能再当上德国总理。在政治选举中这样说，也许并不公平。但是，特别重要的是，勃兰特的同党派人员都不敢反驳这番话，指出这种说法很卑劣。很明显，他们都觉得这番话一定会被大众接受，任何辩解都不可能改变这一点。

客观地看，无论勃兰特对德国媒体说过什么来为自己"脱罪"，他是否在挪威军队里开过枪其实并不重要。所有对他的指控都谈不上丢脸。相反，他那些被指责的行径都是值得称道的。如果国家落入最可怕的敌人之手，那么抱着让它重获自由的希望离开并没有什么可感到羞耻的。如果一个人为了祖国的自由，反对祖国无视他国的民族自由，愿意与这些国家的人结盟，愿意为这一事业献身，那么他有理由得到祖国的感激。如果德国人的政治经验更丰富，会有更多德国人移民去他国，为反抗纳粹恐怖政权而战。这样一来，内战——自16世纪农民战争以来德国史上最重要的内战——就会转移到国际舞台上。"马克斯·韦伯私下里常说，霍亨索伦王室成员没有被斩首是德国民族的不幸。"[2]希特勒也没有被斩首，无论在历史上，还是在象征意义上，都是如此。当然，也没有出现

---

① 埃贡·巴尔《移民是污点吗？》，《时代》，第44期，1965年10月29日。

② 格奥尔格·卢卡奇，《从尼采到希特勒》，法兰克福费舍尔出版社，1966年，第16页。

过"德国抵抗战士军"。

　　大家只要看一看下列随意选择的德国通讯社报道，就能明白即便是在今天，德国人也不可能想着去反抗德国领导人。这一报道的内容，发表于一位德国教授的60岁生日庆祝会上："在做了三年的助教之后，1935年，他加入了常备军。二战期间，他得到了许多表彰，其中包括橡叶骑士铁十字勋章。于是，他具备了成为大学讲师的资格……"后来，这位大学教师很快升职。再后来，他代表联邦政府出席了许多重要会议。虽然他的祖国当时落入了可怕的敌人之手，他却因为服务于这位统治者及其学说而扬名立万，并且没有迹象表明，他的名气因此受到了玷污。相反，我们德国人生活在一个迷失的世界之中，而这就是这个迷失世界的标志。英雄主义变成了一个抽象特征，就好像他所展示的勇敢，因其本身值得褒奖，而不曾直接导致它国自由的毁灭以及最黑暗的罪行。19世纪霸权主义的口号——胜利者的口号——再次流行起来："无论对与错，祖国就是祖国。"

　　"去纳粹化"的意义及其程度和范围，因人们又开始粉饰第三帝国而突显了出来，虽然主权的象征——纳粹十字符号（swastika）已经被移走。那些被"元首"授勋的人没有去回忆并审视这一情况，也没有把自己在那一时期的行为与现有的信息联系起来，没能进行批判性反思，他们还骄傲地带着奖章。他们隔离自己的行为。在过去，这些行为曾被认为是无上的荣耀。这样一来，他们便不会把自己的行为与发生的事联系起来。像这样用程式化的方式反思历史不会动摇德国人的民族同一性，也不会让德国人获得更深刻的理解。对于大多数德国人来说，获得骑士勋章的人当然比移民去国外的人更好。如果人们相信民意（vox populi），维利·勃兰特显然会付出输掉选举的代价。①难道在1933年时勃兰特就比大多数德国人看得更远，并做出了更好的选择？如果这样想，德国人会更怨恨勃兰特的无辜，因为这戳破了"非打仗不可"的谎言，也证明了独裁高压政治的真实存在。于是，这样的想法就会很快被推翻：移民是懦弱的行为，抛弃自己的祖国不可原谅，等等。承认这些言论的虚假性，指出它们只是在"合理化"，几乎没有直接的益处。显然，就德国民意而言，它们的说服力几乎不可动摇。

因此，无须惊讶，撰写"德国流亡人士的不同思想史"遇到了大困难。"西德的学者因此小心谨慎地避开了这一主题"。②关于德国近代史的权威研究著作都在英国和美国，因为在这些国家，这一主题不是禁忌。③德国历史学中最牢固的传统路线发端于海因里希·冯·特来切克④关于历史作用力的观点。每当理解行为和决定背后的心理动机出现问题时，德国历史学家就会求助于这一学派宽泛的一般假设。特来切克所说的"物质特性"不可避免地指向这个或那个方面，并且希特勒出于自己的目的，把它奉为"天意"

---

①　作者同时指1965年的选举活动。——译注

②　汉斯·阿尔伯特·瓦尔特，《撰写德国流亡史的困难》，《法兰克福汇报》，1965年11月12日，第264期。

③　"可悲的是，纳粹政权已经垮台20年了，但仍然没有一位德国作家或一个作家团队全面描述过1933年到1945年的这段历史。" W. J. 蒙森，《德国时代周报》，1966年3月25日，第13期。

④　1834—1896年，德国历史学家，推崇殖民主义，美化战争。——译注

也相当符合逻辑。然而，非理性主义并非那么不合理，也并非那么形而上学。相反，它是一种技巧，可以让人游走于现实中，因为现实中有许多事情——那些被否认的事、那些人们视而不见的事以及因此必须避开的事——是不可碰触的。此外，非理性主义，因为其对原始力量的吸引力，隐藏了某人自身驱力冲动投射的可疑性。在《普鲁士年鉴》中，特来切克这位德国的老师（praeceptor Germaniae），发表了《谈犹太人》一文。在1879—1880年期间，这篇文章引发了"柏林反犹太主义的争论"。[1]特来切克在这篇文章中说道："从现今受教育程度最高的圈子里……传来一个声音……犹太人是我们的灾难。"这一深刻的洞见证实了读者的"怀疑"。特来切克的权威性使得他的观点很快变成了对历史事实的陈述。人们不加质疑地接受了这种观点，因为它为德国人对犹太人的攻击性投射提供了学术上的借口。

特来切克以及他关于犹太人是"灾难"的言论，对于歪曲德国人的意识起了很大作用。因此，无须惊讶，德国年轻一代的史学家对于第三帝国的大量研究，对于当代德国政治意识的形成几乎毫无影响。[2]特来切克的学说对人们来说仍然耳熟能详，被广为接受。

即使在今天，大多数德国人的自由讨论能力还非常有限。在这里，我们必须记住这一点。这是"神秘直觉"热情地为以前发生的事辩护的结果。去现实化人们不愿意面对的事，同样破坏了沟通之

---

① 瓦尔特·波里希，《柏林的反犹太主义斗争》，慕尼黑皮珀出版社，1965年。

② J. C. 费斯特，《第三帝国史》，慕尼黑皮珀出版社，1963年。

路。东德建立时，它对其居民的考虑远不及西德。这个国家是苏联的政治和战术外围。这就使得生活在这里的德国人身处一种困境当中。他们应该用什么来定位自己的身份，第三帝国、德意志帝国，还是受其政治主人（苏联）诟病的资产阶级社会秩序？无论何种情况，他们的处境越是困难，他们就越不能与那些掌权者在人生观和意识形态上达成妥协。对于西德人来说，保持"德国的精神团结"非常重要，这不只是为了保住其权力要求的空话。事实上，与生活在东德的同胞不同，西德人从来没有考虑过这一需要花费很大心力去完成的定位任务。如果西德人能更好地进行辩证思考，他们就可以了解和理解不同的信条，比如马克思主义，并在这个过程中检测自己观点的有效性。与其他"感情象征"不同，这可以真正地帮助东德的居民，即使仅仅因为西德人可以在更自由的环境中思考，而不用简单地遵循命令性或蛊惑人心的思考路线。然而，事实上，西德人从来不会费心去认真地对待马克思主义，特别是在政治舞台上。因为在政治舞台上，他们自己的观点已经形成。在否认这一防御机制的影响下，大多数西德人都会认为共产主义一无是处，是一种错误的学说，心智正常的人不需要对它有兴趣，回避它就行了。

去现实化因此导致了自以为是。反过来，自以为是成了一种反向形成，防御可能扰乱内在平衡、引发怀疑。在这里，我们处理的也是人类（或多或少）共有的弱点。因此，在维护偏见、阻止陌生想法时，不存在明显的差异，只有程度上的微小变化，而这决定了一个社会是毫无建树还是富有成效。

我们必须认识到，德国人要回避的罪恶感如此之重，唯一可能的反应只能是患上大众忧郁症。时间的流逝可能会消除这种危险，但是人们却不能卸下防御。因此，对于德国人来说，要想接受新观点或者鼓起勇气接受新的思考方式，仍然十分困难。今天，德国年轻人并不热衷于以教师为职业，这大概与此也有一定的联系。这导致了教师资源的紧缺，但人们对其原因的了解还不够。[①]但是，这种紧缺本身并不重要吗？当社会作为一个整体避免直面自己时，教授当代史——比如采用让学生感到自己也涉身其中的方式——就很难了。德国教育中的"公开危机"是教师资源紧缺的结果。此外，在无意识中，人们并不想更多地了解自己。这反过来阻碍了"思考"。

迷恋元首

我们之前给出的所有例子都旨在说明防御罪恶历史和可耻过去的微妙区别。我们接下来的重要任务是找出动机。在希特勒时期，正是这些动机使得人们愚昧地效忠于他，变得不可理喻。同样，当这种迷恋元首的记忆浮现时，他们定会感到羞耻。在《群体心理和

---

① 同样，在本书出版之后，情况已经发生了改变。人们现在乐于大谈教育计划。这些讨论不仅涉及教师问题，从根本上说，也涉及政治信仰问题。比如，"学校应该遵循传统路线还是革新路线"这一问题隐含了一个决定：学校应当是前民主和专制的，还是后民主和专制的（尽管意识形态目标不同）？这种真实的政治张力强烈地拉扯着年轻人。尽管如此，真正的革新者只是凤毛麟角，而且存在于非政治和保守的教学工作中，远不能令人满意。

自我分析》一文中，弗洛伊德延续了前人——特别是古斯塔夫·勒庞[①]——的工作，描述了大众领袖掌权时出现的心理过程动力。这个领袖替代了个体心中的自我理想。这个领袖充满了大胆的幻想，把自己刻画为无所不能，完美无缺又至高无上，同时自然而然地把自己想象成自己希望的模样。追随领袖，崇拜他，每个人都能实现虚幻的自我理想。因此，每个人都直接参与了领袖的重要生活，是领袖的独特计划的一部分。领袖及其重要性也变成了每个人的一部分。

因此，个体天马行空的幻想和大众领袖的承诺互相交融。马克斯·韦伯[②]曾说过，所谓"能力超凡"的领袖具有的独特才能不过是他会投身于追随者们被现实危机所伤的理想，使自我得到安慰。与此同时，他信心满满地表现出自己不可抗拒的力量。然而，旨在消灭其他民族的肆意主张，迟早会让他的追随者们陷入严重的道德意识冲突。对于那些成年后才听取他承诺的人来说，情况更是如此。事实上，这位领袖希望的是人们放弃旧道德，投身于令人神往的新目标。借用特务机关的话来说，这个新目标便是我们之前提到过的"颠倒道德意识"。使大众领袖取得胜利的心理机制的特点在于，道德意识和受到过分吹嘘的自我理想发生冲突时，道德意识被击败了。在前文中，我们引用了希姆莱的讲话，这番话展示了一种策略，它把昨天还是罪行的事转化成了另一种表达，表现了英雄般

---

① 1841—1931年，法国社会心理学家，社会学家，群体心理学创始人。——译注

② 1864—1920年，德国政治经济学家，社会学家，哲学家。——译注

的不屈不挠精神和"天意"的实现。人们一直为受到惩罚的恐惧所害。"能从中解放出来"这一点加上领袖对民众表现出的好意，满足了每个个体的自我理想，也使大家乐在其中。"当自我和自我理想一致时，人们总能体验到胜利感。"①

对于领袖自身而言，民众的拥护会带来其权力感的巨大膨胀。他同样为自我和自我理想的一致感到扬扬自得。对于组成民众的个体来说，这一理想化的领袖是他们可见的自我理想。"领袖"这一客体，已经代替了他们的自我理想。②同时，本已被划分为竞争群体和阶级的人们，现在像兄弟一样团结起来。忽然之间，他们可以感到彼此之间的认同，因为他们无比热情地把精力投注在共同理想之上，他们都认同领袖。③

在一个以这种方式团结起来的社会中，竞争大大地减少了，但是之前藏在它之中的攻击性很快又会浮出水面。不变的是，攻击性被投射"于外"，于其他群体之上。这个群体可以是其他国家，也可以是本国的少数民族。事实上，狂热民众运动的重要特征便是消失的攻击性会重现在受迫害的替罪羊身上。与大家理想不同的人自然会被当作敌人。这一点，不仅在纳粹运动中得到证实，现在，事

① 西格蒙德·弗洛伊德，《群体心理和自我分析》，《弗洛伊德全集》（标准版），第18卷，第131页。
② 西格蒙德·弗洛伊德，《群体心理和自我分析》，《弗洛伊德全集》（标准版），第18卷，第129页。
③ 天资一般的政治领袖也会凭直觉利用这种认同倾向。比如，一战爆发时，威廉二世说道："我不知道什么党派，我只知道我们都是日耳曼人。"从心理学上说，他在召唤人民认同他，以"同宗"拉近大家的距离。

实也同样如此。

勒庞看到，与领袖充满激情的融合可能会使大众实现远远超出其力量的壮举。在这里，我们必须记住，人们想要放下道德意识带来的负担，因为它让人觉得不舒服。大众领袖让自己成为崇拜对象，确保这种负担的减轻，这注定会增加其追随者的热情。每个人都感到重压已从自己的肩膀上消失，同时他们注意到周围的人也有这种感觉。进取精神在强烈的情感中掀起狂澜。所有人都应该感谢具有超凡能力的领袖，谢谢他使自己摆脱了令人窒息的约束，让自己能有所作为。忠诚成了基调，这是希特勒的军队和拿破仑的军队的相似之处。

然而，如果领袖被现实击败，如果他在世界的政治权力游戏中失败，那么消亡的不仅是他，还有民众自我理想的化身，因为民众早已为他着魔。接着，人们会提到从魔咒中"觉醒"。但是，阿道夫·希特勒的箴言一直都是"觉醒吧，德国"。显然，同样的"觉醒"一词不能既表示醒悟，又表示一种错误意识的强化。希特勒呼吁的觉醒是自相矛盾的。他指的是让批判性思考让位于与"鲜血和土地"相关的原始黑暗冲动。这一错误意识的特点之一是"表现反转"（representation by reversal）的防御机制。人们与领袖之间是奴性束缚的关系，也就是说，是一种高度不自由的关系。但是，在错误的意识中，这被体验为一种自由，一种自尊。于是，矛盾的事情发生了。在束缚状态中，为了得到更多的自尊，民众在领袖面前越来越卑微。两种心理媒介已经参与了彼此间不自然的联盟：追求理想变成了一种强迫观念，而这种强迫观念反过来变成了一种理想。①对于德国人而言，这种歪曲来源于其文化中对服从的认同。这种强迫观念的"力比多化"及其产生的无尽快乐，是德国人推崇的服从文化中施虐、受虐面的一部分。迷恋元首不仅加强了令人愉快的受虐倾向，也增强了攻击元首的敌人的倾向。

然而，如果我们没有理解曾经体验过的挫折，我们就不可能真正地理解民众对现存社会秩序长期存在的幻灭感和贬低感，以及我们对超凡领袖抱有的强烈希望。我们之所以爱他，是因为他鼓励受挫的自我重新为个体建立一个新理想。在这种情况下，民众第一次能够承受最严酷的考验，并再一次提升了自尊。希特勒的战争结束之后，大多数德国士兵的脑海中留下的——如前文中骑士勋章的例子所述——是他们自己的努力和成就，好像他们的最高指挥官完全无可指责。超凡领袖的两个事业阶段——崛起和陨落阶段，用弗洛伊德的话说，都对"自我素质"提出了巨大的要求。在两个阶段中，个体都不得不进行严格的审查：在第一阶段，按照元首的愿景诠释现实；在第二阶段，去现实化上述诠释造就的历史情境。

随着阿道夫·希特勒的崛起，德国人的非理性再一次焕发生机。我们前面已经描述过，德国人需要借用自我理想来诠释世界，因为它是现实中受到威胁的自尊的防御机制。这一过程基于一种退行，它已退回到原始水平，退回到由本能冲动引发的幻想层面。这些本能冲动的实现，在领袖魔力的保护之下，就好像是一种幻想。

---

① 参见兰普尔·德格鲁特著《思想的发展》中《超我，自我理想和受虐幻想》一章（纽约国际大学出版社，1963年）。这里同时参考了《自我理想和超我》一文（《心理》，第17期，第321页）。

希特勒再次激发了人们的使命感。这种使命感在日耳曼民族的历史中具有很深的根基。魏玛共和国并没有这一传统。相反，它在经济危机中蹒跚前行，让国民感到理性的无能。把它当作政治工具的理念无人习惯。厌恶理性思考、推崇非理性使命感，表现在社会各个阶层的民众身上。于是，他们都簇拥到了纳粹旗帜之下。

因此，人们选择把希特勒当作爱戴对象有其自恋基础，也就是说，建立在自爱基础之上。"爱是盲目的"这一说法指出人们无视所选自恋目标的现实特征。崇拜对象——领袖发出的每一个指令，都成了事实本身（ipso facto）。它是合法的，正确的。"道德无法服务于这个客体。在盲目的爱中，人们犯下罪行，不知悔改。整个情况完全可以用一句话来概括：这一客体取代了自我理想。"①当数百万人同时经历了这一心理历程时，一种统计学上的可能性出现了：他们之中会出现很多极端崇拜者，毫不犹豫地执行其领袖的命令。

卑微爱和成熟爱之间存在根本的差别。在成熟爱中，批判性自我保持着它的功能。在成熟爱中，爱人只部分地认同爱恋客体。他的自我被客体的某些特质充实，以客体为榜样发生了部分改变。然而，他不会像迷恋或其他不成熟的爱一样，简单地用一个外在客体代替自我和自我理想。在共情爱中，自我只部分地认同其客体，但是，在迷恋的状态中，自我必定会枯竭。迷恋的一种基本特点是自我的盲目屈服。自我不可能再与客体分离。这个人在真正意义上变

---

① 西格蒙德·弗洛伊德，《群体心理和自我分析》，《弗洛伊德全集》（标准版），第18卷，第113页。

成了"附属品"。在这种激越状态下，所有力比多都流向被过度高估的领袖。他或多或少地把守着每个通往行为的路口，全然不顾超我以及以现实为导向的自我的反对。这一共生状态瓦解之后，从其魔咒中逃离出来的数百万民众不会清楚地记得一切，因为他们从来没有把领袖像对待崇拜的老师一样，融入自我中。相反，他们放弃了自我，去取悦客体，也就是这位领袖。因此，为了符合自恋的客体投注，领袖像"外来物"一样从心理世界中消失了。人们再也记不起这个人。在否认这一防御机制的作用下，以他之名犯下的罪行被去现实化了。本章的标题，将德国人无法哀悼的现实和这种不成熟的爱联系起来，指向的是我们刚才描述的心理过程。

元首的死让德国民众赤裸裸地暴露在现实面前，毫无防备。他以前嘲笑的道德力量摧毁了他。因为他的追随者用他的无意识意象代替了自我理想，所以他们都与他的陨落难逃干系，陷入了耻辱之中。自我理想的陷落必定会终结德国人在共同崇拜元首过程中产生的互相认同。就算有些人没有凶残地去杀害他人，只是间接地参与了杀戮，自大之后的无条件投降也定会唤起他们强烈的羞耻感。那些被抛弃之人感到被背叛了。每个人都试图"去吐露"、去外化这一失败的危险理想。现在，人们会说："都是纳粹分子的错。"这种对现实的歪曲，正如我们看到的那样，是为了保护个体的自我和自尊，使之免被骤然贬低。①

---

① 参见C. T. 利普森，《否认和哀悼》，《国际精神分析杂志》，1963年，第44期，第144页。

换一种方式哀悼

最后，让我们思考这样一个问题：如果我们爱上一个人是因为其自身品质，而不是因为他肯定了我们的自爱，那么在我们为这样一个人哀悼时，我们心里到底发生了什么？"现实检验显示，被爱的客体不再存在，所有力比多必须从对那个客体的依恋中撤回。这显然会引起人们的反对。我们观察到，人们从来不愿意放弃'力必多位置'（libidinal position）。事实上，就算已有替代品也是如此。这种反对非常强烈，于是逃避现实的情况发生了，人们会借助精神病引发的幻觉固着于这一客体之上。"[1]在哀悼中，丧失的客体被内摄了。然而，就算我们幻想自己仍然能与他在一起，就像他还活着，最后，我们还是不得不在现实层面上处理这个问题。人们必须经过挣扎、学习，最终才能从心里接受丧失客体这一事实。这就是我们在精神分析中提到"哀悼"的原因。"哀悼是与记忆联系在一起的痛苦的最惊人的例子……因此，回忆变成了碎片，被用于持续地撕裂与所爱客体的联结。哀悼者的自体中也会体验到撕裂和伤害。"[2]

哀悼与我们在这里关注的防御机制水火不容，因为这些防御机制的目的在于回避现实，并避免现实带来的痛苦。为所爱之人——

---

[1] 西格蒙德·弗洛伊德，《哀悼和忧郁症》，《弗洛伊德全集》（标准版），第14卷，第244页。

[2] 保拉·海曼，《精神分析工作笔记》，《心理》，1966年，第20期，第321页。

他曾是我们的"客体力比多"投注的对象——哀悼，也是一个旷日持久的分离过程。在一些情况下，我们可以很快摆脱一个满足我们"自恋力比多"的客体，因为它只是我们自爱的工具。我们不会不情愿放弃它，让它盘旋在我们的记忆中。相反，我们会不假思索地丢下它。但是不忠的后果比人们最初预见的情况更严重。

在哀悼丧失客体时，我们会同样试图效仿我们失去的那个人的自我理想。只有在哀悼接近尾声时，个体的力量才会释放出来，投注到新的客体上，让个体产生新认同、爱和兴趣。但是，如果人们对客体的爱是基于自恋，那么人们的悲痛是不同的。失去客体时，总是会伴随着自尊的丧失。失去这样的客体会让个体丧失心理能量，从而导致"自我的严重枯竭"。痛苦不是因为丧失客体，相反，是因为自己，并且如果与明显的情感矛盾有关，那么就会导致忧郁和自我憎恨（self-hatred）。这一痛苦的特点在于它并不表示一段关系的终结，相反，始终涉及自体的部分丧失，就好像身体的某部分被切除了一样。哀悼丧失客体与自我指责（self-reproach）形成了鲜明对比。自我撕裂（self-laceration）从本质上说是一种责备，责备客体让自体承受了这样的丧失。

我们说过，如果不靠这些防御机制——否认、隔离、反向形成，当然最重要的还是撤回兴趣和情感、对"第三帝国"去现实化，在战后德国，许多人都会不可避免地陷入极度忧郁之中。这是他们对元首自恋之爱的结果，也是他们为了他犯下凶残罪行的后果。在他们对元首的自恋认同中，元首的失败就是他们的自我的失败。虽然去现实化和其他防御机制的确可以防止忧郁症的发生，但它们并不能完全避免"自我的严重枯竭"。对于我们来说，这似乎是理解德国人在心理上持保守主义，无法用一种发展的态度来处理社会问题的关键。

因此，无力哀悼的背后是一种爱，这种爱很少分享他人的情感，更多地在于肯定自己的自尊。对这种爱十分敏感是德国人的集体性格特征。德国人与他们的理想，或与这些理想的不同人类化身的关系，似乎有一个不幸的基础。无论如何，在政治领域中，德国人的使命感有助于抵偿无足轻重带来的恐惧，也有助于对抗德国人的无价值感。同样重要的是，通过理想化，德国人试图否认不可避免的情感矛盾，最终迫于无奈只能投射它。没有人，甚至没有集合体，如"祖国"，成为我们的明确理想。所有理想都是我们制造的。成熟的任务之一是学会缓和、理解和整合矛盾情绪。否则，一个人的人格就可能发生分裂，其分裂的各个部分只能去理想化、去仇恨，或感到被一直回避的仇恨所害。在这个调整过程中，共情发挥了重要作用。这种与我们自己、与我们的同胞，以及与世界的关系是成熟的。这种关系制造了矛盾情绪，并有意识地努力克服它、忍受它。但是，这种成熟的关系在德国人的文化态度中，最重要的是在其政治情绪中，都只具雏形。小公国时代，德国人就常常在地方主义和大帝国梦想中举棋不定，在傲慢和自卑中摇摆。但是，他们的自卑代表的并不是谦虚，而是忧郁，而且他们还悄悄地诟病他人的谦卑、他人的失败，抱怨他们受到错待，并因此指责他人对他们的误解。

哀悼并不旨在简单地恢复原状。渐渐地，它会让人们接受丧失客体后出现的现实变化。在这个过程中，关系的矛盾性可以在回忆中被体验和认识。哀悼工作结束时，个体已经发生了变化。也就是说，他变得成熟了，可以更好地容忍现实。但是，承认关系的矛盾性是自恋之人无法做到的。理想化戏剧性地结束了，被爱客体消失了，几乎无迹可寻，但它的丧失还是会导致个体出现严重的自我贬低（self-depreciation），并因此导致个体出现前面描述的抑郁反应。当这种共生体验结束之后，相同的过程会重复发生在新的伙伴身上。因此，德国人民用对待国家社会主义的态度对待现在的政府。在这里，同样，德国政治守护者的理想化，无论是在西德还是东德，都比客观情况所需的理想化更加强烈。西德和东德都通过这样的认同来重建他们严重受损的自信。从主观上说，这给了他们安全感。其邻国的公民会因此认为第三帝国犯下的罪行并没有对德国人产生多大的影响，他们的行为和性格根本没变，对他们的反感和恐惧也仍然存在。

德国人对那些没有被杀害，仍然留在欧洲的犹太人的赔偿一点也不吝啬。然而，对于他们准备用来满足其特权民族之梦的人，德国人仍然没有真正的情感认知。作为人类，他们仍是去现实化的现实的一部分。比如，他们会对受纳粹迫害的受害者进行身体上和心理上的鉴定，但在许多情况下，这恰好暴露了他们缺乏共情。鉴定者仍然带有很深的偏见，无意识地认同那些迫害者。当巴登小镇上一位纺织品商人14岁的女儿忽然被身着制服又自信满满的胖警察抓住，像害虫一般被对待时，他们并不知道这意味着什么。他们不能想象，这样的事也可能发生在自己14岁的女儿身上。他们不会同情与父母关在同一集中营中的小女孩，即使她的父母被毒气毒死，留下她独自在人间，最后只是凭运气才逃了出来。这样的恐怖行径难道能不留伤痕吗？库尔特·艾斯勒[①]曾提过一个可耻的问题：为了被德国医学专家归入正常人范畴，一个人能够忍受他的几个孩子被杀害而不表现出任何症状？从本质上说，政府对幸存者的这种补偿形式和对整个族群的屠杀形式几乎没有差别。首先，德国人完全将自己奉献了出去，他们的自我也消融在元首的想法和要求中。于是，他们感觉不到受害者也是人，应当受到同情。对所犯罪行的罪恶感，对杀人的罪恶感，只能在我们客观了解的范围内，却不能在我们的想象中重演。因此，这些罪恶感不能从德国人的无意识中消除。因为作为一个文明国度，这太羞耻，太丢脸了。为了自尊而采取防御的结果，是不断地消耗能量。在德国的心理经济中，这些能量都被用来去现实化历史，回避罪恶感和羞耻感了。

我们不能使死者复活。但是，如果德国人不能成功地摆脱扎根于历史中（第三帝国只代表其近期阶段）的刻板偏见，我们还会继续受制于心理-社会上的保守主义，就像患上了具有严重麻痹症状的疾病。"一个国家在其发展篇章中的集体任务，"奥尔格·卢卡奇写道，"是很抽象、不可捉摸、近乎荒谬的。然而，对于像'希特勒时代'这样的时期而言，只有当时填充它、使它运作、给它方向、使之成形的道德观从根本上得到压制时，人们才可以认为它在

---

① 库尔特·艾斯勒，《为了被归入正常人范畴，一个人可以忍受他的几个孩子被杀害而不表现出任何症状》，《心理》，1964年，第17期，第241页。

我们的记忆里画上了句点。只有那时，德国才可能获得其他人、其他国家的信任，感到过去真的已经过去了。"[1]但是要想"从根本上压制"，人们只能以牢牢锚定在意识中的认识——一种最初令人痛苦的认识——为基础，因为只有当意识遭到破坏时，这一切才会发生。近三十年来，德国人一直把这段历史当作痛苦难忍的记忆排除在意识之外，但它可能随时不请自来。它尚未被"修通"，不属于得到理解的历史。只有人们知道他们必须抛下什么时，哀悼工作才能完成。只有渐渐地与丧失客体——它可能是一个人，也可能是一种理想——分离，人们才能保持与现实和过去的有意义关系。如果不愿意去修通痛苦的记忆，这一点永远不能实现。如果不这样做，过去的理想，使德国历史在纳粹主义中发生致命转折的这个理想，将继续无意识地运作着。

但是这难道不是强人所难吗？德国人的自我，在那一段历史中，服务于德国人的自恋。他们丧失的自恋客体的核心是德国人把自己看作优等民族的想法。历史显示，根本不存在什么优等民族，而且这实在不值得哀悼。相反，我们德国人应当自省，以便我们最终能够通过诸如德国军官在丹麦咖啡馆这样的场景，以及那些令人震惊的场面——我们杀害的一百、五百或一千具尸体就摆在我们面前——更好地认识自己。这意味着恐怖时期结束很久以后，我们终于有了同情心，肯承认他们是受害者了。

从心理学上讲，我们德国人不是不可能在回顾中了解自己在

---

① 参见《心理》，第17期，第21页。

第三帝国的所作所为，抛弃自恋的爱的方式，承认我们的同胞也享有相同的权利。通过这种方式纠正错误和被禁锢的意识，重新获得之前因为歪曲投射而无法实现的同情能力，就能唤回我们的哀悼能力。

附笔

虽然有些事件的性质使得我们无法对这些事件产生共情，但在这里，我们必须对这些事件共情。我们不能期望自己能完全理解这些事件，但是我们必须越来越清楚地认识到一个事实：在第三帝国时期，一个完全蔑视人权的独裁政权占据了德国文明的中心。我们期望独裁统治已被赶下台，但事实上，从那时起，其模仿者遍及世界各地。

就对人权肆无忌惮的轻蔑而论，某些过程发生在了许多德国人身上，我们也一直在用精神分析来解释这些过程。我们试图展示，德国人在处理第三帝国事件中采取的持续防御姿态和德国当下心理-社会上呈现的保守特点之间存在直接联系。如此一来，我们有理由相信，如果记忆真的得到修复，我们德国人就可以从过去发生的事中学习，而不必再一次表现出意识无法接纳的无比愚蠢的仇恨能力。

这种自我认知（self-recognition）的希望很渺茫，因为在德国，人们对心理学是无知的，这就导致了他们对心理学的厌恶。评论家可能会批评我们片面，虽然我们希望借助这种片面性去研究各种历史动机。如果没有这种坚持，我们大概很难发现和追查各种历史动机。我们的方法的确有可挑剔之处，但是，如果不提出精神分析式的假设，我们根本不可能得出充分的认识。

应当承认，这一研究只是一个碎片。它试图展示无意识过程在大家都想维持自尊的群体中的运作方式。我们的发现难免会受到攻击，因为我们采取的方法就是攻击。虽然我们试图在描述情况时尽量不带任何感情色彩，但我们自己，作为德国人，自童年起就与这些情景有着情感联系，所以我们的情感可能会不经意地流露出来。当然，我们与许多同胞一样，也倾向于把责难"向上推给"其他人。这些责难，如果反过来看，与自责、与病理性的哀悼、与忧郁症，几乎没有差异。我们的研究借用了精神分析的观点。如果它引发了某些读者的情绪反应，那么请各位读者把矛盾指向作者，而不是精神分析，因为精神分析是我们理解人类的最宝贵工具。

第二章

主题的变奏

关于人的文明适应力的精神分析学说

人所制造的放射性沙尘，被风一吹，横跨了大洲大洋。战争与内战席卷了世界各地，从未停息。数百万生命忍受着饥饿，没有任何人权可言。折磨人的新工具，无尽幻想的产物，在酷刑室里就位。这些都是人类文明政体的证据，也是其结果。争取级别的权力斗争打破了人们共同生活的"正确"方式。这一斗争威胁着人类自身的存亡。

如果这也是"文明"的一部分，那么我们有理由问：人类能够适应文明吗？人们会说，虽然所有历史都充斥着恐怖以及人类对自身兴趣的无知，但是这些事情不能遮盖人类文化成就的不朽功绩。显然，这种观点难以令人信服。这并不符合现在的情况，于是引出了有待解决的问题。我们还应该思考另一个不那么让人确信的观点，即人类不仅在某些地方定居下来，而且——用亚历山大·冯·洪堡①的话说——将那里变成了"风景"。人类也会破坏风景，把它们变成废墟。这样的事不但没有减少，而且毁灭的技术能力与毁灭的意愿一道，在最近几十年里，赋予了工具极大的有效性，满足了人们最肆无忌惮的幻想。

---

① 1969—1859年，德国博物学家，自然地理学家。——译注

用"文明"一词来表示人们"热爱和珍视"的事物很有诱惑力。于是，文明化的东西与非文明化的东西断然决裂，好像它们彼此从未有过任何联系。然而，精神分析人类学却以人的总体功能来看待文化成就。人能够无情地、盲目地、毫无顾忌地毁灭其悉心建立的一切。这两种能力——建设和毁灭——之间存在一种动力学关系。两者都从基本驱力中获得力量。建设性行为以更高层次的心理整合为先决条件。分裂的、不计后果的行为不仅在外部世界引发了毁灭性后果，而且建立在控制心理关系向着结构更简单、更原始的动机转移的基础上。然而，为了令情况更复杂，毁灭性行为也可能在更复杂的组织层面上实施。这一点在准备和发动战争的时候十分清楚。战争的目的是瓦解对手，并且在必要的时候毁灭对手的身体。他的权力结构必须被摧毁。战争的目的很少这样赤裸裸地显示出来，它们通常会基于其制造者自身的价值观，以"计划"的形式呈现。敌人会受到"驱逐"或被"改造"。就算灭绝才是其主要目的，他们仍然会认为自己高尚地使人类摆脱了难以忍受的负累。这种认识让他们感到安全。无论好战背后的意识形态是什么，乐于杀戮和毁灭都是确定无疑的。服务于它的都是一些人中龙凤，这些人制造武器，制定行军命令，积累储备。为了使民众事业成功，"有利可图"，他们绞尽脑汁，思前想后。

毁灭幻想控制某人行为的路线可以是迂回的。建设性智力以及投身于某种工作（即力比多的满足）最初是有效的，要经过很长时间才会产生破坏作用。在许多建设性任务中，其所服务的目标会被遗忘，换句话说，实现快乐的准备时间太长，不满足的攻击驱力被

释放了出来，呈现在毁灭和无所不能的幻想中。因此，毁灭文明的
倾向总会占上风。人们一直天真地借助媒介享受着力比多满足（比
如升职、获得奖章和军事行动中的快乐等）。但是一路走来，驱力
目标所追求的不可偏离性见证着其目的。最终目的是释放攻击性。
在这常常被延长的准备阶段，毁灭的热情一再被浇灭。正是这一周
期性使得人们有必要去研究人类文化适应力这一人类学问题。

如果文化适应的最终意义是控制本能驱力，那么可以肯定，
这是一种潜在能力，不属于不受干扰而成熟的身体模式的一部分。
个体社会化的每一步都是在向文明迈进，其结果是可以适应特别不
同的文化需求。另外，纵观整个人类历史，适应过程受到本能力量
的威胁。这些本能力量从来不认为自我至高无上，并因此服从社会
秩序。

这一冲突让人沮丧，又令人着迷。因为人性中漠视文明的倾
向常常成功地将自我的理性力量用于其毁灭工作。毁灭者的毁灭，
在他们自己的心中都有充分的原因：为了更好的宗教、更高级的种
族、上帝所选择的民族等。在希腊早期，各城邦采取近邻同盟的方
式来保卫神庙，像骑士一样战斗。它象征着一种至今未果的努力，
即让人性中能够文明化的要素超越那些毁灭性要素和伪文明要素，
进入安全状态。现在，我们发现自己再一次处于冲突之中。在此冲
突中，各方都声称他们自己最大限度地适应了文化。每一方都试图
赢得我们的情感支持，想让我们热情地参与进来。冷静地反思对我
们来说已是难事。作为得出健全观点的必要前提，可靠的信息必须
经过巨大努力才能得到。偏见渗入我们之中，其方式比敌人暗中监

视还要危险。

这种腹背受敌的情况——我们的历史导致了复杂情况的不确定性，以及我们自己和控制我们行为的力量的不确定性——给我们带来了困惑。只有不断地反思，我们才能找到出路。虽然这并不会为我们提供阿基米德支点①，给我们无限的视野，但是通过反思，我们至少可以摆脱束缚，不让感情把不成熟的诠释强加于我们。

文化乐观主义和文化悲观主义都是一种警告。这两种主义都受制于情感，无关持这种或那种主义的人的心境。另外，理想化和不加选择的谴责表明了人们在评估世界时存在的差距。这种差距是在洞察一个令人兴奋的主体方面的差距。

"文化适应力"一词听起来枯燥无味，唤起了我们关于"管理世界"的概念。1915年，弗洛伊德首次在《对战争和死亡的看法》一文中用到这个词。这篇文章写于群情激奋的时期，对于后来的观察者来说，它显示了被歪曲的国家戏剧性特质和乐于牺牲的精神。在情感最混乱的时候，弗洛伊德（他的儿子当时正在服役）试图让自己摆脱这汹涌的情感，反思战争的意义以及它所引发的人类行为的变化。他一直乐观地相信人能够很好地适应其创造的文明，但人们对文明的适应忽然出现了问题。在文章的开篇中，弗洛伊德描述了一种世界形势，而在此之后的近五十年里，这种世界形势的不幸张力从未消失。同时，武器的毁灭潜能也成倍地增强了。

---

① 阿基米德在发现杠杆原理后说："给我一个支点，我就能把地球撬起来。"——译注

"当我们卷进这场战争旋涡的时候，我们只听到一面之词，只看到已经发生或将要发生的巨大变化，而对闪烁不定的未来之光视而不见。我们无法理解纷繁世界留下的印象，也不知自己的判断具有什么价值。我们被迫相信，有史以来，还没有哪件事对人类共同财富造成了这么大的破坏，使这么多目光敏锐的智者迷失了方向，使处于显要地位的达官贵人枉法堕落。科学失去了它不偏不倚的态度，它的仆人悲痛地从它那里寻找打败敌人的武器。人类学家不得不宣称对手属于劣等堕落民族，心理学家则诊断出敌人患有精神疾病。不过，我们对眼前邪恶的感受大概过于深刻，以致无法将其同那些我们没有见证的其他邪恶之事进行比较。"[①]

如果我们不向神奇的救赎论屈服，也不向文化悲观主义低头，我们就必须试着理解是什么使得人们在危险和无法抵抗的情况下，仍然能够坚守"文明"。从前，在回忆特别的社会标准时，人们也许会提到"骑士"行为。而现在，我们自然会提及西方世界伟大人文主义传统中的"启蒙"行为。如果情况看似一清二楚，诱使我们草率评估，那么为了保持"文明性"，我们必须克服自身与环境的哪些反作用力呢？

显然，在群情激奋的时期，实践智力与"工具制造"智力并不存在冲突。在我们生活中司空见惯的是发现，特别是革命性的发现，技术上的胜利也是常事。每一天，我们的观察和源源不断的信

---

① 西格蒙德·弗洛伊德，《对战争和死亡的看法》，《弗洛伊德全集》（标准版），第14卷，第275页。

息流都向我们证明技术文明在不断发展。网络的发展也让世界各地的人们之间的距离越来越小。科学慢慢消除了贫穷与无知，各民族和各大洲都摆脱了曾经不可避免的瘟疫和灾难。我们对于自然的理解以及在文明化的外衣之下开发自然的技术，使未来变得可预见。在不久的未来，所有人都可以摆脱贫困，好好地生活。只要想想人类用"工具制造"智力取得的成就，我们就可以自豪地说，人类在这里展现了杰出的征服能力。同时，技术文明的传播以及与之相关的生活态度，已经影响了传统偏见。这些传统偏见因"文明人"的傲慢而起。和那些所谓的"原始民族"和"野蛮民族"相比，我们已经熟练地掌握了工具。人们从原始社会直接迈向复杂文明社会的速度十分惊人。日本或苏联等国的例子显示，只要几代人，有时候只需要几十年，这方面的适应就能完成。然后，这些国家可以靠一己之力，富有成效地为富有逻辑性和科学性的文明做出贡献。

因此，我们看到了一个交互的过程。不仅科学技术文明得到了发展，而且随着它的发展，人类的总体潜力也在发展。科学机构和生产设施的持续扩充，如果没有训练有素的劳动力同步增加，是不可能实现的。因此，很明显，所有人类都可以受教，可以学习。据说，在我们的时代，社会不再宽容愚蠢。在这里，愚蠢并不是指身体特质，而是一种社会性，指个体尚未开发出社会学习能力。文明装备的扩充需要培训更多的可用人才。在这里，许多张力仍然可以在我们的社会中被察觉。以前，社会有等级之分，受教育是高等阶级的特权。现在，社会由技术统治，而在这个技术社会中，绝大多数人都可以受到专门训练。这一转化，依照社会制度的惰性原理，只能慢慢地发生——无论如何，都比世界政治情况的变化要慢。

然而，并非因为这些仍然没有解决的问题，我们才认为人类的文明适应力不确定。我们认为它不确定，是因为实践智能的训练并没有改变人类对于本能刺激，特别是对于攻击性刺激的反应。人们仍然随时随地地准备好攻击自己的同胞，这一点完全没有受到技术现状的影响。我们现在仍面对着这一稳定的、常常带有加剧倾向的攻击性。这一点与我们面对技术文明的发展一样不容争辩。相信残酷和残忍倾向（民主宪政国家寻求反对这种倾向的规范性限制措施）自中世纪——我们认为，中世纪的酷刑室、女巫审判是极度野蛮状态的象征——以来已经从根本上消失了，这是一种偏见。适应文明涉及学习能力，所以单单具有"工具制造"智力并不能被看作文明人。只有在另一种教育过程成功实施，即个体能够根据群体的特殊规则表达情感时，文明的要求才能得到满足。这一过程似乎涉及更困难的问题。人类本能构造的两个方面解释了这一点：首先是人类已经从先天行为模式中解放出来这一事实，其次是人类永远都处在一种驱力过剩的状态。

让我们仔细地思考一下人类本能构造的这两个方面。对于表达本能需求，人类没有与生俱来的行为模式体系，只能靠来自外部世界的特殊信号————雅各布·冯·乌也斯库尔[1]所说的特定环境——采取行动。和人类行为相比，我们可以说，动物行为——与群体成员及敌人或猎物相关——是完全"程式化的"。交配和抚养

---

[1] 德国生物学家，生物符号学先驱。——译注

行为（它们是动物之间的唯一社会联系，在这两种情况之外，动物都会独处）、由等级秩序决定的群体行为、反击或逃离敌人的行为，捕捉猎物的行为，都受先天反应装置的控制。任何本能的表达只可能依据这种模式出现。两狼相斗时，失败的那只狼会向胜利者伸出颈动脉——这也是狼咬死猎物的地方。战败的狼通过这种行为抑制了胜利者的杀戮。战败的狼逃走了，但是等级顺序却这样建立了。

我们当然也可以在人类身上看到这一先天社会惯例的踪迹，比如婴儿引发的保护性反应（康拉德·洛伦茨①的婴儿模式），或者受伤者和弱者引发的相似行为（这种行为在群居的偶蹄类动物和海豚中很常见）。但是这些身体冲动不能像它们作用于动物那样掌控我们的行为。天生的遗传行为模式已被社会规则、传统、规定和禁忌所取代。与遗传行为模式相比，它们是极不安全、极不稳定的。与这些动物不同，我们并不机械。人类一再宣称其既定的社会生活模式没有变。但即使这些社会生活模式持续了很长时间，和支配其他物种的先天行为模式相比，它们持续的时间还是很短。鹤科动物具有迁徙本能，远在伊比库斯②存在之前，它们就经常飞越希腊半岛，它们现在还是这样。过去的城市和国家已经灰飞烟灭，组织方式不同的新社会生活从废墟中崛起。

在这样的对比中，人类的文化适应力显得微不足道。想想过

---

① 1903—1989年，奥地利比较心理学家。——译注
② 伊比库斯为古希腊诗人，据说他被强盗杀害时，一群鹤从天上飞过。——译注

去，人类的智力成就和艺术成就也就不值一提了。诚然，这些都是生活在社会中的个体取得的社会成就，但是我们同样可以得出两个对比鲜明的结论。一方面，在几千年时间里，实用发明增长了人类的认识，帮助人类改变了命运。另一方面，对于人类本能的洞察、自我认识、人类存在的伟大启示以及最开明的法典被深深地埋藏在历史的尘土之下，远非考古学家的铁铲所能触及。人类的驱力并没有被永久驯服。人类的本能还是很强大的。那些出于自身目的试图约束本能的人，能够支配社会，打破或凌驾于旨在控制这些前社会欲望的规则。因此，"人对待人像狼对待狼一样"（homo homini lupus）①这一说法实际上是错误的。抑制作用使狼放过了自己的同类，但在人类中间，这种抑制作用却可以被轻松地抛在一边。

人类文化并不依赖于其成员的先天驱力规则，而取决于每个社会成员为了社会内部生活对本能驱力的克制。而且，鉴于这种克制必须由个人来学习，所以每种文明中最顽固的敌人就是其个体成员。

这就把我们带到了构成本能的第二个方面，它可以被概括为"驱力过剩"。这与第一方面，即我们摆脱特定行为模式的自由直接相关。要想简要地描述事情的这一点并非易事。对于动物行为而言，其本能欲望和本能目标之间存在永恒不变的联系，这一点我们已经描述过了，而这也正是动物行为的特点。在社会领域，只有属性相当确定的目标可以像钥匙一样，启动本能行动机制。基本生物

---

① 英国哲学家霍布斯在《论公民》中阐述的人性理论。——译注

需求借由本能行动，在一个互惠的行为模式中得到满足。在这种行为模式中，每个个体都扮演着固定和明确的角色。在这些刻板的表现模式之外，不存在本能的变化。人类在这方面相对缺乏特殊化，这导致了一种新情况（请大家想一想很多儿童抚养模式）。非特殊化意味着，我们虽然有非常明确的本能需求，但我们的驱力客体（也就是驱力指向的对象）不是由基因决定的，而是由文化决定的外部世界的客体。特定文化塑造了这些客体，让其个体成员困难地、持久地（常常是永久地）与本能脱离。①

在获得让个体有资格调整驱力满足的社会地位之前，个体必须工作，取得成就，必须学会安守本分，不能对不符合自身社会地位的东西有非分之想。这必然是一场艰苦的斗争。然而，在我们生命肇始之时，我们的本能意愿会相对较快地得到满足，也不期望得到我们的回报。当文化更严厉地陈述其要求，当我们要遵守的命令更加无爱（loveless）时，适应文化环境对于我们就会变得更艰难。生物本能欲望和社会禁令之间的对抗要求人们调整自己，适应同胞所处的世界，控制和"改良"本能。在其早期阶段，这种调整在情感上很容易受到干扰。它应当使更稳定的行为得到发展，但是并不一定非如此不可。渐渐地，伴随着无意识反应模式（习惯或强迫的行为方式），更接近于意识的行为模式出现了。这些行为都与弗洛伊德所说的文化适应力相关。这是人类性格中不可靠的部分。

---

① 在这里，我们使用了"客体"这一术语。人类主体是本能欲望指向的事物的客体。人的主体特性没有被否定或贬低。这个词只是强调了功能性的关系。甚至从语法上来说，一个句子中的"主语"也有可能会变成"宾语"。

在这一复杂的适应过程中——从外部看来，它很容易成功，比如通过谦虚的角色行为——我们应当强调下列事实：强大的驱力需求——在儿童时期仍没有被驯服——有悖于规定、规则和习俗。简言之，不符合社会道德。因为人类非常依赖群体生活，所以群体道德就是他们不得不去适应、以求得生存的现实。最初，适应由外部的强制力推动。儿童在成长过程中渐渐知道了各种社会要求，而且或多或少地内化了它们，也就是说，发展了道德意识。这种道德意识要求他遵守来自内部的道德。我们只需要回忆一下"机会造就小偷"这一说法，就能消除关于人类行为被道德意识控制程度的过分乐观。在现在（或历史传统）的社会化实践中，大多数人在冲突压力下做出决定时，都需要一个权威用惩罚来威胁他们。只有这样，他们的行为才能受控于道德。那些守护道德中心区域的机构，即宗教机构，因此总是使用最严厉的惩罚——永不超生——作为威胁来达到它们的教育目的。其所孕育的社会顺从使得儿童教育模式得以延续。许多人一生对文化的适应都像小孩子一样：只要教育的外部约束力强于他们的驱力冲动，他们就会顺从于它。在这里，我们提到"许多人"，人们也许会想，我们说的是"其他人"，而不是我们自己。但是在认真地审视我们自己在不同情况下的行为之后，这种看法就会得到纠正。心理学家常说，这是一个程度问题。所有事都既取决于自觉性和洞察力的共同作用，又取决于想要推翻它们的驱力的要求。没有人对规范行为的规则和规定忠心耿耿。这是人类的普遍情况。但是道德意识的形成并不是心理成熟的最后阶段。批判性观点，同样可以引起人们对已获道德意识定论的怀疑。洞察力是自我的功能，它可以定期地，通过反思和审视，放松其对驱力引发的欲望的束缚。于是，自我能够不带任何感情色彩地去理解它自身和所有人的现实情况。

这种批判性自我不仅在内在世界中，而且在对社会实践及其缺点的判断中获得了一定程度的自由。它已经学会了说"是"与"否"，还会问为什么，也会谨慎判断和更好地远离偏见。回顾异教徒和禁令的历史，我们发现，藐视带有社会偏见的团体是非常危险的。道德似乎很保守，和生物性需求一样。但是我们只有批判性地确认道德指令的心理媒介，才可以获得在心理上有序的文化适应力。这意味着当控制道德意识的外部权威和偏见系统土崩瓦解时，我们仅通过这个媒介就能够在混乱、令人困惑的情况下产生理解和同情的能力。有些人经历了好几次社会标准的瓦解，他们发现，要抵御群体的指令很不容易，因为这些指令预示着惩罚，也提供着原始的驱力满足。要批判性地独立于这些情况需要冷静和高度稳定的自我组织（ego-organization）。要紧紧抓住这些从批判性思考中得到的观点，将它当作行为的指导方针就更难了。人，作为优秀的社会产物，对于一切想把他从群体中隔离出来的东西都极其敏感。反过来，作为一个持异议者，在面对"传统的"大多数人时，他承受着——如我们说过的那样——变成攻击冲动目标的危险。集体乐于寻找替罪羊这一点，会让他轻易地成为受害者。

每一种文化都需要，而且也必须要求个体学会控制他们的内驱力。它要求个体把自己的驱力需求付诸特许目标之上。它会让个体知道，哪些目标有价值，哪些无价值，哪些是明令禁止的。我们的道德意识就像一个储存外部经验的内部审查机构，这个审查机构也会指导我们的行为。不成熟的道德意识是一种偏见系统，我们会利用它，并用它来对抗我们的本能倾向。这些倾向的"命运"不尽相同：某些可能会成功地依附在对个体和群体都有用的事情之上，并为两者带来满足；某些在批判性检测控制它们之前就被压抑了。但是就算是在这种压抑状态中，这些驱力成分也会影响个体的实际行为和潜在行为。观察者吃惊又费解地看到它们造就了这些性格上看似不合理的分裂。它们实在突兀，人们只能说一个人身上也可能具有多重人格。这些驱力之所以会如此，是因为个体努力地想识别和确保他们在社会中的地位。但是社会不仅会抵制其成员的本能意愿，要求他们升华地改变目标，而且会把一些愿望和与之相关的情感相结合。它所用的方法是指派目标给他们，允许他们在不过分地掺杂道德意识和批判的情况下得到适度的满足，规定他们转向"外部"，远离群体。妓女，虽是被社会遗弃的人，却是一个力比多需求得到满足的例子。人们在异质群体内寻找"替罪羊"。这些人的非熟悉性（non-familiarity）被积极地保留下来（人们才不想了解他们呢），因为只有如此，人们才可以自由地利用他们，没有犹豫，没有罪恶感，把他们当成群体自身冲动的投射性幻影。在这里，社会显然使用了一种古老的群体管理方式：通过宣称异质群体的非人性，群体获得了内部团结。通过这种方式，人们自然也就避免了道德意识的冲突。道德意识无助地"忍受"着这些满足，这显示出媒介对集体价值判断的高度依赖。

　　文化适应的一个重要方面可以被定义为即使在自己处于兴奋状

态下时，也可以对他人产生同情的能力。如果一种道德意识能够很好地处理社会适应的任务，但是自我并不能检测到它的指令，那么这种道德意识并不适合用来产生某种社会意识。在弗洛伊德之前，尼采就非常清楚地从心理学角度陈述道："道德意识的内容就是我们在童年时常常被尊敬或害怕的人无缘无故叫去做的那些事。道德意识因此唤起了'必须'的情绪（我必须做这件事，我不能做那件事）。我们不会去问为什么。如果人因为某个原因而去做某件事，那么人的行为就摆脱了道德意识，即使不一定与道德意识相抵触。道德意识来源于对权威的信仰。因此，它不是上帝在人类耳边说话，这个声音来自人群中的一些人。"①

　　道德意识唤起了人们内心的焦虑，就像社会的阿格斯之眼②引起无端的焦虑一样，唯恐我们的驱力抵触规则，从而带来惩罚。在这里，脆弱的自我在外在社会权威和内在本能现实的专横要求之间感到左右为难，于是它运用了一种特殊的心理能力。它回避、抑制、否认，堕落地利用智力之源创造出看似合理的借口。这就意味着被回避的驱力成分仍然相异于现实，表现为奇思怪想和不稳定的情感冲动。它们形成了人格之中受控于"原始过程"、不固着于文明世界的客体之上的那部分。这些原始幻梦的实现显示了令人不安的驱力过剩现象。社会听天由命地应对着这种现象。如果控制不当，它就会转移到与文化、宗教、意识形态、国家或种族相关的敌

---

① 尼采，《人性的，太人性的：自由灵魂之书》，第204页。
② 希腊神话中的百眼巨怪。——译注

人身上。如果这样的敌人并不存在，它就会创造出这种敌人。如此，社会只是伪装出了一派文明气象。

"伪装"一词预示着某些洞察力（也许这只是一种高估）。倘若那些当权者——群体认同之人不退缩，最坏的罪行也引发不了道德意识的一丝波澜。剥夺敌人的人性，把他们看作"老鼠"或"害虫"，进一步阻碍了道德意识的运作。因此，集体道德意识（显著相异于自我）和个体道德意识（在个体道德中，洞察力可以战胜无意识压制力的僵化内部指令）之间存在着巨大的差异。后者包含从社会的未成年人变成十足的社会成员的过程。

我们从中得到了一种新的方法，可以用来判断人类可以承受的压力。主要受社会刻板印象调节的行为必须被看作在功能上是次人类的（sub-human），也就是说，比起先天的行为模式，它更少地受到现实评估的影响。弗洛伊德把在将朋友变成陌生人的集体情况下，性格仍然保持稳定称为"高文化适应性"。但是道德意识、批判性自我和驱力要求的平衡事实上是一种动态的平衡。保持这种平衡的任务没有终点。没有人不需要婴儿期适应（infantile adaptation）的帮助，也就是说，人们都需要对抗驱力要求的无意识防御功能。随后的修正只有通过自我有意识的努力才能完成。由于我们越来越清楚地认识到自己行为中的估值和反应是僵化的、自动化的，我们为改变创造了必要的条件。但是这些平稳的反应发生得相当自然，速度也异常快，而且在它们发生之前，人们很难踩下刹车。弗洛伊德生动地将其比作从一个村庄到城市的演变：拆毁旧建筑，兴建新建筑。它并非心理上的结构变化。原始反应模式会与后面的发展水平共存。"原始阶段总是可以被重建的。原始思想，就其充分意义来说，是不朽的。"[1]我们很容易用投射来防御我们自身驱力的冲动，看到歪曲的现实，因此我们在评估获得的文化适应力这一点上实在应该谦虚一点。

这些驱力的天性及其倾向和功能、文化习俗和规则，形成了个体试图去平衡的敌对力量。问题在于，这种平衡以何种方式，或在何种控制水平上实现：刻板，不带个人色彩，与群体保持一致？比较一致？对立？一定要进行反思和辨别？对于个体间的力量变化，在不同时间和空间内，文化要求的差异更大。我们在此重申这一点，尽管这是众所周知的事。

然而，我们仍不清楚进一步解析调查的关键点：支配规则，即"拇指规则"有哪些？也就是说，这些不同的习俗、评估、理想通过哪些规则扎根于个体的性格之中？请记住一个让人不舒服的事实：眼下，我们必须满足于相对不完美的观点，我们猜测社会服从总是由相同手段强加（虽然这些文化群体在其他方面似乎没有多少共同点）。不知从什么时候开始，人们在抚养孩子时愈发强调思考抑制。某些保证群体秩序的中心问题被归为禁忌之谈。这也许涉及对祖先或神的尊重，适用于现世问题、产权关系或政体。在这些事情上，没有宽容可言。在这里，对犯罪的严重惩罚开始了。从心理学上讲，这意味着自我的努力——批判性质问——很容易被强有力

---

[1] 西格蒙德·弗洛伊德，《目前对于战争和死亡的看法》，《弗洛伊德全集》（标准版），第14卷，第286页。

的存在威胁。

这一教育惯例影响了那些对社会形式尚不熟悉的儿童的本能表达。成年人越是恐惧社会标准和禁忌，他们就越不能忍受儿童对于攻击性行为和性行为的自发反应（从广泛的意义上讲）。这种行为会唤起对惩罚的恐惧，而他们一直艰难地通过同化行为规则，避免这些惩罚。一些成年人对儿童无害的冒险精神感到十分愤怒，因为他们从未能在其本能倾向和社会礼节之间游刃有余。此外，通过他们对儿童的行为，他们延续着被动服从的传统。但不幸的是，他们常常受迫于惩罚行为中恣意、中立的攻击性。对着弱小的儿童（就像对着替罪羊一样），成功隐藏的欲望忽然又冒了出来。就孩子而言，攻击禁令与攻击性经历结合成为一个矛盾统一体，令他在有生之年都参不透。

抑制思考、过度地防御驱力，是达到适应平衡的最有效方法，因为这是个体社会化的一部分，使个体能够融入社会。但是对于一个处于巨变之中的文明来说，比如我们的文明，这已是隔年黄历了，只会妨碍"高度的文化适应"（我们的社会体系又非常强调个体的这种高文化适应）。当我们在心理上能够很好地适应时，我们就很容易忽视心理能量只是我们可用能量的一部分。如果我们被迫用很多能量来防御和压抑，那么这些能量便不能再用于其他任务了。

弗洛伊德认为存在两种截然相反的驱力倾向：性驱力（取其广义"生本能"），以及攻击驱力（其目标为毁灭）。[1]性格

---

[1] 西格蒙德·弗洛伊德，《精神分析新论》，《弗洛伊德全集》（标准版），第22卷，第103页。

的本能组织越原始（换句话说，自我的引导功能和整合功能没有得到发展），这两种驱力倾向表达自己的方式就越绝对。存在（existence）的日常问题或多或少地都会消耗可用的储存能量。在压力之下，常常是在一些见怪不怪的情况下（出现了一点小纠纷或某种形式的诱惑），积聚的驱力再也压抑不住，不受控制地爆发了。当这种情况出现时，自我就会感到很无助，因为它以前只学会了如何压制它们。文明具有"更高价值"的想法被个体忘得一干二净。在克制自己去适应环境的过程中，我们仍保留着对原始生活经历的记忆。最初，我们可以无拘无束地表现不愉快，并且我们可以期待得到即时满足。很长时间以来，我们都享受着这种快乐的社会情况，直到我们意识到它是以牺牲他人为代价的，也就是说，我们就像寄生虫一样生活。这些记忆如此顽固，也许是因为那个时候我们的环境通常支持我们对快乐的坚持。启蒙和共情教育警示我们，不能克制独自享乐会招致痛苦。慢慢地，它让个体意识到他人的存在，并因此为个体随后的文化适应打下了最初的基础。教育遵循"训练"模式，惩罚或奖励，它确保了一系列条件反射的调整作用。这些条件反射将它们组织成不同于自我的道德意识。对于这种道德意识来说，其他人似乎只是一个角色，而不是有感觉、会痛苦的同类。在外部教育和内在道德意识共同的恐吓作用下，"装腔作势"的文明应运而生。

两种教养方式的差异是根本。我们认为，无论是在历史上还是现在，因为训练的方式可以抑制思考，并鼓励人们固着在幼稚的服从要求上，所以它一直比共情性引导的波及面更广。但是，因为如此，反对获得更高、更顽固的文化适应的持续反作用得到了定义：
"训练"越是严格，它就越会——出于其他人的恐惧——导致孩子
做出更多的防御努力。所有情感表达都被塑造成自动模式，仍是批
判性意识所不能及的。个体听天由命地服从于外部权威。在这种情
况下，各种偏见层出不穷，服务于既定的权力关系。

在理解教育中，痛苦的克己也是必需的，但是从早期阶段开
始，它就伴随着"原因"和"解释"。在我们必须防止自己无意识
地把傲慢当作自身所压抑的攻击性的出路时，同情心会敦促我们自
查。这类引导同样旨在唤起他人的自我自由（ego freedom，我们自
己已经得到了），强化它，凭借它建立情感联系。通过这种方式，
接受禁令和戒律的儿童便可以在学习过程中看到它们的合理性。老
师也不再那么可怕或可憎，甚至会显得有些可爱。这就使得发展中
的个体对与所有社会情感相关的必然矛盾性的感受不那么强烈。爱
恨交织，"混合了性欲成分之后，奉行自我中心论的本能转变成了
社会本能"。[1]这也许会与我们的道德观产生尖锐的冲突。我们爱
父母，更不用说后来的权威了，我们同时不得不恨他们，因为他们
强加限制在自私的本能需求之上，并因此为我们的社会化、我们的
文化适应奠定了基础。对于这是怎样产生的这个问题，那些思考被
压抑的人更多的是去裁决它，而不是充分地认识它。问题的症结
是，这一类伪社会化——它虽然有其作用，却是有缺陷的——是否

---

① 西格蒙德·弗洛伊德，《目前对于战争和死亡的看法》，《弗洛伊德
全集》（标准版），第14卷，第282页。

会限制个体性格的发展，或者是否会给批判性意识留出一席之地。

　　如果因为父母和老师的无理，矛盾情绪四溢，如果儿童体验到的更多的是恐惧而不是爱的满足，那么在其不成熟和实际的无能中，他将不得不压抑其负面的攻击性情绪。也就是说，他将借助心理防御机制，压抑那些唤起严重冲突的冲动。他也会"盲目"投射，因为他还没有学会怎样同情他人。但是在压抑中，驱力成分不再受束缚，并因此回到它们的原始利己状态。在情感关系的社会关键领域，从原始的（"未经驯化的"）攻击性到学会应对所爱对象的行为，没有任何进展。我们手边就有一个这样的例子。我们所有人仍然承受着一个古老传统的负面影响：在我们的文明中，狭义的"性欲"总是受到抨击。于是，大量力比多在早年就受到了压抑，并因此没有被纳入个体的发展和成熟中。这样一来，生存本能（eros）和攻击性的联结仍然很弱。这些驱力成分仍然为前社会满足所用。就这一点而言，社会成员对文化的适应并不好。这在过去的几十年里，在许多性禁忌已经土崩瓦解的阶段，已经显示出来。这一点，和中产阶级奉行双重道德的时期一样，千真万确。对于这种双重道德，没有人比才华横溢的莫泊桑[①]阐述得更清楚了。性满足变得更容易这一事实并非源于社会现在的行为准则，这一行为准则只会让个体更加克制。一切都留给了机会。在一个大多数"训练"内容不能跟上社会变化的时代，"爱"这个字被不加选择地使用了。事实上，只有当本能冲动与自我工作、与共情联系起来时，

---

　　①　1850—1893年，法国著名小说家。——译注

我们才能用到它。在个体遵循自己的本能，无视对方，将另一个人当作猎物时，我们是不能用"爱"这个字的。但是这正是成功否定了性的自我失调的性驱力（ego-alien sexuality）的特点。

让我们回到毁灭性驱力的分析起点，回到恨的表达。它与爱的对比十分鲜明。这些恨的表达同样属于人类本能构造的倾向。对它们的过度否定本身也说明了攻击中不可控的快感。同样，我们不禁会思考：在我们有生之年，数百万人承受了那么多苦难，他们要从哪里得到坚不可摧的力量呢？答案是矛盾的：虽然我们的文化中充斥着对攻击的热情，但攻击本身仍然没有得到满足。我们可以在许多行为中看到对攻击的替代性满足。它甚至表现在人们的各种成瘾行为中。我们不难得出结论，为了补偿失去的和不能得到的力比多满足，人们不得不做出攻击性行为。这再一次把我们的注意力转移到对人类环境的早期适应上，转移到人们真正学着知道"爱"是什么以及怎样去爱的时代。技术社会在完全不顾及人类驱力的保守特性以及源于此的需求的基础上发展起来。一种极端的环境已经成形，而民众身处其中。因此，我们可以理解，一种文化保守主义——一直反复被灌输在激烈变化的社会现实面前的老掉牙的价值观，抑制思考——无法满足我们的驱力要求。诉诸传统价值观、标准或惯例也不能改变一个事实，那就是人性受控于难以控制的攻击性。此外，如果一个人通过激发投射倾向成功地将这种攻击指向替罪羊，他肯定可以在人们身上得到巨大的力量。攻击性很容易被唤起，其源泉和动机不能用传统的文明理论和传统的人类学来解释。

人们不能对当前情况有很好的认识，这不仅仅是负面的文化批评。我们不能仅仅因为自己身处麻烦之中而认为身处其他时期的人们的麻烦比我们的小。但是我们在寻求一个答案，以解答我们社会中的哪些情况——显然，我们很难把握和评估它们——在对抗着促进文化适应的驱力的演变。弗洛伊德预见到一种危险的情况，我们的文化易感性所依赖的"本能转变"（也就是说，在强大自我的影响下，实现敌对倾向之间的和谐）可能永远地或暂时地因为生活冲击而不能完成。[①]战争、偏执以及自私的性习俗显示着整个群体的退行。它们等同于发生在个体身上的神经症。

在这一发展中，我们可以自信地做出陈述：对我们所处的这个时代的所有狂热定位都不能缓解驱力造成的不安。这种不安似乎是兴奋巨浪的一部分。这种兴奋，胜过了个体的躁动，支配着整个社会。但是，显然有一件事，就算是赢得热烈掌声的最高智力成就和身体成就，也无能为力：它们不能缓解人与人之间的情感张力。相反，技术文明忽然出现，它格格不入，已经颠覆了人们彼此适应的习惯方式，扰乱了尚未达成的平衡。复杂的生产技术、劳动分工、大都市里拥挤的住房和交通等日常情况，都需要人们更好地抑制攻击力。最重要的是，不仅我们的邻居是陌生人（这个事实会激起人们的投射），而且我们自己从某种程度上来说也是一个充满恐惧和自私的竞争者。我们在一团反射性尘埃中看到的问题如下：人类的工业技术文化能否成功地增强人类的文化适应力和情感自控力，使

---

① 西格蒙德·弗洛伊德，《目前对战争和死亡的看法》，《弗洛伊德全集》（标准版），第14卷，第286页。

他们能够集体控制拥有的非凡自然力？如果没有情感这个导火索，核爆炸是不会发生的。

启蒙传统导致了科学革命的爆发，现在却影响了我们对人性的新理解。如果以启蒙传统为己任，我们能看到的唯一解决办法就是弗洛伊德在1915年的一篇文章中提到的方法：我们必须更加关注自己受本能支配的命运——从我们生命开始时就该如此。道德劝诫，不管提出者的意图多么高尚，都只能掩盖问题，除非我们理解了阻挠那种道德的动力学。弗洛伊德认为："如果一个人在不知不觉中被迫根据戒律继续行动，而这些戒律又不是他本能倾向的表现，那么从心理学上讲，他就不是按自己的意愿而活，而且可能被描述为一名伪君子，不管他是否清楚地意识到了这种不一致。不可否认，当代文明非常偏爱这种虚伪的产物。人们也许会说，按照心理真相生活下去，就是在堆积这种虚伪，而且不得不屈服于影响深远的变动。因此，比起真正的文明人，文化伪君子其实更多。事实上，人们常常争论，某种程度的文化虚伪性对于保持文明而言是否不可或缺，因为已经在当代人心里组织起来的文化敏感性还不足以完成这个任务。另一方面，就算是在可疑基础上保持下来的文明也会提供一种可能性。每一代人都会为本能的深远转变铺平道路，使之成为更高级文明的载体。"①

在现在出现的情况中，这只能靠特奥多尔·盖格尔②所说的

---

① 西格蒙德·弗洛伊德，《目前对战争和死亡的看法》，《弗洛伊德全集》（标准版），第14卷，第284—285页。

② 1891—1952年，德国社会学家。——译注

"知识人文主义"来实现。这种教育模式不应当受到曲解。它指的是，在未来，人类给予自己的这种教育应该强调用洞察力，而不是观点，来回答"为什么"的问题。基于禁忌而服从命令必须被看作一种返祖现象。通过这种教育过程，社会在何种情况下必须服从"深远变化"就会变得很清楚——可能是禁忌、惯例和偏见、道德意识和信仰，剥夺被看作次等人的人，而且人们也期望他们保持次等人状态的情况下。情况已经悄悄地发生了变化。人们无法设想任何代替自己思考的机构。这会给世界带来危险。人们可以借用比喻手法，说人类的童年已经结束，他过去为自己创造的神和权威都死了。我们需要教会我们思考的权威。如果他不能做到这一点，我们就会开始怀疑他是"文化伪善"的罪人。个体不用"父母"监督也能够保持自信，能够把生存能力带到技术精巧、会引起其情感不安的文明中——这条路可能还很漫长。也许，这条路会在攻击性的爆发中终结。然而，这是唯一能够改变人类继续误解的路。如果没有深深的焦虑，人们不会想着去打破传统。但是在一切发生之后，我们还能毫不怀疑地默默接受传承下来的东西吗？在这里，我们应当引用帕斯卡的警告："只有以道德意识为借口，我们才可能如此全心全意并心甘情愿地干坏事。"①

———————

① 原文为"Jamais on ne fait le mal si pleinement et si gaiement que quand on le fait par conscience"。

历史决定中的禁忌、仇恨和倒退

历史记录了群体中个体的生平事迹。同样，某些杰出的个体，因其多才多能，对群体历史的影响也不容小觑。这些个体才华横溢。这些才华从出生开始，就受制于群体影响。如果能够无所顾忌地描述人类，我们就能清楚地看到所有人都与自己所处的历史阶段联系紧密。在人类历史进程中，无论是政治天才还是哲学家，都对这一点无从辩驳。天赋异禀之人独出心裁、特立独行，因此对世间之事产生了深远的影响。虽然他们成就巨大，足以影响几个世纪，但他们毕竟只是凤毛麟角，甚至可忽略不计。普通人受其社会标准、盛行的宗教以及所属的亚文化群体的影响比他们自己认为的更深。普通人在做出重大决定时，根据的都是时代准则和与之密切相关的社会联系。对于领袖而言，情况就更是如此了——他会关注社会的"永恒价值"，并为之而战。

因此，禁忌和仇恨的影响不仅仅体现在小人物身上。它们并非取决于教育和才能。从很大程度上讲，它们独立于智力，来自对批判性思维的抑制。如果我们希望削弱禁忌的潜在影响，阻止仇恨的蔓延，我们就必须关注这种抑制力量。毕竟，没有人能够抵御其盛行带来的倒退。

禁忌—仇恨—倒退这一序列指明了方向。禁忌带来一系列反应，而这一系列反应常常会引发连锁灾难。禁忌诱发仇恨，仇恨阻碍自由判断，加剧倒退。倒退于是成为禁忌的伟大盟友。

随后的调查会试图渗透这一恶性循环。因此，它将处理我们对历史的贡献，不管我们是否喜欢我们所做的这些贡献。但是我们不应当盲目。

我们提到的连锁反应如下：一种禁忌包含一种客观禁令——"汝勿"如此或如彼。但是在那之上，禁令与思想抑制有关。禁忌的基本定义如下：每当人们不敢进一步质疑，或者当人们甚至不可能这样做时，他们面对的就是一个禁忌。他们对于它的情感是分裂的。挑战禁忌从亚当和夏娃就开始了。但是只要禁忌反应得不到允许，这种不敬情感通常就不会出现在意识中。禁忌调节着人们对情况的态度，就像权威不能容忍反驳一样。它因此在服从它的人之中创造了一致性，促成了群体团结得以建立的基础。所有质疑都被消除了，并因此没有得到满足。如果不是这种挫折，我们神话中最早的抵抗行为，对禁忌的最初违抗——偷吃禁果，就不会发生。

禁忌让人们的认识始终处在低水平。所谓标志着我们生命中转折点的"伟大"决定在个体没有足够自我活动——换句话说，没有进行足够的反思——的情况下产生了。人们那受禁忌调节的态度在本质上是原始的，人们的心理组织水平也很低。在这里，"原始"和"水平低"指的是违背了康德①关于禁止利用他人作为达到目的的手段的禁令。事实上，从很大程度上来说，在无意识心理过程的影响之下，人们正以他人为达到目的的手段。禁忌不同于规则，所以它不能被改变。规则是保持社会秩序的方法，但是对于禁忌来说，情况很容易被逆转：个体成了誓死维护禁忌的工具。我们可以

---

① 1724—1804年，德国著名哲学家。——译注

轻松地推导出微小的优势可以轻易地转变为政治权力。因此，一方面促成禁忌的形成，另一方面利用那些受制于它们的人，是许多掌权人物的本质。

因此，禁忌（最初以神圣的戒律为伪装）一直代表着社会对个体的限制。命令是无条件的。禁令没能提升人们的洞察力，所以禁令唤起了仇视和怨恨。然而，因为人们不能公开地表露仇视和怨恨，所以人们常常不能充分地意识到它们的存在。那些遵守禁忌的人处于儿童的地位，被禁止提出问题。

我们也会对我们所处的社会的禁令感到愤怒。激发我们对私敌或公敌怨恨的，不是后者的讨厌之处，而正是这种对禁令的愤怒。他们事实上是否真如我们想象中那样让人讨厌，是真正的问题。在下面的讨论中，我们的一个基本命题是：怨恨的核心是个体的无能——他不能积极地回应他人的行为并缓解紧张。如果有人伤害或冒犯了我，我最初并不会恨他。我会感到愤怒、吃惊，鄙视他，这视情况而定。如果现有的权力关系深深地扎根于禁忌之中，以致人们不被允许表达这类情感，如果我的自尊因此受伤，那么我才会产生怨恨。社会的教育越是专制，越是抑制反思，它就会越坚决地禁止人们去质疑既定的禁忌。强加这种思考禁令是一种重要的教育方式，它保持着禁忌的有效性。它必须被"整个吞下"，也就是说，被全盘接受。因此，它被内化，它是我们内心的声音，是我们的道德意识，是最确凿无疑的。

这种内化过程与学习所有社会戒律相关，首先强化了自我的不自由之感。它导致了力比多情感和攻击情感的阻塞——有时前者更多，有时后者更甚。随之加剧的张力使得人们不仅怪罪强加限制的人让他们一直以来感到失望（越是被禁止，我们就越不敢这样做），而且会通过投射，怪罪那些恰巧出现在他们面前的其他客体，怪罪那些不那么危险的人、天气、情况，等等。我们抱怨天气、对不同种族群体感到极端厌恶等，都是有内在原因的。正是我们的内在张力让我们去寻找想要责备和斗争的目标。我们常常无法意识到这种内在张力。否则，把张力释放在无辜替代品身上的事就不会发生。我们个人的负性情绪受已经存在的社会偏见的影响。禁忌，从本质上说是基于偏见的"必然之事"。这一事实使得社会偏见"自然而然"又"显而易见"。人们对此并不会反思。除非它依附的原则非常清楚，否则人们会确信它所呈现的就是事实，而不想再去提问题。

我们可以从功能上描述这种自由的匮乏。和自我为"站得住脚"而做出的智力努力相比，寻求保护自尊的情感努力更多。情感歪曲了敌人的样子，使他看起来比我糟糕。批判性自我（智力）被消除。当怨恨占据上风时，其便很难再被经验纠正。这种"愚蠢"并不是头脑方面的，而是社会强迫的产物。

怨恨，如德国人与法国人之间"世代相传的敌意"，远远脱离了存在的原因或战争事件。正如这一表达本身所示，它们"世代相传"，不可避免。此类怨恨首先通过调用感官印象，表现为装腔作势的厌恶（如"我不能忍受他们身上发出的味道""我一看到他们就不舒服"）或者嘲笑对方。脱离了情感的逻辑观点并无价值。另一方面，当人们之间敏感且易受干扰的关系达到利于双方交换想法的程度时（替代了情感释放模式的相互投射），怨恨通常就会逐渐消失。

作为这一连锁反应的最后一环，我们必须懂得，作为自我和批判的敌对力量，禁忌和怨恨如何大大阻碍了意识协调性向更高层次发展，又是怎样因此严重地阻碍现实分化，以及它们的影响多么影响人类社会进步。

这还不是全部。禁忌和怨恨提供了现成的行为模式和情感，个体可以退回到困难的、冲突性的甚至是威胁性的生命境遇中。因此，他们的退行影响不仅暂停了应有的成熟过程，而且带来了反应模式的退行，使得这些反应模式不再适合于已经达到的发展。这一阻碍和大群体的主动性力量的削弱，是我们关注的中心主题。在直接处理它之前，我们会列举一些例子，更清楚地说明禁忌和怨恨是怎样运作的。

纵观人类历史，禁忌从本质上说就是一种禁令，最初可能是禁止触碰。在受巫术限制的社会中，人们被禁止触碰神圣物品，也被禁止触碰不洁的东西。然而，如今，它不再涉及不应触碰的神圣界域，而更多涉及的是对特殊利益的罪恶关注，也就是说，受到批判性理解的检查。只有当我们讨论的是一个冒犯它就会有危险的禁忌时，讨论禁忌才是有意义的。让我们以前面提到过的奥德河—尼斯河线为例。历史上，这条线是实际（de facto）解决方法。由于它代表着新边界，因此它是否合理，是理智还是怨恨所致，当时人们并不清楚。它可能只是由已变成禁忌的批判性检验——因而拒绝检验——建立的。所有被划界历史唤起和强化的情绪，都不得不被纳入考虑范围。

法国和德国之间长期存在的禁忌正在消失，这一点在东德各区已显出端倪，在西德也慢慢成为可能。1965年播出的德国电视纪录片《1914—1918》，本着同样的精神探讨了两方的行为。25年前，这可能很难为观众所接受。大规模的集体偏见使得这种尝试不可能成功（就算是现在，电视台也只敢在深夜播放这档节目）。人们还没有准备好承认一战是一场疾病，是心理平衡的严重错乱，一战忽然就席卷了欧洲各国。更确切地说，内在情感的错乱、对社会要求人们克己的不满，超过了"裁定"原因，也就是说，裁定有罪方。因此，我们有必要区分一下看似合理的原因——比如"天气"、另一方的再武装、他们的包围政策等——与迫切需要被满足的强烈潜在本能需要。本能需要具有攻击性，是自私的、令人不安的，也是被禁止的。它们需要一个"替代"过程。也就是说，我们接受了无力的逻辑论证，认为其他民族的武装、"挑衅"迫使我们也应该这样做。在这种情况下，率先采取行动的人的自我更脆弱，或在寻求满足驱力要求时遇到的挫折更严重，其本我也越来越难以控制。就算不是绝大多数人，也有相当数量的社会成员必将受到这些群体情绪剥夺的影响。一个问题摆在了历史学家和心理学家面前：什么自然情况和社会条件导致了人们如此偏执且一致地接受禁忌，采取怨恨的态度？

但是我们在回答这一问题时再一次受到了禁忌的阻碍，因为我们成功地将自己隐藏在禁忌之中，并且它们以权威观点的形式，被一代代教导者传递下去，我们轻而易举地接受它们。通过唤起不可抵挡的愤怒和仇恨情绪，或者与之相反的热情和理想化，将洞察力排除在外，这是禁忌存在的醒目迹象。对于禁忌，人们几乎已经不假思索地屈从于它了。

现在，让我们回到奥德河—尼斯河线问题上来。二战结束后，我们这方的政治原则很明显：在对方没有让步的情况下，让步是不明智、不恰当的行为。但是对于另一方来说，情绪似乎被藏在了这种基本原理之后，它们被诠释为复仇主义。鉴于所发生的事情，这一点并不让人吃惊。人们有足够的理由去长期憎恨冷酷而残忍的邻居。现在，虽然后者大声地宣称自己已经转性，但人们仍保留着对邻居的旧有印象。我们必须习惯一个观点：大量恐怖和屈辱的场景、直接和任意杀害的威胁，把一些东西——源自经历——像留在视网膜上的影像一样，留在了脑海里。仇恨曾经如此强烈，不可避免地，作为这种仇恨的后效，心理张力会通过投射部分地释放出来，投射在双方身上。波兰人几百年来一直歧视的邻居的野蛮行为使得他们很容易体验到自己投射在这个敌人身上的攻击幻想，虽然这些攻击幻想并没有经过检验。相反，德国的教育模式，其整洁、干净及准时原则（无可否认，它们是很有用的）是一种强迫性的反向形成，压抑着他们希望从整洁的义务中解脱出来，享受无序性的渴望。德国人发现，"肮脏的波兰人"可以享有他们所有失去的自由。因为他们自己不能享有，享有这些自由的人受到了鄙视、嘲笑，并最终被消灭。在这两个例子中，个体因为自己所处社会的限制而感到不舒服，因为这个社会延续了怨恨。他们本可以更好地相互理解。

1871年，德国吞并了法国的阿尔萨斯—洛林地区。法国人对此的反应是我们在此给出的另一个例子。这里的情况不完全等同于德国与波兰的情况，因为法国和德国是势均力敌的对手。然而，德国吞并阿尔萨斯—洛林地区是一战爆发最重要的原因之一，并且如果二战的进展真如德国人所愿，他们会迅速地将时钟拨回到1871年。

禁忌会互相影响。如果禁忌不是禁忌的样子，双方就领土交换进行谈判时将会更加顺畅，即使这对于获胜方而言是一个快乐的过程，对于失败方来说是一个痛苦的过程。但是谈判需要深入所有方面。换句话说，强大的一方必须有更好的论点。但是，这与禁忌力量存在冲突。根据禁忌力量的古老规则，胜者不需要争辩，而输者不能争辩，必须保持谦卑的态度。

在群体之间出现冲突时，不使用武力，用说话代替肌肉运动，对于德国人来说异常艰难。对于个体而言，持续的口头冲突造成的压力不亚于一场身体打斗，因为抑制洞察力虽加剧了驱力要求的强横，但多说话却不一定能化解抑制。然而，破坏影响的确会变小。

禁忌可以使人产生更深刻的理解，而无意识心理张力又受这些禁忌控制。这是一个至关重要的发现。弗洛伊德在《图腾与禁忌》一书中指出了其中的矛盾性："禁忌的要素是一种被禁止的行为，但在无意识中，人们强烈地希望将这种行为表现出来。"[1]

---

[1] 西格蒙德·弗洛伊德，《图腾与禁忌》，《弗洛伊德全集》（标准版），第13卷，第32页。

一个人在遇到禁忌时，心理上到底发生了什么呢？显然，禁令让他感到很兴奋，因为在无意识中，它提醒个体去违背它，保证对被禁止的满足感。这种联系解释了在接触一个禁忌对象时，人们为什么能够更快地唤起情感而非理智。因此，每当文明挡在原始的、易受刺激的驱力冲动之前，我们就面临着禁忌。在个体屈服于一种禁忌时，情感兴奋的程度和对批判力的抑制成正比。

然而，禁忌的社会功能决不简单。它可以阻止无情的本能满足，为社会造福。但是，它也可能产生反作用，也就是说它可能批准这种驱力的满足进入集体道德意识。因为它们的影响很不确定，所以禁忌必须为意识反思、与他人的共情、冷静的批评和忍受他人的批评所取代。这个任务虽然艰巨，却是未来文化必须长期面对的，而且由于人口的聚集，它们的破坏潜力得到了不可思议的增加。唯一能够消解禁忌魔力、随之将它们打回原形的方法，是了解它们在哪些地方发生作用，以及怎样运作。

就国家关系而言，禁忌歪曲现实的方式，与对彼此有负性看法的小群体——比如家庭中——相互诋毁对方的方式相同。当这一切发生在国家层面，贪婪和否认丧失导致的不理解就会披上伪理性的外衣，重建原来的状况（status quo）。自1871年之后，德国人就害怕这种攻击性报复，并试图以避免精神疾病的方式来避开它，也就是说，用强迫思考和强迫行为的方式。比如，施里芬计划[1]就表

---

① 在第一次世界大战前，德国元帅施里芬提出的作战方法。目标是在未来的战争中，应付俄国和法国的夹击。这一计划被看作日后闪电战的雏形。——译注

现出高度神经质的完美主义。同样的焦虑使得现在的波兰人无法安睡，德国人也一直害怕自己因为在战争期间犯下的恐怖罪行而受到报复（虽然这种对受到报复的恐惧通常被成功地回避了）。

接下来的想法表现了德国官员的态度。从心理学上讲，我们可以用"合理化"来描述它，也就是说，用它来回避对整个现实的洞察。观点如下：战败之后，本属于德国人的领土被割走；德国人是根据国家主权要回属于他们的东西。如果这是所指事件的全部真相，如果它们没有唤起任何情绪，也没留下任何情绪（如果这些情绪不如新分界线那样让人感到真实），那么没有人能够摆脱这种结论。当然，波兰一方自有其"逻辑"。从历史的角度看，二战之后割让德国领土是不合理的。但是波兰人民可以理直气壮地说，这是对他们受苦的补偿。人们确实需要知道为什么我们不能不加修饰使用这一观点。它可能是退化的心理后效问题，因为拥有无上权力的国家——苏联、奥地利、普鲁士——都把波兰当作负面投射的对象。波兰人民不希望因为耻辱而提出要求，他们认为要求应当看起来"合法"。

谈到判断或谴责人类行为，把环环相扣的准司法证据当作理由并不可靠。双方的争论于被恰好有效的"原因"悬于一线。同时，带着明显的伪善，德国人的眼睛只盯着要恢复的更高正义。如果战争的主动权掌握在他们手中，德国人是不会去思考自己的行为的。这一事实显示了禁忌所能做的事。他们要奴役波兰人这一事实被遗忘了，或者被德国人后来在波兰人手中遭遇到的暴行抵消了。同样，对于这些暴行，波兰人也不愿记起。

德方通过设立禁忌，阻止了奥德河—尼斯河线问题得到切实（de facto）解决。此外，他们也不让大家从冲突双方的观点、从不同角度来思考这个问题。他们声称，随着战争的结束，德国人获得了新的身份。西德的现有国民是一个个新人，与过去的罪恶没有任何关系，但别人对他们的"怨恨"仍挥之不去。于是，一本读者甚多的医学杂志刊登了下面的文字，报道了在布拉格召开的一次科学大会："然而，人们的怨恨在乘坐巴士去往布拉格的旅途中表现得非常明显。沿途不断有人指出，据称德国军国主义者曾在途经之处犯下了严重的罪行。一些来自西德的同行者受到影响，一有机会就下车走了。"在这里，我们看到一个禁忌正发挥着作用。这种记忆本是不可触碰的东西，但人们又在这里和它相遇了，也就是说，与在这座城市里犯下的真实罪行重遇了。这种重遇导致了一种逃避反应，而且这种反应被合理化了：德国人愤怒地走下巴士，避免碰触禁忌主题。我们可以从报告的措辞中看到，这篇文章的作者多么害怕这一禁忌。请注意，在描述德国军国主义者犯下的罪行时，他用到了"据称"一词——他不得不使用这个词来保护自己。

这类禁忌向人们传递了一种主观的安全感，以对抗过去的影响。不涉及司法方面，仅仅就历史发展顺序而言，德国人也不会承认联邦政权与纳粹政权一脉相通。德国人在处理赔偿义务方面，也暴露出了真实想法。这与远亲犯了错，我们替他承担责任的情况差不多。1945年之前的自己只是"远亲"。就个人而言，个体受到禁忌的掩护，不需要为过去的生活承担责任。禁忌通常掩蔽了以前的事，特别是个体自己的过去经历。确实，它唯一关心的是建立公正，但它对公正的态度却完全是冷漠和机械的。

尽管禁忌有助于建立社会联系（这一点我们一直在讨论），但是它同时会导致社会分裂。这两者是不可分割的。这也是禁忌特别危险的地方。大家共同信奉的禁忌具有一种号召力，因为它为冲突规定了一个固定和统一的结论。对所有人都有效的禁令是特别行之有效的社会化因素，我们在所有教育实践中都可以看到这一点。当驱力得不到满足时，禁令更容易相互为伍。在这里，人们顺便可以享受一下检查的替代性快乐（substitute pleasure），看看其他人是否遵守了这些禁令。违反禁忌之人，比如那些公开谈论明令禁止主题——如谈论奥德河—尼斯河线——的人必须小心（不管这个人是生活在这条线的哪一边），因为他很可能发现自己已迅速地被他所属的群体抛弃。于是，他可能会受到不可触碰的禁忌——给他贴上异己、不洁的标签——的影响。他可能会被看作"内奸"、伪装的军国主义者、叛徒、坏孩子（enfant terrible）。他被拒之门外，因为人们不相信他能遵守游戏规则，也就是说，不相信他会同大家一样持有刻板的观点。

事实上，在简单地描述禁忌特点时，我们同样也指出了它们与"怨恨"的关系。"怨恨"是一个模棱两可的词。它不是一个技术术语，而是一个日常用词，指代一种特别的心理状态。我们天真地认为总是别人充满了怨恨。我们不能原谅，也不会忘记，正从纯粹的愤怒中酝酿不满。视情况不同，他们的记忆能力也不同。我们无所不用其极地回忆自己的英雄事迹，却十分不愿记起那些不光彩的事。仔细地观察那些把怨恨归咎于他人的人，我们可以看到，他们认为自己在道德上高人一等，他们的语调和论点也说明了这一点。我们也许会怀疑，隐藏在这种行为背后的心理机制是防御，防御因为没能与其他群体建立更好的关系而产生的失望。对后者的蔑视是一种次级反应。它可以从怨恨中推导出来，如我们在德国人和波兰人互相鄙视的例子中描述的那样。只有当某人自己的攻击性被投射到另一方身上，他才会感到有必要借助不洁禁忌的帮助将这种攻击性固定在那里。但是这种攻击性不应该被看作怨恨。

使用"怨恨"一词的目的非常清楚。每个带有怨恨的人都是不对的。我们写下这些句子的时候，"德国周"在鹿特丹拉开了帷幕。电台报道称，虽然大家曾害怕这次盛会因某些圈子中还存在着怨恨情绪而受到干扰，但所幸这只是杞人忧天。这里指的是一些鹿特丹居民既没有忘记，也不会原谅30年前纳粹德国空军曾轰炸过这座城市。然而，这些记忆是不准确的，因为当时鹿特丹的商业得到了蓬勃发展，并逐渐发展成世界上最大的港口。在这个例子中，那些被轰炸之人的利益正好与往日的袭击者相一致，那段记忆因此成为两方的禁忌。

1964年8月的一次民意调查（由法兰克福的迪沃研究所组织）显示，39%的西德人认为不应再进行如奥斯维辛审讯那样的审判了，"因为那么多年过去了，旧事无须重提"。这个建议很有吸引力，因为它表示过去的事已无伤大雅，现在每个人的立场都可以因此更坚定，更乐观：鹿特丹轰炸和奥斯维辛这样的事再也不会发生了。一切都已成为过去。那些持怀疑态度的人神经兮兮的，不过是在酝酿怨恨。

让我们勇敢地拒绝并公然反抗禁忌。抱着怀疑的态度，我们就会认识到重复性强迫在历史上的强大力量。受"不可碰触"这一禁忌所限的人们产生的"怨恨"与德国人民不能理解自己被"优等民族"唤起的情感是对等的。波兰人不愿恢复邦交的原因真的只是怨恨吗？难道德国人就不会为再也不能自称优等民族，再也不能合法地以民族意识为借口去做他们在利迪策和奥斯维辛做过的事而悲哀吗？轰炸鹿特丹或伦敦并没有影响到这些城市居民的自尊，但是波兰人却不能忘记德国人对他们的羞辱。他们的无能感是一种创伤体验。在没有得到满足前，他们仍然感到害怕，但已经"改邪归正"的压迫者似乎很难理解这一点。

文明为个体施加了沉重的克己负担，但弗洛伊德并不确定文明是否真的可以"提升"人性。我们有理由相信，战败、毫无同情心或顾虑的攻击性要求得不到满足，不仅会带给个体短时的震撼，而且会引起个体无意识态度的变化。布拉格医学大会同样以它自己的方式展示了禁忌和怨恨之间的联系。德国军队攻占了布拉格，摧毁了敌人获得自由的愿望。这是成功的，也充满了仇恨，而且在某种程度上显示出带着施虐的快感。战争的失利终结了德方的这种快乐体验。然而，捷克人（最初虽是受害者）最终取得了胜利，他们可以带着清醒的道德意识继续仇恨德方。他们是正义的一方，他们的仇恨是合理的。仇恨似乎是一种恰当的情绪反应。同样，他们要记住这一切很容易，因为这与他们的英雄有关。谁能够抵御回忆起本国历史上的英雄所带来的快乐呢？特别是英雄把羞辱过他们的敌人击倒在地。如今这些访问者到底是谁？他们是否以某种方式卷入过压迫者犯下的恐怖罪行之中？这些并不重要。德国人都是可恨的！仇恨，如我们所说，和旧意象相连。和德国人现在塑造的友好自画像相比，旧意象留下的印记更深刻。我们的一位病人曾在集中营里待过四年，就算现在看到德国警察，他还是会恐惧得发抖。他知道这是没有道理的，但是制服发出的信号曾经太过强大，以致后来的经历无足轻重，根本无法消除这种信号。这位病人并不"怨恨"警察。他可以清楚地区分"余象"和当前的现实。但是，我们必须记住，那些被压迫、被迫害、被赶出家园的人没有办法遗忘，这种无力固着在扑不灭的记忆印迹之中，只要轻轻一碰，警报就会响起。迫害者发现，用军事需要来证明自己行为的合理性要容易得多。但是今天，他们不喜欢人们提及这些行为。当有人向仍在职的国家公诉人提起他曾经宣判过的一起死刑时，这位公诉人这样回答："都是陈谷子烂芝麻的事了，还提它做什么？"那些在德国军队里待了四年的人与处于军权和政治恐怖下的人不同，毕竟一直面对威胁的不是他们。因此，对于压迫者来说，过去不会深深地刻下焦虑信号，他们可以遗忘。

事实上，正如我们前面描述过的那样，他们甚至可以不加哀悼地遗忘，不哀悼希特勒——他们如此深爱过的人；不哀悼他们自己一方的死者（官方的悼念活动只是自欺欺人），不哀悼无辜的受害者。这仅仅是因为他们的人格已经分裂了，与过去和与过去相关的情绪情感隔离。这是否认防御机制的典型例子。它被撤销作用强化，也就是说，在撤销过程中，过去的事并没有发生。这就像快速清除战争中破坏的废墟和德国城市不可思议的重建速度所展示的那样。这里，我们还必须记住，我们几乎意识不到这些机制的运作。到目前为止，大部分德国人的攻击冲动以及将它们付诸行动而随之产生的罪恶感，都被其自我的无意识成分屏蔽了。

在之前的敌人身上找寻怨恨的重要冲动，我们称作无意识的嫉妒。到布拉格的德国访客都无意识地（至少他们不敢公开承认）嫉妒捷克人，因为捷克人仍有蔑视的权利。军队掌权时，他们所属的国家也是这样。对于统治者，他们满怀自豪感，几乎完全不受令人麻痹的道德意识的妨碍。

第一种怨恨可以被描述为前意识的失望。它的首个迹象投射在了他人身上——在我们提到的例子中，投射到了捷克导游身上。从那时开始，投射改变了我们的认知。我们并没有察觉到自己的嫉妒和"坏"的愿望，只注意到了另一个人身上的邪恶特质，比如他不愿意忘记，或他倾向于夸大和接受被歪曲的事件。我们的嫉妒消失在我们对他人的邪恶性的关注中。

芭芭拉·塔奇曼①在《八月炮火》②中指出，"军事需要"这个词在德国人的思想中具有特别的辩护功能。她观察到的这一点再正确不过了。毫无疑问，在布拉格毅然离开巴士的德国访问者会告诉自己，击杀人质这类事都是出于军事需要。1914年，同样出于不可避免的军事需要，德国总参谋部"被迫"向中立的比利时开战，也因此埋下了坚定的反德情绪种子。对公正感和对手的感受的不敏感

---

① 美国著名历史学家。——译注
② 纽约麦克米伦出版社，1962年。

（其实，这位对手与德国有着千丝万缕的联系，因此一战开始时，它接受了同样的公平战斗规则），在那时十分明显。今天，对于受德国压迫之人的受伤情感，他们同样缺乏共情。这一事实支持了一个论点：恐怖事件确实可能在历史中重复，因为出于心理经济学的考虑，人们会通过否认现实和犯下的罪行消除罪恶感。通过把情感从记忆中隔离出去，个体的自尊得到了保护。在读到无法隐藏的犯罪消息时，人们并不会表现出明显的情绪反应。这是一种理性认知，而不是感性认知。

第二种怨恨由投射过程决定。如果有人吵吵闹闹，或重提某些不应再记起的旧事，人们就会说他充满了怨恨。而且，这一坏特性从来都是他人的。对于某人自己而言，铭记是一种美德，比如记住曾经失去领土的国民美德。

我们说过，怨恨不是一个技术术语。它是一个综合性词语。任何一种存在怨恨的情况都需要我们特别仔细地去审视。弗洛伊德出版《大众心理学与自我分析》之后，许多事似乎已不可否认：强烈的、传染性的、一致的情感影响着许多人，这些情感由大量相似的反应模式组成，而这些反应模式来源于发生在每个个体身上的特别过程。传染问题是大众心理（或群体心理）的特殊问题。在集体服从禁忌的事例中，发生在个体心理生活中的事与我们在日常生活的亲密关系中观察到的过程并无二致。让整个文明保持完整的群体反应和意识形态要求，与调节更亲近、更小范围的社会关系一样，都遵循"心理结构"法则。如果用在我们所举的例子中，我们可以说：舆论一致认为，德国是一个经济恢复健康发展的国家，也有强大的盟友，因此，德国人不必容忍一个布拉格导游提及他们曾杀害人质的事。这样一来，现在的德国访客想到过去时也就安心多了。对记忆置若罔闻是我们大家秘密的行为模式，因为我们不想记起我们过去未履行的承诺、自私的疏忽行为、谎言、犯罪、虐待行为等。

关于我们的一切都为道德意识所不耻，但我们的自我会试图保护我们的自尊和自我理想免受这种评判。我们自己或他人眼中的体面不应当背上怀疑的重负。但是这种逃避会麻痹我们有序的心理能力，也就是说，在原始的自我防御发生效力时，批判性修通现实的能力也就丧失了。当幼稚的自我处于困难之中时，它就会求助于这种否认机制（"那不是我！"），求助于"抵消作用"，假装一些事并没有发生（比如把打碎的杯子重新拼起来，放入壁橱中），压抑和颠倒事实（"这不是我的错，是你的！"）。如果我们诉诸这种不成熟的自我防御方法，过去的记忆可能就此淡去，但是对于他人来说，并没有紧迫的原因让它从他人的记忆中消失。

在这里，我们不应忘记这一否认机制的不好的一面。绝大多数德国人都宣称自己"不曾卷入"。如果上述保护自尊的方法被采用，引起这些恐怖行为——对于德国人来说，这些恐怖行为已经消失了——的心理状况将保持不变。痛苦的经历和罪恶感并没有让自我变得成熟，它们也不能在罪恶的压力下调动起个体的批判性思考能力，忍受对自己行为的失望等。相反，自我能量会浪费在回避压抑内容之上。个体利用失忆保护自己，失去了自由面对过去的能力。

调查历史的工作交给了专家，具体来说是历史学家、检察官、法官。他们承担了这项工作。以他们为代表来处理过去，也是一种防御。他们调查的结果在心理上保留了一种有效的隔离状态。

禁忌、怨恨和惰性的总体效应可以归纳如下：当禁忌操纵着一个社会的主要政治任务和社会任务时，这个社会必定落后；这一点出现的速度越快，禁忌保护的结构对政治、经济和心理过程的影响就越大。禁忌操纵的思维与发展机会（比如从技术发现或新财产分配方案中得到的发展机会）之间存在鸿沟。资本主义社会否定共产主义意识形态。共产主义意识形态与一个主要禁忌，即生产方式的私人所有制，存在冲突。它仍不能被谈起，但以实效为导向的国家不同于被禁忌束缚的国家。前者注意到了新苏联的存在，并开始以各种方法与之达成妥协（更不用说贸易方面了），而后者仍固着于即将到来的"审判日"禁忌，也就是说，他们寄希望于惩罚随着对暴行的愤怒自动出现。这会阻碍他们去适应与禁忌相冲突的新现实。相反，只有当人们在战争中寻求暴力解决问题时，张力才会增加，怨恨才会加剧。

每一种传统中都渗透着禁忌，但是它们的破坏性影响各有不同，因为受仪式化制约的并不只有攻击冲动。观察禁忌同样能在一定程度上满足力比多期望。它混合了攻击因素和力比多因素。这种混合决定了群体的一般情感状态，因为每个群体具备的能力各不相同。

大多数人都意识不到禁忌（以及它们引发的怨恨）的影响，所以在很长一段历史时期内，它们的力量被完整地保存了下来。因此，没有以前的发展背景，德国法西斯时期是难以想象的。认为第三帝国结束的同时，所有刻板观点（在禁忌的帮助下制定的）以及随之生效的价值判断也消失的观点是不现实的。人们有时用"1945年是一个新起点"这句话来说明内心的解放，但这之中常常带有一丝怨恨。无论如何（不管是单纯地使用这句话，还是在罪恶感的压力之下用到它），它都支撑着个体对自信的幼稚防御，即认为新国家的成立等同于新心理状态的开始。我们完全可以理解个体渴望作为"一个新人"开始新生活，摆脱"第三帝国"时期发生的一切——个体参与的事，或者为了明哲保身而置之不理的事。我们认为，正因如此，许多德国人并没有生活在一个延续的现实中，也没有保留他们的身份。那么，在所谓的"正常心理"框架中究竟发生了什么呢？一个60岁的德国人，他会经历四次政治权力关系的变化。第一次变化是从封建贵族帝国到魏玛民主共和国，第二次变化是从魏玛共和国到纳粹时期。（很巧的是，从国内政治的观点来说，后者只可以被描述为恐怖系统。在1938年或1940年，你必须在德国买一根面包以证明这个民族不受异己政治或意识形态上的独裁统治。）后来，在外国的帮助下，个体从元首的独裁统治里又回到了民主主义中。这是第三次变化。但是，完成这一历程的，仅仅只是这个国家的一部分（西德）。它的另一部分（东德），虽经历了同样的事情，却不得不去适应一种在政治上与意识形态上都与自身不同的规则。

政府的这些延续制度必定受到经济危机和技术工业发展的影响。没有人会否认1914年之前工业竞争对于德意志帝国败落的重要意义，也没有人会否定20世纪30年代初世界经济危机对魏玛政府瓦解以及技术专制国家崛起的重要性。但是在这里找寻单一的解释只会显得我们过于片面，就像在医学上，人们不会只把疾病归咎于器质过程，而不考虑心理因素。实际上，心理因素，从很大程度上说，控制着器官的活动。自文艺复兴时期开始，欧洲就一直处于发展之中，伟大的科学发明也是一个接一个，但为什么人类不急于去认识自己，以致人类现在还在用尖端的技术去践行非人道的行为？在试图理解这些问题时，我们的认识明显存在巨大的缺口。

对每个德国人来说，适应政治生活中的这种剧烈变化必将产生巨大的压力。然而，德国人的特殊性格结构在这些巨变中扮演着一个决定性角色。若非如此，魏玛共和国就不会发生作用，而且数百万沉迷于强大解救者这一抑郁幻想的人也不会那么容易就成为政治冒险的猎物。虽然这种性格特质在30年前导致了纳粹国家的诞生，并使他们无力摆脱被他们通过内战扶上台的统治者，但他们还是保留了这种性格特质。此外，他们宁愿臣服于希特勒的疯狂，也不愿去思考这种性格特质。因此，他们需要史上最大的灾难来获得"解救"。毫无疑问，德国人带着他们在历史中形成的性格进入了新国家。在东德这个僵化的专制主义披上新政治外衣的地方，情况也是如此。

倒退、贫瘠和缺乏表现集体情绪的活力，与神经症一起，再一次呈现出来。患有神经症的病人也会出现倒退的情况。患有心理疾病——无论是恐惧症、强迫症，还是性倒错——的病人的发展都停止了。病人的病情越严重，他就越需要用更多的心理能量——他的注意力、他的智力流动、他的想象力——来回避那些没有被控制的东西。防止"被压抑内容反弹"成了他全力以赴的任务。我们可以说，精神疾病让病人处于幼稚水平，至少他的部分人格如此。因此，精神疾病会导致僵化反应和退行。如果冲突或创伤没有得到适当的修通，而集体的精神状况又以此为基础，那么集体精神也会出现这样的问题。因为创伤带来的痛苦太大，所以集体并不会去处理它，同时还会将它变成禁忌。只要症状（在这个例子中，是抑制思想）得不到控制，人们就无法理解现实中的变化，无法获得新的自我理解（self-understanding）。人处于婴儿阶段时，做任何事情都是凭借本能，因此不能在那个领域（它可能被描述为拥有创造自由的领域）自己做决定。只要想想这种情况，一切也就更形象了。臣服于此的个体或群体仍然固着于用特定的防御模式来对抗无意识动机倾向。虽然病态行为的长期重复不能解决问题，却有助于控制冲突。压抑冲突的技术战胜了修通它的意愿，但是后者却是成人需要完成的任务。

只要个体学会在一定程度上放弃快乐原则（强烈希望在群体情感中寻求庇护就是快乐原则的一个例子），能够区分痴心妄想和可实现的愿望，他就可以正确、无偏私地评估现实。如果某些人坚持完成他的愿望——像德国人一样，花了四分之一个世纪的时间，想要恢复1937年的边界线——并期望对方不要阻拦，他就会一无所成。他们的怨恨情绪将得到进一步的滋养，有意识寻求的和解也不能达成。从个体到整个民族，无法进行富有成效的妥协表明了对禁忌以及来源于这些禁忌的偏见的无意识固着。

前因后果之间的联系，虽然我们在概要描述中已经说得非常清楚，但它绝不可能与在现实生活中一样清楚。症状（即集体提出的愚蠢要求）代替了记忆和对真实情况的洞察力。我们需要找到方法解决没有解决的冲突。此外，由于这很难做到，因此我们需要一种替代满足。在这一过程中，病态症状有其位置。最终结果是，批判性自我被迫服从禁忌的力量和怨恨情绪，不带偏见的注意力和智力的灵活性也在对抗这些本能意愿中受损，因为本能意愿不能在"未得到控制的过去中"安静下来。

但是只要我们慎重行事，我们就可以把描述过的困境——导致心理-社会保守主义的"讨厌事情"——从个体转移到群体，甚至转移到国家这种分化极大的群体。经常出现的行为可以被看作典型行为。德国的大多数个体实际上都具有相似的经历、相似的道德意识冲突。首先，他们都卷入了那时的"国家复兴"中，其次，他们没有阻挠纳粹对少数人的迫害，成功地装聋作哑。后来，他们的城市被摧毁，军队被打败，同胞死伤无数，他们又摆出一副只是被动服从其统治者的姿态。对于不少人来说，无所不能的幻梦得到了纳粹意识形态的支持。这一幻梦不可动摇，于是他们只有一直不断地否认现实，直到最后一分钟。这些事件一定在每个个体的同一性中留下了烙印——当然，视他的性格结构而定。我们常常听到这样的论点：人与人之间差异甚大，所以就算是面对巨大的社会压力，他们的反应也会大不相同。但这种观点似乎在这里并不适用。人们对纳粹统治的反应没有多大差别。事实上，面对纳粹政权中出现的新情况，人们只出现了三种反应模式：（1）政治冷漠，表现为这一反应模式的人并不多，他们采取既不积极抵制，又不积极支持的态度；
（2）信任，很长一段时间，多数人都表现为这种反应模式；（3）
不信任，在整个第三帝国时期，这样的人屈指可数，并且他们在政
治上一直也不起什么作用。因此，反应并非多种多样。我们知道，
抚养子女的方法（也就是说教育方式）在德国相对同质，而且各个
阶层的人在抚养过程中都坚持盲目地服从，所以共同的、预先成形
的、非常有效的社会适应模式也在意料之中。换句话说，试图去控
制那些在纳粹期间长大、经历过那段时期的典型个体，并使他们适
应新的联邦共和国政权，也不是不现实的事。

目前来看，这一"类型"的人把联邦共和国的命运掌握在自己
手中。他们养育了现在20—30岁的人。他们自己的内心分裂严重，
因此他们必定会在他们的下一代身上留下明显的痕迹。在获得自己
的同一性之前，我们所有人都曾认同长辈，他们扮演着父母或老师
的角色，是我们的"榜样"。

因此，假设年轻人可以轻易地抛开过去的束缚，抛开被奉为神
明的传统和偏见，是不切实际的。他可能更改行为模式传统。那是
他的机会，但也仅此而已。变更的可能性存在于一个事实之中，那
就是对于新一代人而言，防御罪恶感的需要并不那么直接和迫切。
对过去受制于禁忌的情况的判断，因此可以稍微地摆脱情感。批判
地思考被禁的历史使得个体现在可以更灵活地做出决定。如果个体
能够抵御无意识动机的固定性，那么在社会将其价值观传递给下一
代的领域中就会出现新的曙光。确实，德国人面临着抗拒光明的罪
恶感。但是这也不能阻止他们。寻找过去的真相是他们摆脱强迫性

重复的第一步。这种强迫造就了历史——骇人听闻的历史。如果我们德国人关心孩子以及后辈的生活，那么我们就不应该再接受那种旧观点，即认为罪恶感永存是"命中注定"的。

论偏见心理

偏见是一种令人吃惊的现象。固守偏见之人常常生活得很舒服，因为他们不会费神去理解任何事。但是当我们遇到试图把偏见传递给我们的人，而我们又不赞同他时，事情可能会变得很无望。人们很难驳倒一种强迫观念。这种心理僵化不可避免地引发了我们的好奇心。这些不可动摇的信念——融合了想象与现实的碎片——是怎样产生的呢？

说到偏见，最重要的一点是人们不能平和地持有它们。它们总是和情绪情感搅在一起，并且是非常激烈的情绪情感。我们认识某人，但不太熟。接着我们看重的人说了一些贬损他的话，于是我们也开始相信那个人是自私的、虚荣的、不诚实的，总之他身上有这样或那样的毛病。虽然我们并不了解他，但我们新近产生的偏见还是很有说服力。这样的偏见一旦形成，无论对方做什么，我们都会认为他是错的。我们可以再举一个例子。在一次展览会上，我们看到了一些画。它们属于一种新的画风，我们并不熟悉。于是，我们很快做出决定，它们出自拙劣画家之手，就好像我们有权这样做一样。同样，我们也会把不熟悉其调式的音乐描述为"刺耳的"。因此，我们内心中总是准备好去发动突然袭击，去谴责（同样可能会去理想化），同时确保我们自己受到普遍共识的保护。感到比这种可怜的竞争者、这类笨人高出一等（或者在追随者中显现出自己的杰出人格）十分令人满意。偏见所提供的经历的特点很难描述，然而我们都很了解它。如偏见所呈现的那样来体验现实显然符合内心的迫切需要。我们毫不怀疑，我们被卷入了印象创造中。我们以为自己是完全客观的，但是我们的批判能力已经屈服于危险但又具有说服力的假象。这种假象是偏见的产物。我们不再小心谨慎，我们不再不轻信，我们已被哄入梦乡，好像被麻醉了一样。许多偏见都会陪伴我们一生，我们不能超脱它们，更不用说去更正它们了。

从现象学角度看，偏见最显著的地方在于其僵化和不适当的特性，其次是其卷入我们情感生活的程度。用动力学方法来研究现象学，找出混合了真相与幻想的东西的经济学目的，是有价值的。如果我们能从不断形成的观点中分离出真正的偏见，那么我们将能够更加明白这种心理现象的独特性质。

戈登·奥尔波特①非常精确地阐述道："如果暴露在新认识前的预先判断不可逆，这些预先判断就会变成偏见。"②在《论偏见》一文中，马克斯·霍克海默③引用了特奥多尔·蒙森④的话。在

---

① 1897—1967年，美国著名心理学家，特质理论的创始人。——译注
② 戈登·奥尔波特，《偏见的本质》，雷丁爱迪生-威斯利出版社，1954年，第9页。
③ 1895—1973年，德国社会哲学家，法兰克福学派创始人。——译注
④ 1817—1903年，德国古典学者，法学家，历史学家，政治家。——译注

这里，我们也想引用这段话，因为它指出虽然许多人确信偏见的现实性，但它过去是骗人的，现在仍然是骗人的。这段话如下：

如果你认为所有事都有道理可讲，那么你就错了。在过去的日子里，我自己就相信这一点，而且一直认为反犹太主义是巨大的耻辱，对它提出抗议。但是这是无用的，完全无用。无论我或其他人能提出多少逻辑观点和伦理观点，反犹太主义者都听不进去。他们只听到自己的仇恨和嫉妒之声，他们的低等本能。其他一切对他们来说都无价值可言。他们无视道理、公正和道德。他们不可能受到影响……这是一种可怕的传染病，像霍乱一样——既无法解释，又不能治愈。我们必须耐心等待，直到毒害自行消失，失去其毒性。

霍克海默对霍乱的判断是一个预先判断。同时，我们发现了其原因以及怎样与之战斗。现在，我们不得不选取另一个例子来陈述某些偏见在某些历史时刻令人费解的传染性。

没有人会觉得修正一个暂时观点是难事。当我们学会解释，治愈的可能性就提高了。科学进步，总的来说，并没有制造我们在其中可以用幻梦替代现实的冲突。我们很高兴已经控制了霍乱。但是在真正充满"信仰"和"感情"的偏见——如种族偏见——面前，我们仍处于一个十分不同却又相当无助的位置。在这里，我们自己与歪曲我们观点的人之间存在明显的冲突，并且可悲的是，我们显然既需要冲突，又需要虚假的现实。比如，如果我们是反犹太主义者，有人指出我们的错误，我们会很不高兴。偏见的奴隶，当他的确定性被动摇时，他会感到不快乐，情绪恶劣。他会避免这种情况的出现。

因此，在整个历史过程中，偏见是最持久的现象之一，这一点也就不难理解了。在一些情况下，它们甚至比社会结构还持久。社会结构也许一个接一个，但是那些生活在它们之下的人的偏见并不需要随之改变。关于某个民族、种族、宗教的刻板偏见特别顽固，特别是当它们有助于隐藏罪恶感时。黑人是人类中的"异类"（他们智力低下，不可信赖，因此从各方面说，他们比我们更具混乱的生物本能性），这一点变得越来越可信，因为我们自己的行为（把他们限制在贫民区，虐待他们，剥夺他们平等受教育的机会，等等）进一步促成了他们的社会"差异"，但这与实际的类型分化并不相同。

让我们回顾一下另一种偏见：某些社会特权与生俱来，是"上帝的恩典"，它们的权威几个世纪以来一直无可争议。相反，这里也存在社会地位低下的人，比如奴隶。几百年来，他们从来不曾想过去质疑自己在社会中的位置。只要他们还是奴隶，他们就完全受控于"天赐的"自然等级秩序偏见。他们没有能力认识到，这个秩序原则本身就是偏见创造的。双方都把社会世界看作理所当然的事，这也是他们对于自然世界的看法。在社会中，权力的现有分配方式看起来天经地义，符合上帝的意愿。

我们需要与情感拉开一些距离，因为情感使得偏见内容对我们来说珍贵又重要。我们不得不退后一步，仔细地想一想这些情感。只有这样，我们才可能发现偏见后面隐藏的现实。如果想要与人分享，我们必须弄清楚社会中鼓励逃避现实的情况。

偏见能防御不为人喜的见解。从某种程度上说，我们都会屈服于其诱惑力。有趣的问题是，它们是怎样产生的。如今，就像对霍乱一样，我们对有助于战胜它们的情况已经有了更多了解。

正如蒙森所指，无明是偏见的特点，常常也是通往理解的绝对障碍。近来，许多观察者也都注意到了这一点。在这种联系中，我们应当回顾一本几近被忘却的书，勒庞的《政治心理学》。勒庞区分了本能逻辑和推理逻辑（与蒙森的观点完全一致），他说道："试图用理性逻辑来解释源于本能逻辑的内容，意味着我们并没有从历史中学到任何东西。"然而，勒庞（像所有把希望押在理性上的作者一样）无法放弃在理性逻辑的帮助下探寻本能逻辑的尝试，因为这是我们唯一可能用来揭示偏见真面目的方法。

于是，下一步就是试着理解偏见是怎样形成的。但是在这里，我们必须限制我们的题目，因为我们现在还不能应对所有复杂的社会影响。这些社会影响组成了繁杂的现实，也正是偏见要逃避和摆脱的东西。在本书中，我们只需要研究涉及偏见来源和存在的心理过程。

对于涉及的社会因素，我们只会提到一点：人类剥削主要通过偏见这种方法实现。它发端于儿童教育这种社会不平等的典型情况。通过教育，以各种方式互相联系的特定偏见被传输，年轻人被塑造成了其社会角色需要的模式。采纳这些偏见是年轻人适应社会中的重要一步，与此同时，现有的规则体系也得到了巩固。"剥削"——这一词经过精挑细选，用来描述发生的事——意指强者在弱者身上行使权力，而弱者不能质疑强者的统治权力。"加尔文①教徒享有神的恩典"或"犹太人低人一等"这些观点，必须像直接从个人经验中得到的知识那样运作。这就是偏见让世界看起来的样子。否则，它就是难以想象的。

我们因此隔离了偏见的一个重要特点。它看似不证自明，减弱或威胁着我们的批判性智力。在接受和采纳偏见所决定的态度时，我们内心建立了一种僵化的系统——一般来说，我们根本意识不到这一点。在这种联系中，我们很少去思考小而私人的偏见，虽然它们很容易演变为妄想。相反，我们会去想那些典型的社会偏见和群体偏见，因为它们可以决定我们的性格方面，有时候是重要的性格方面。我们屈服于一种障碍，思想被麻痹。我们不能客观地思考和评估那些复杂的现实，因为它们已经被偏见所占据。相反，那一部分世界为我们赢得了深信不疑的特性。我们从不去质疑显而易见的事。怀疑甚至不会进入我们的大脑。

就个体生活其中的社会权威结构以及就个体的心理权威结构而言，问题可能在于它们会形成一个开放系统还是一个封闭系统。盛行于外部世界的权力关系是什么？个体能够在多大程度上通过自身的努力找到其在社会中的位置，或者这个位置在多大程度上取决于代表着偏见系统的地位、等级或种姓规则？唯一可以捍卫持久地位体系的办法就是主张它们所授予的特权是上帝喜闻乐见的，或者指出所有"正派人士"都是这样行事。确实，这种观点的逻辑性欠

---

① 基督教新教的三个原始宗派之一。——译注

佳，但是我们可以说它被赋予了形而上学意义上的高贵性。从内在精神性上说，事情并没有区别。这里的问题是：我们从多大程度上陷入了现成反应的"封闭"系统中，确定了错误的认知？这也许就是偏见的定义。认知错误不能得到纠正，因为内化的群体"恐惧"（我们每个人都不敢越雷池一步，只能这样思考）消除了自我的批判能力。但是如果我们的自我失去了所有建设性反抗，失去了它在面对客体时独立思考的能力，它就会被奴役，成为偏见的奴隶。

但是我们的自我不仅会臣服于这种内在精神独裁统治（这种独裁由我们自己的内在心理需要建立），还会把独裁者看作自己的理想，并且认同他。弗洛伊德在《群体心理和自我分析》①一书中也提到过这一点。当人们由于认同爱戴的领袖而接纳偏见时，这些偏见总能获得一种特殊的力量——它能有效地麻痹自我，就像箭毒、马钱子可以麻痹肌肉系统一样。按照领袖的意愿（也按照偏见）行动，我就会获得特别的价值，因为我变得像这位领袖了。快乐地将自己束缚在这一服从领袖的儿童角色上，是希特勒统治下常常看到的现象。在这种快乐情绪的背后，是面对至高无上的上帝—父亲—领袖—客体时产生的焦虑。这种焦虑也会驱使我们去盲从偏见，因为它具有保护作用。

弗洛伊德的《目前对战争和死亡的看法》一文，我们已经引用

---

① 西格蒙德·弗洛伊德，《群体心理和自我分析》，《弗洛伊德全集》（标准版），第18卷。另见安娜·弗洛伊德，《自我防御机制》，纽约国际大学出版社，1937年。在这本书中，安娜·弗洛伊德处理了认同侵略者的相关主题。

多次。在这篇文章中，他写道："很长一段时间以来，研究人性的学者和哲学家早就教导我们，我们不应把智力看作一种独立力量，而忽视对感情的依赖。他们告诉我们，只有摆脱强烈情感冲动的影响，智力才能可靠地发挥作用。否则，它只是愿望的工具，传达意志的旨意。因此，在他们看来，逻辑观点无力对抗情感利益，道理再多——用法斯塔夫①的话说，'多得像黑莓，遍地都是'，在利益社会中，也是徒然。"②简言之，这就是我们一直试图解释的内容。当智力判断与情感发生冲突时，逻辑思考绝对靠不住。不妨回忆一下，在我们的主观体验中，情感代表着本能愿望。当我们处于攻击性情感的影响下，当某种特殊的本能愿望出现时，比如攻击愿望、毁灭愿望或保命愿望，我们常常会忽视自己正面临的危险。为了得到释放张力的满足感，本能需要会命令智力得出它想要的结论。用精神分析的术语说，智力屈从于（无意识的）本能欲望，这种屈服就是"合理化"。智力，如弗洛伊德所说，变成了一种工具，"为愿望服务"，也就是说，为本能欲望服务，给出满足这些欲望的答案。因此，提供伪合理道理的准官方声明是为了满足自我的利益。它们并不是为了揭示真正的动机，而是旨在隐藏它。但是影响我们行为的其实就是这些动机。这种合理化与偏见十分相似。这两个过程——合理化以及作为其固定形式的偏见——互为补充，否认不愉快的外部现实，制造本能满足。

---

① 莎士比亚戏剧中的一个人物。——译注
② 西格蒙德·弗洛伊德，《目前对战争和死亡的看法》，《弗洛伊德全集》（标准版），第14卷，第287页。

因此，偏见与无意识心理过程的关系比与意识过程更紧密。假设我们遇到一位熟人X先生，他告诉我们，虽然Y先生看起来还不错，但他知道Y先生是个坏人，是无耻的阴谋者。我们不能马上判断这是事实还是X先生的错觉。因此，假设我们调查下去，发现X先生总喜欢不切实际地夸大事实，到再次相遇时，我们慢慢地让他注意到了这种情况，最后，他也许会承认自己小题大做。只要心里有压力，想找一名受害者时，他就会这样做。但是如果我们的熟人正身患被迫害妄想症（虽然没有迹象，但这一点在我们第一次谈话的描述中就初现端倪了），情况就会有所不同。在听到我们叫他不要夸大事实后，我们会注意到他变得很安静。他会不带感情地说一些话，好像是赞同我们。但是离开之后，他会感到自己不但受到Y先生的迫害，也受到我们的迫害。因此，他不但不会改变自己的观点，还会跟随内心的强迫感，把我们也纳入日益加剧的妄想和偏见中。这种内心的无意识强迫是偏见和妄想的共同特征，将两者在性质上联系了起来。自我的批判能力持续下降，从容易纠正的预先判断演化成固着的妄想性偏见。其确定性不断增长，最后坚如磐石。无意识动机也必将相应加剧。他必须不惜一切，避开痛苦或令人蒙羞的现实。偏见通过对抗现实提供保护。内在驱力冲突，或者驱力决定的愿望和超我之间的冲突，变成了外来的痛苦。这样一来，偏见就提供了一种看似简单的冲突处理方法。它们与我们在神经症和妄想中看到的防御机制相关。偏见越是顽固，自我就越不能介入。但是这里描述的只是心理病态的情况，是一种心理疾病症状。

至于说到这种不可动摇偏见的传播，其散布的方式（特别是在政治领域中）依赖于一个事实：我们每个人都可以做出妄想反应，这种潜在妄想反应的核心可以独立地存在于我们心中很长时间。随着令人兴奋的政治发展，它们可以被点燃，得到滋养和培育。它们随后可能会像传染病一样传播开去，直到最后，也就是在个体犯下恐怖行为、满足妄想之后，才再一次进入休眠状态。投注在偏见之上的驱力能量随之退去。煽动者的天赋在于他能够复活和重新激化性力投注——服务于他自己的本能愿望。与传染病一样，影响所有人的意识的偏见会逐渐消失，只留下盛行后的痕迹，比如不信任。这种不信任会永远伴随着失望的人，因为他被困在了对现实的错误评估中。我们都会产生偏见，也许针对我们的邻居，因为我们由于这样或那样的原因在无意识中对他们产生了嫉妒。许多偏见虽然微小，但绝不是无害的。这些偏见会让我们产生偏执的妄想投射，而且它们似乎是人类心理中固有的部分（不妨想想流言蜚语）。有人生活的地方，就会有流言。我们无法逃避制造和传播流言的需要。它们是微不足道的偏见，我们为它们招揽拥趸（这就是流言）。虽然我们可以用它们来伤害别人，但它们并不能推动暂时无法抗拒的政治毁灭力量，而且它们也不是历史大灾难的能量之源。

没有人能对偏见免疫。对偏见的易感性使社会生活难上加难。但是我们必须学会与之共存。如果它没有爆发，变成危险又不可驯服的攻击行为，而只是一种相对无害的潜势，我们大可不必思量。

这是怎样发生的呢？这些性力集中的妄想又是怎样出现在我们每个人心中的呢？"每个人"这一说法并不夸张：思考偏见时无视

自己易感性的人，没有遇到类似内心桎梏一样的偏见的人，将不会从这些思考中获益。

从偏见的广泛扩散中得出结论，认为它来源于人类心理结构的特殊性，并不能让我们走得更远。毫无疑问，偏见的确可以帮助我们应对痛苦经历。但是某些时候，我们每个人都必须在脑海中"召唤"出本能欲望和社会排斥或谴责之间的冲突，以便通过诉诸偏见，释放能力。偏见的运用——我们再次重申这一动力学描述——让我们从痛苦的现实中解脱。这一现实的决定性部分由本能愿望——为了阻止它们，人们设立了社会禁令——构成。但是这种解脱付出的代价是惨重的。现实被歪曲了（比如，个体把与自我理想不可调和的特质投射到别人身上），然后，这种歪曲被毫不费力地保留了下来。在经历这一切之后，我们可以很好地鉴别内在冲突的程度。面对这些内在冲突，历史学家海因里希·冯·特来切克曾控诉："……今天，大家众口一词：犹太人是我们的灾难。"这一荒唐的断言最终竟成为全民信仰。大家都一致同意这一看法。在意识层面，人们把这称作德国的"觉醒"。事实上，这种"觉醒"涉及"入睡"，也就是说，集体对投射过程的巩固。德国人的特点被投射在外部群体——犹太人之上，他们通过偏见的哈哈镜来看待犹太人。"觉醒吧，德国！"这一口号便是偏见证伪现实的例证。偏见在个体身上引发了共鸣，而这种共鸣又巩固了个体对事实的歪曲。他的眼中再也没有公平可言。他先前不曾看到的——当然并不存在——只是集体自欺欺人的产物。

"文明将难以忍受的压力强加于我们之上，它需要得到纠正。"①弗洛伊德想象我们的洞察力可能会触及我们社会中的焦虑唤起过程。那可能是一种进步的解决方法。偏见形成正好相反。它通过否认现实或根据某人的意愿歪曲现实而让个体得到解脱。然而，人们必须承认，偏见缓解了文明中"难以忍受的压力"，是受人欢迎的。社会规范和价值观的强迫性越强，个体的自我就越难以控制自己的无意识愿望。于是，个体就会趋向于否认现实、压制和投射——把它们作为集体适应最有效的防御机制。

儿童教育没有统一的体系，也不存在"最好"一说。相反，人们采取的方式多种多样，而且都被寄予厚望。人们放弃了许多事，也做出了很多改变，但是"最终产品"仍然是"正常"个体，也就是能适应所属特殊群体的个体。人类社会的变迁表明，人不仅是"创造的杰作"，而且——我们很少提及这一点——就其社会生活形式而言，是一种特别弱小的生物。我们不能确定人类能否代表进化当中最大的畸变——他们竟会追求自身的灭亡，无论如何，他们有能力让这样的事情发生。相对而言，人类较少地受控于支配其社会行为的固定基因模式。动物，虽然具有许多不同的能力，也能学习许多事，但就其社会行为而言，它们能够学到的非常有限。它们的社会行为法则受制于基因，每一个成员都必须遵循这些法则，这一点无可避免，就像其血液循环必须遵循特定的身体原则和生理法则一样。比如，在求偶和交配行为中，它们没有选择。这些过程完

---

① 西格蒙德·弗洛伊德，《非专业精神分析问题》，《弗洛伊德全集》（标准版），第20卷，第249页。

全是仪式性的。这一原理适用于整个动物王国的社会生活。因此，每个物种处理群体内冲突的方式都严谨有序，面对敌人或猎物采取的行为也是如此。只有极少数物种不会限制其成员肆无忌惮地攻击物种内的其他成员。相反，谦卑或屈从的姿态，或逃跑反应，会防止物种内部成员间的相互灭杀。[①]

但人类的情况并非如此。他们没有获得先天的、完全确定的抑制作用来压抑对同胞的杀戮。这只是一种道德要求。当集体处于高度激越的状态时，和平时期的灭杀抑制解除了。有意识的批判性自我几乎不能接近偏见系统，也不能靠近导致偏见的投射。于是，偏见让情况变得"事出无奈"，人们的杀戮只是迫不得已（恐惧和理智告诉我们，这都是为了自保）。

在这里，我们触及一种情况，它对我们消除抑制作用很重要。事实上，（在缺乏基因固定的行为模式的情况下）如果不压抑单个成员的驱力冲动，人类社会根本无法存活下来。人类必须建立一种类似动物社会的确保基因延续的行为模式。因此，所有社会都试图通过教育来"仪式化"某些行为模式。从很大程度上来看，这种教育就是在印刻这些仪式，使之成为一种条件反射，以便在面对本能欲望或与同类发生冲突时，个体能够以特定的方式行动。这些仪式因此是针对这一群体（或阶层）的。人们必须去学习它们，费力地学习，因为它们可以压抑一些驱力。对人类而言，某些驱力需求一直没有被社会化，没有被纳入自动化的日常行为。这代表着驱力过

---

① 康拉德·劳伦兹，《论侵略》，纽约哈考特出版社，1963年。

剩，它们没有被社会价值标准所吸纳，仍然保持在（迫切需要得到即时满足的无意识"初级心理过程"①的）前社会阶段。换句话说，一个事实导致了这一驱力过剩的状况，那就是驱力引发许多冲动和需要，但在社会框架之内，我们并没有满足它们——事实上，因为必须考虑其他人，我们甚至不允许自己去感受或识别它们。同样，考虑他人这一点会也迫使我们去适应最荒谬、最违背心意的群体生命形式，极端地否认本能。从生物本性上说，驱力应该得到自然满足，但集体仪式有时会抑制所有残余的驱力满足。在前社会阶段残留的驱力便会不断积累。因此，当一个群体固着于高度禁欲的理想时，我们观察到暴力的攻击性倾向也会同时增加。随后，这种倾向将被投射在外部或内在敌人身上。当强加给敌人的偏见给他自己带来危险时，他就会体验到自己的攻击性，并把自己所采取的行为看作合理的自我防御。当双方的攻击驱力都出现过剩并且投射和偏见相互支持时，个体就会陷入极度的"情感混乱"中。

慢慢地，世界变得更加一致。我们仍然可以观察到，在世界的各个地方，人们的行为规范差别甚大。对一个群体有效的特殊模式会被这个群体看作唯一有效的模式。比如，"祖鲁"一词意指"人"，所有"非祖鲁"都不是人。②显然，一个群体与其他群体的分化过程是把群体团结成一个社会的仪式化过程。因此，面对

---

① 西格蒙德·弗洛伊德，《梦的解析》，《弗洛伊德全集》（标准版），第4卷，第601页。

② 亚历山大·米切利希，《没有父亲的社会》，纽约哈考特出版社，1969年，第9页。

"非祖鲁", "祖鲁"被调动起的不是友好行为, 而是敌对行为, 就好像这种行为是固有的本性, 由基因固定下来。这是一个恶性循环, 在人类历史上已存在了几个世纪, 直至今天。

这些过程对于社会关系的稳定至关重要。个体的驱力需求越是被压抑、被抑制, 社会就越仪式化, 其等级组织就越严格, 其结构就越受严格和不容置疑的权威控制, 它的驱力过剩水平就越高。这个社会很大比例的驱力能量就不能被有效地纳入社会交流的快乐体验中。个体受到盛行的集体行为规范的约束, 以便唤起他们心中抵御这些驱力需求的防御, 并通过仪式化, 把这些防御转化为反向形成。人们因此生活在强烈的内部压力之中。于是, 人们需要巧妙地将这种强烈的内部压力向外转移。因此, 社会需要发现存在于群体之外的仇恨对象。反社会的（或者更确切地说, 前社会的）驱力决定行为——自私的、带有攻击性的、与性有关的行为——可以不与道德意识发生冲突而被保留下来。这一过程被称作投射。当人们把所有"邪恶"都推给替罪羊, 而且只能在他身上看到这些"邪恶"时, 投射就产生了。

投射会导致非常严重的后果。首先, 人们倾向于抵制前社会的攻击性驱力过剩的作用, 把它转移到本群体之外的对象上。其次, 因为人们对这个对象持贬低态度, 所以在其受虐待、被剥削、遭杀害时, 他们不会产生道德冲突。这时候, 我们会想到中世纪对异教徒的迫害以及焚烧女巫的行为。此外, 殖民统治者对"土著人"的态度、俾斯麦当政时工厂主对工人的态度、中产阶级家庭中盛行的"女仆"刻板画面以及许多诸如此类的当代现象也会浮现在我们的脑海中。

当然，所有"祖鲁人"都会在很大程度上抑制杀死群体内成员的冲动。抢劫、强奸或杀死同胞（我们自己社会中的成员），会使得个体产生激烈的道德意识冲突。但是如果大家普遍认为仇恨对象在道德上并无价值，如果大家都认为他是异类，令人讨厌、毫无人性，那么在这种思想影响下长大的人就会更容易践行这种指定的投射过程。

基督教文化中对卖淫的态度就是个体被投射持久贬低的例子。相关人士（像少数派一样，他们不得不生活在充满敌意的多数人中）不可避免地要去适应其攻击者的幻梦。适应过程是一个非常复杂的过程。统治阶级对压迫者妄下断言，把道德败坏强加于后者之上，并因此谴责他们。这些人虽然因此失去了地位，但他们不会丧失对自由的向往。因此，他们被困在欺骗的幻觉中，这种幻觉会让他们把压迫者的理想看作自己的。这使得他们会像自己的主人一样批评和谴责自己。

受"英雄"规则支配，把攻击倾向转移到异质群体成员身上，必定涉及敌人的肆意诋毁。这种战斗变成了力比多投注的仪式——去观察双方敬奉的内容。欧洲人入侵之前的北美印第安人历史就显示了这种"对抗一切"斗争的仪式是如何占据近乎全部文化生产力的。

在创造和设立偏见时，主要的心理动力学过程是贬低外人，使自我理想化（self-idealization）成为可能。如此一来，压迫者和受压迫者的距离变大了。这种距离越大，在仇恨对象——根据游戏规则——因为群体内成员的行为而受到无礼对待时，道德意识的介入程度就会越低。

在动物王国里，调动某种群体特有的先天行为模式不仅需要内在的本能张力，而且需要外部世界的"信号"，表明"猎物"或"对手"的属性，等等。对于人类个体而言，某种相似的信号由外部世界的对象——一直带有某种偏见——提供。这个对象调动了习惯于为现存权力关系服务的不道德行为模式。通过这种集体偏见，人们常常可以得到高度的群体一致性。

这些偏见还有另一个政治作用：让人们在群体内感到安全。如果不能分享他人的妄想，我们就会变成异类，那么我们自己就会有危险，就会成为他人仇恨的对象。他人的投射同样可以使我们变成异己。警惕这些危险会导致群体内偏见的进一步僵化。西格蒙德·弗洛伊德这位无意识心理过程的发现者就曾这样遭到同时代人的误解。

让我们回顾一下适应社会标准的动力学因素。人们总是或多或少地保留着过剩的前社会驱力，但无论是在社会里，还是在个体的个人结构中，这种驱力都找不到出路。相反，人们必须压抑它，不让它表现出来。这些没有得到满足的驱力只有表现为心理病态现象（如病态地强制投射仇恨或用其对抗自我）才能得到满足。根据这个观点，我们必须把偏见看作一种病症来评估。来自偏见的观点不是控制真实冲突的产物，而是无意识歪曲现实的产物。群体预先决定了"受害者"，怎样对待这些受害者由驱力压力决定。随后，这种处理方式会被合理化。人们可以在典型的替罪羊身上看到它的效力。但是这里也存在释放过剩攻击驱力的隐蔽方式。在许多家庭中，父母仍然通过孩子来释放过剩的驱力。

让我们举一个例子：一个办公室职员被主管狠狠地教训了一通。回到家中，他发现孩子房间里一些小东西没有摆放整齐。他一下子就火了，严厉地责骂了孩子，还打了孩子。在这里，他表现了一种古老的反射作用，但其威力在心理层面一点也没有减弱。他遵从的是"啄食顺序"——一种来源于鸡舍的社会秩序。当一只小鸡被等级较高的鸡啄食时，这只小鸡会马上去啄食比它低一等的小鸡。只有处于社会等级最底层的小鸡不能通过啄食比它更弱的小鸡来重拾自尊。在人类社会中，同样的行为也存在，我们把这类行为称作"自行车骑手反应"（因为这与自行车骑手相似，他们总是弯腰对着他们之前的骑手而用后背对着他们之后的骑手）。童年时，许多人都处于最后一只小鸡的地位，严厉的父亲认为自己的行为合情合理（合理化）。他告诉自己，为了让孩子获得良好的教育，通过极端的方法灌输给孩子秩序感至关重要。在心理上苛责儿童（不去爱他、道德轻蔑，等等），对于那些沉迷其中并以此为乐的人来说，能够消除他们的情感张力。相对而言，因情感受到影响而马上打孩子的危害似乎更小一些。让弱者蒙羞正是强者的目的，但面对更强的人时，他们却无力这样做。这就是真正的动机。被合理化的因果关系会根据权力关系改变其适用范围。在孩子面前，处于劣势的办公室职员变身成了大权在握的父亲。个体的行为动机似乎来自这种关系。压抑的文明过程创造了不满足的驱力，这种过剩永远存在，并且过剩的驱力越多，自行车骑手效应就越容易发生。集体替罪羊于是成为此种作用最不受保护的受害者。合理化得到了强化，而针对替罪羊的攻击性又被合理化所确认。在压抑性的强迫重复中，对受害者的去人性化以及迫害者的自我理想化，从教室歧视到种族歧视，不断反复出现。

既然自欺欺人带来那么多不幸，为什么我们没能更好地抵御它呢？也许，最重要的原因在于，它不仅源于社会的客观缺陷，而且源于我们的生物学特征。在婴儿期和儿童期——很长一段时间里——我们是无助的，无论如何都依赖于他人。从身体上说，儿童是柔弱的，长大之后，在社会上他也是弱者，因此他发现自己常常处于绝对无力的"最末位"。但是在无所不能的幻梦中，他的自我理想染上了色彩，他感到自己很强大，足以去复仇。他早年遭受的耻辱对其世界观影响甚大。终其一生，他都会觉得社会对他的反应将会充满敌意。因此，只要能够抵抗，他不仅想去满足受挫的驱力需求，也会去恢复自尊，获得自我陶醉（self-approbation）。阿道夫·波尔特曼①认为，人"从生理上讲是不成熟的"。当个体作为一颗受精卵形成21个月后，他才能真正地有所体悟。胎儿发育的第二部分在子宫之外，即"社会子宫"内。这是社会依赖的延伸。此外，亲子关系中并不存在某种固定仪式，可以让冲突相对不那么激烈的行为成为可能。这意味着，在我们的发展过程中，我们忍受着不能忘却的耻辱。多亏了精神病理学意义上的权宜之计，我们才承

---

① 阿道夫·波尔特曼，《动物学和人的新影像》，汉堡罗沃尔特出版社，1956年，第49页及以后。

受住了这些创伤。我们"忘记"了童年的大部分内容，留下了"记忆间隙"。

作为精神分析学家，在时间的推移中，我们应该越来越敏感，意识到在自行车骑手效应影响下的儿童受到的伤害。和父母不知不觉——就算说完全没有知觉也一点不夸张——在集体的培养和教育标准掩护下对孩子做的事相比，传奇军靴似乎不过是一双舞鞋。受此羞辱的人自己最终也成了父母和老师，于是啄食顺序继续作为无意识动机联系（motivating connection）发挥着作用。虽然社会仪式和价值观使我们非常不快乐，要我们放弃许多，但是我们不仅冒险把这些社会仪式和价值观强加到下一代身上，我们还带着极大的快乐，无意识地报复我们的父母。我们对孩子为所欲为，但对父母却不能如此，因为当我们是孩子时，会受制于无能感，当我们长大后，又会受制于社会自身的标准。人们教育我们要尊敬父母，不可以恨他们。但是在许多情况下，我们心中都会产生仇恨——无疑对于双方而言都是如此。虽然我们的意图是高尚的，受意识控制，本以为是为了孩子好，但事与愿违的事还是发生了。

因此，我们可以说，只有认识到一个人的心理生活形成了连续的动机联系，认识到这种反射的连续性从出生就开始了，并且只有我们成功地按照这种认识行事，我们才能够稍缓过去一直用集体支持的伪冲突解决方法，也就是说，用偏见解除批判性自我功能的情况。驱力唤起的愿望战胜了我们对现实的正确评估，其代价是高昂的。但是如果教育旨在教会成人勇于承担责任，而不是一味地服从权威，或者像最近一样，对权威采取不实际的否认态度，只因为他带来了代际间无用及矫揉造作的情谊，这一胜利是可以避免的。它们之间的义务结合可以促进人们对批判性、共情性的想法的相互尊重。这种抱负并非不可企及，也不是乌托邦。相反，它扎根于一种认识：社会中的个体都必须克制自己（也就是说，压抑驱力）。克己是刺激，为某些心理成就所需。迄今为止，只有人类获得过这些心理成就。因此，人类不能将希望寄托于乌托邦似的社会天堂。个体的童年也必须包含挫败刺激，以使特有的心理能力得到发展。那就是克己的社会化功能。在这里，它代表着不可替代的爱。

因此，通过与儿童共情，人们得到一种刺激，与驱力一样的幼稚好奇心不会就此消失。这是充分发展个体学习能力的前提条件。我们不应期望通过更好地理解孩子，让他们免受特定年龄才能感受到的痛苦和适应危机。但是我们也许可以通过批评自我去审视自己的行为，比如古老的反应模式，使他们摆脱无意义的困难。

人类历史开始得很早，起点也"非常低"。心理理解不能将社会转化为天堂。相反，心理洞察力会提出问题：哪些压抑和耻辱是可以避免的？为了其社会任务，个体必须学会忍受哪些限制？学会处理我们的本能需求就是放弃即时愿望，懂得有目的地延迟满足。

要想控制偏见，最好的办法是学会观察和反思自己的行为。如果我们能很好地做到这一点，那么就算是情绪情感处于躁动的状态，我们也不会轻易在不自觉的情况下屈服于无意识的控制。当然，这件事做起来远比纸上谈兵困难得多。然而，培养自我观察能力（self-observation）是对抗盲目动机的唯一反击力量。我们的目的在于获得一种能力，能够在情感压力和行为的反射之间叫停。这种暂停同时也让我们有机会纠正偏见如闪电一样的调动作用。因此，一种新的动力学阐述出现了：如果我们能够成功地在反射采取行动之前介入，偏见就可能被击退。大多数人不能做到这一点，这显示了偏见的威力，也显示出社会是怎样危及个体思想自由的。

对偏见的易感性似乎并不容易被消除。但是一个世纪之前——这里我们再一次提到霍乱——又有谁会想到我们能够成功地战胜那些传染病呢？我们之所以成功，是因为我们研究了它们产生的原因以及它们传播的方式。精神性传染病的研究（我们可以用类比的方式把明目张胆的偏见归入这一类）也许将成为更艰巨的任务。要处理这个问题，我们必须接受一种可能：在对某事"深信不疑"时，我们可能已经屈从于一种幻觉。只有我们谦逊地承认我们心里可能犯下了这些基本错误，我们才有机会摆脱偏见依附的疾病。治愈的前景似乎依赖于耐心和友好，而在童年时，我们就已准备好带着耐心，带着友善，生活在我们的同伴之中。

第三章

道德相对化与社会必须容忍的矛盾

"在任何情况下，了解被践踏的土壤都是有益的，因为正是在这片土壤中，我们的美德骄傲地诞生了。一个人的性格很复杂，处处受动力驱使，因此，个体几乎不会在简单的选项中做出选择，尽管过时的道德希望我们相信事情就是如此。"

——西格蒙德·弗洛伊德《梦的解析》

（《弗洛伊德全集》（标准版），第5卷，第621页）

如果要描述我们所处的情况，那就是我们一直躲避在总体因素（如技术进步、城市化、官僚化）以及其他弥漫全社会的事件中。我们当然可以"挑出"个体特性。它们对某种整体情况发挥作用。随着技术的进步，人口流动越来越频繁，这使得不同文化的人有机会走到一起。在整个人类历史上，人们从未有过如此近距离的接触。于是，我们有机会观察到其他国家发生的事件，这些国家的人奉行的价值观以及文化目的都与我们完全不同。不管这些"文化差异"中附着了多少攻击性，不管其他人无视我们的理想这一点让我们多愤怒，习俗的多元化已经成为我们必须适应的现实，而且对我们的道德智力提出了挑战。世界政治冲突表明，宽容性已经成为一个生死攸关的问题。人们越来越多地认识到，并非只有我们自己的生活方式是正确的，即使我们内心深处仍偷偷地这样认为。

工业化进程、科学渗透过程以及管理方法过程使得人们越来越多地脱离了我们自己文化传统中的许多道德原则。我们把这些道德看作明日黄花，就像面对其他国家的道德准则一样无可奈何。同时，我们的环境正在经历一场翻天覆地的变化，世界上没有地方能够幸免，如此一来，更可以说我们的道德已经过时了。它的许多指示正变得越来越无用。但是没有规则的社会是不可想象的，因为我们需要规则来控制本能行为。旧规则不仅一如既往地烦人，而且常常看似并无意义。这样的情况实际并不少。于是，人们开始寻找具有约束力的新价值观——它们是道德的基础。

道德总是作为成品出现在我们面前。就算它会变化，我们在童年和青年时期学习它的过程也会让我们认为它是完备的，不可改变的。当今世界，文化十分多元，但从主观上说，每种文化中的人都对盛行于其文化中的道德产生了相同的印象。我们知道，我们的社会行为不由先天模式决定，而是来源于学习过程，因此我们能够领会为什么宽容和理解异域习俗是一件难事。生命初期，我们发现很难控制自己的驱力需求去考虑他人。后来，当发现我们可以按照与童年灌输给我们的道德原则十分不同的原则生活时，我们开始变得不知所措。

技术促进了统一的交往规则的产生，却没有促进统一的宽容规则的产生，因此我们不能找到理由去尊重不同的道德形式。

道德似乎是一个牵强附会的词，指向的是某些有问题的东西。但是，如果用意识形态这个词来替换道德一词，人们不会不承认严重道德问题的存在。承认不同意识形态的价值——特别是当它们质疑我们自己的意识形态的主要价值观时——就像承认神圣或不神圣争论中发展出来的教规一样，对于许多人来说是很难的。20世纪20年代至30年代苏联的情况就很清楚地说明这种融入世界文明的尝试一定会遇到阻抗。只有技术能力的传播不可抗拒。从长远来看，人们对全球热情的渗透物并不设防，无论这渗透物是体育、汽车还是唱片。人们的确越来越多地消费著名品牌的商品，但这对其情感控制能力和宽容能力的影响却微不足道。

环境将道德传统相对化的影响施加于我们，比如我们认为自己的国家拥有很多优势，我们就毫不客气地骄傲起来。道德传统的相对化挑战了我们的智力。我们自己的问题必须根据全球过程来评估。但是，这里也存在我们与其他国家共有的问题：我们怎样在制度性条款和规定的迷宫中找到自己的路，怎样再一次找到出路？怎样保持人类的敏感性并防止自己被降为纯粹的管理对象？对自由的侵犯——我们的道德本应充当捍卫自由的角色——是连续不断的，因为难以忍受的欲望仍然折磨着绝大多数人，它呼唤着世界贸易在技术上的统一。攻击简化了一切，因为随着人口的迅速增长，传统的生活方式已经不能应对个体的价值观，满足它的最低需要了，于是个体价值观很快沉没了。

技术文明和工业文明不能保护道德，但是它们的确能够确保每个人有更高的生活水平，减少辛苦的劳作，把个人的责任降到最低。迄今为止，有些人的生活方式仍由不可抗力（比如饥荒、瘟疫）来决定。后来，大量商品出现在他们面前，就像奇迹一般渗透进他们的生活之中。这些消费品的出现使他们可以获得即时乐趣。这种乐趣，与消灭传染疾病完全不同。于是，他们的传统道德，实际上是他们的整体社会结构，几乎很快地瓦解了。不可避免的是，面对诸如汽车这类可以使原始力量膨胀的事物，无所不能的幻觉也会相应增强。当合理的技术文化最初迷惑住为其产品着迷的人时，情况就更是如此了。新的快乐源泉让人们扬扬得意，它结合了所有在旧道德下被压抑的本能斗争。这一相互作用导致了攻击性爆发和性欲爆发的不定后果。失去其旧架构的群体起初并不能把握新的生活方式，他们在其发生中不起任何作用。这种新的生活方式压倒了它们，就像在古代，移民部落侵占了文化领地。新产品是陌生的，但在人们看来充满了吸引力。这种吸引力非常强大，以致在人们找到具有约束力的新习俗来代替它们之前，旧传统已经被遗弃了。结果出现了社会混乱。刚果发生的情况就很好地说明了这一点。后来在其他地方也出现过相似的情况。最终，一种极端依赖于世界政治强权的情况出现了。在这些力量的支配下，先前被唤起的无所不能的幻想的无能赤裸裸地显现了出来，激起了个体隐藏的愤怒。在这里，人类道德秩序的困境一览无余。

　　技术进步的力量不但减少了个体的旧道德负担，还摧毁了个体的身份认同，使它变得面目全非。因此，历史背景完全不同的群体处于相似的道德困境中。这些群体的个体成员需要具有约束力的新指令，因此当他们不能接收到这些指令时，他们开始彼此厌恶。对平静生活的渴望已不可能实现。这一丧失造成了巨大的痛苦，犬儒主义①就常被人们用来否认这一点。因此，与在静态社会

——————————————

　　①　古希腊四大学派之一，主张抛弃世俗的眼光和世俗的追求，去追寻世俗并不了解的道德。——译注

结构中不同，道德不再被看作理所当然的事。相反，与半官方的惯例一样，新的暂行规定是逐渐形成的。它们与持久的社会秩序不同，但是在一段时间内，它们会让个体感到自己生活在志趣相投的群体里，感到在以自己的方式生活着。

面对社会中起作用的各种变化过程，我们注意到了道德行为的普遍瓦解，但我们并不想没完没了地抱怨世界的邪恶。然而，人们可能会提出这样的问题：这种瓦解危险吗？这之中难道就没有应当受到欢迎的方面吗？它现在比以前任何一个时期都更危险吗？难道人类社会生活不是一直伴随着对其排列形式不满意的强烈否定吗？在那种情况下，公众承认道德是无效的，也承认做过令人恐惧的事。从广义上说，这些恐怖行为始终以某种道德为托词。这代表了一种进步，因为至少这里并不存在个体可以当作借口的意识形态和道德体系。资产阶级也试图粉饰对弱者（首先是对家里的奴隶，然后是对国家的奴隶）犯下的可怕暴行，给暴行披上道德外衣，但也失败了。为了自己的利益，成功的政治力量需要以道德为幌子。统治集团常常毫不犹豫地接受这种关于权力关系的诠释。他们甚至强迫被征服者"认同侵略者"——弱者开始因自己的软弱而憎恨自己。我们可以在犹太人或黑人这样的少数群体中清楚地看到这种现象。虽然他们一直生活在压迫之下，但多数群体认为这样对待他们有合理的道德理由。

在思考道德时，人们很有可能设想一系列禁律以外的内容。人们可能被迫投入创造相互满意的生活当中。然而，在此之后是一种假设，即社会环境允许个体对彼此产生兴趣，并理解彼此的情感。

但是要做到这一点，个体需要实际的引导。如果他不想陷入情感隔离或情感孤独中，建立联系的方式必须对他来说是有效的。它们与受约束的因循守旧的态度一致。这些指导方针既是道德的功能，也起到宣扬道德的作用。在这些指导方针缺失的地方，对手就会乘虚而入。

我们对这些联系的多样性以及亲密关系的系统了解也许有所加深。更多的人对他人的嗜好、"原罪"和反常有了更深的了解，也能够比以前更准确地感知他人的内在生活。然而，在情感接触中，压抑频繁发生，误会不断积累，人们也因此犯下错误。看到这些错误导致的后果，人们或多或少会感到无助，因为人们并不了解深层动机。过去以道德为导向的角色模式无法为人们提供恰当的范例，让人们得以处理现在的刺激因素和可能的冲突。技术能力的增强，从许多方面来看，让我们不再那么相信宿命，特别是涉及我们希望过上美好生活的愿望时。个体现在虽然已淹没在大众之中，但他渴望知道他的情感得到了独到的理解。

我们的文明存在一个重要的内在矛盾：在其完美的劳动分工中，文明痴迷于通向未知的发展，但在个体的培养中却得不到基本的快乐。作为一种文化理想，"个体"显示出巨大的魅力。但是人们一方面崇拜"天才"，另一方面又膜拜"百万富翁"，这说明"个体"仍然是一个十分模糊的概念。我们社会中的社会化实践几乎不会让我们知道怎样独立地成为自己，怎样具备不可取代性，也不会告诉我们相关的风险以及代价。人们成了最真实的自己（因此也最成功），尽职尽责地将自己的角色模式纳入自己的血肉中。这是一个谎言，却被保留了下来。确实，拥有自体，过上由自体决定的生活，是人们的渴望。事实上，这种西方的个人主义也是当代最伟大的意识形态之一。

人们渴望得到自体，却又控制着对它的向往，这显示出技术上的缓解措施并没能给人们带来任何解脱，也没能使我们更加独立地应对内在驱力和强加于我们的角色期待。相当确定的是，适合于新技术世界的基本道德取向尚未被找到。最直接的证据是，对于个体而言，哪些目标是有意义的，人们并没有统一的意见。人们更多地就适应现存社会环境的策略达成了一致。人们特别希望个体能够去反对不同的道德概念。"跟狼学叫"的建议显示出个体渴望受到群体情感的庇护。人们更容易在其他人身上看到个人理想，追捧之或挑剔之。

道德①的发端非常神秘。道德是被有意或凭直觉创造的行为模式，并被越来越多的人所采纳。经过代代相传，道德变成了自觉的强制性内容。道德成了惯例，努力地控制个体。在面对重大社会问题时，个体没有任何可替代的选择。

道德的衰落和瓦解同样不可预料。生产第一批蒸汽机的技术人员不会想到他们正在破坏人们之间现有的平衡。工业革命也伴随着道德规定领域的变革。一种道德总是反映了社会中缺失的内容。

因此，我们必须从一个事实出发，那就是道德也是历史现实的

---

① "道德"一词通常是单数形式，因为道德总是宣称自己是排他的。然而，在多种道德规则互相对峙的年代以及普遍认为这些道德境界共存的年代，使用该词的复数形式并无不妥。

一部分。道德会起起落落。复杂道德法规的变化是现实的动力学因素之一。盛行于某一特殊时期的道德受总体社会进程的影响，又反过来作用于社会进程。按其本身的要求，每种道德都应该永远不变。

武断地断言特殊群体或文化领域中"正确的"行为方式，是一种道德观的核心内容。在平民生活中，"汝不可杀人"是戒律，但是在战争爆发时，道德准则却需要我们武装自己去杀戮——杀死敌人。两种情况都向我们保证，如果遵守指令，我们就"具有高尚的道德"。这是一个由不可调和的矛盾构成的阴暗世界。没有人试图去调和这些矛盾以及其他武断的指令。只有当人们认识到对矛盾的解释在于无意识（也可为集体操纵的）动机时，他们才可以理解其荒谬。

道德不能解释行为的不一致。相反，它会"合理化"行为，也就是说，它会像一个帘子一样，用一个看似合理的动机，掩盖行为背后的真实动机。道德是秩序的工具，也因此会成为统治的工具。那个利用道德的人首先必须行使权力。道德法规必须遵守。最初，这是外部权威的要求；后来，这是我们内在道德意识的要求。对道德戒律或其诠释的批判性反对会引发我们与最亲近的人发生争执。我们之所以服从这些戒律并非因为信念，而是出于恐惧，因为在通常情况下，我们没有机会去获得信念——信念中应当包含冷静的选择衡量。道德虽然难学，却成了我们在体验世界时天真地接受的那部分。我们是严格的、压抑的道德传统的产物。这种道德传统只能由强烈的攻击性来补偿。我们很容易忘记世界上还存在着不那么严苛的道德观。在这些道德观中，造成个体同一性深层分裂的矛盾并不十分显著。

道德持续地在每个地方遭到违抗或被虚伪地滥用，这一点已得到公认，并被看作理所当然的事。但是违反者除了以道德的名义来判断之外，他们自己也服从于它，认为自己是罪人。这也显示了道德的控制程度。这特别适用于最强的道德戒律——禁忌。俄狄浦斯戳瞎了自己的双眼，以此证明就算自己是在无意识之下犯下的罪行也应该赎罪。如果对权力或报复的要求被唤起（比如，一支获胜的军队通过施暴获得了它的优越性），那么在得到他人同意而不产生内心冲突的情况下，道德准则也会被违反。在这些情况下，道德禁令死前的悲鸣会带给个体醉人的快乐。然而，在日常生活中，只有反社会者或批判性思考者可以摆脱控制人类行为的既定标准的影响，因为前者不认为自己有义务按道德标准行事，而后者可以在一种给定的情况下展示道德禁令的荒谬。当然，他这样做的出发点是另一种道德责任。

道德对社会的经济学意义显而易见。它在本能需求待解决的范围内创造了社会行为标准。在个体的儿童时期，它为认同过程所采用，是一种取向模式；它渗透进个体之中，然后作为个体"自己的"观点，继续在他心中发生作用。正是这种自欺欺人使道德变得有效，使它不太容易受到危机的影响。

道德观主要涉及需求释放的愿望。这些愿望是未经加工的，也就是说，没有"蒙上思虑的惨白"①。在寻找自我的努力中，强加

---

① 这句话引自莎士比亚的《哈姆雷特》。——译注

在其本能愿望——或首肯它们，或把它们从原始目标转移到其他东西之上，或压制它们——之上的一致道德戒律将群体成员团结在一起。那些掌权之人当然可以在道德准则内为自己要求特权。这些特权得到了道德的认可。比如，强者可以要求弱者接受他们的信仰。在现今的极权主义政权中，"教随国定"（cuius regio eius religio）这一原则被保留了下来。从历史上看，人们有权形成自己的个人道德观是后来才出现的事，是来之不易的对宽容的让步。对于与集体角力并在这种努力中获得成熟和自我肯定（self-assurance）的个体来说，个人责任这种道德观既不古老，也不普遍。

行为的规范性原则是辩证的。服从不断地遭遇批判性反对。就算是看似最明显的假设在这里也不能不加分析。当然，对于那些在其心理发展过程中从来没能清楚区分现实和幻想的人来说，情况尤为困难。"坏"想法——特别是用语言表达出来——是一件坏事的开始，这种神奇的信念绝不可能绝迹。只有当批判性自我足够强大，甘拿想法冒险，而且首先让想法远离情感时，思想自由才能实现。以这种方式，批判性自我既不会屈服于承诺快乐的幻想，也不会在道德伪善的借口之下，过快地拒绝思想的挑战。

批判性自我的这一控制功能证明了基于预见之上的道德定义。只有预先考虑自己的满足会给同伴带来哪些后果，这些行为才是道德的。在爱的冲突中，控制道德的人能更好地应对利己的驱力冲动。在屈服于诱惑之前，他会仔细斟酌，从而不会事后为自己臣服于驱力需求而惊讶。没有人能够不犯错，所以能够站在他人的角度看问题的美德反过来可以让人承认某些情况（比如，婚姻永续）站不住脚，即使僵化的道德教条试图去掩饰它，不让批判性自我发现。脱离道德规定的标准会使人陷入被群体排除在外的危险之中。

如果大群体能够设身处地地处理其他群体的情绪和记忆，那么集体问题就更容易解决了。理论上，不考虑受到影响的人，我们更容易同意恢复德国东部边界的要求。这看起来是一种合理的行为——实施起来也不难。它仅仅是一个"家"、国土和谁生活在那里的问题。但是只要我们回忆一下波兰人在德国人侵略时所受的耻辱，他们遭到的贬低，1939年他们被交给苏联时的方式，画面就会发生彻底的变化。这些经历很难被轻易忘记。波兰人不可能忘了这些经历，这些经历是他们的领土诉求的实际基础。纳粹政治宣传篡改了德国1918年的失败及其结果，称这几年为"耻辱年"，它轻易就取得了成功。我们德国人十分不愿意承认自己对其他国家很是傲慢，尽管他们在我们这里受到了很大的羞辱。

声称理解他人的情感不是鼓吹克己的美德。因为克己会被从事政治的人利用，让人们自残。洞察同胞的心理，虽然因为人们的妄自尊大而很难企及，但也不会给人们带来任何危害。然而，如果并非真的考虑他人，而仅仅是为了他自己在群体内的声誉，理性克己就会迅速地变得虚伪。比如，在基督教里，诠释常常是为了禁锢驱力，人们遵守戒律不是出于对同胞的爱，而是因为恐惧和对声望的渴望。这种伪善的态度很容易与戴着面具的利己主义发生联系。道德因此很容易因坚持"正确的事"给他人带来痛苦。如果我们不想在犯下的错误中和错误的折磨中跌跌撞撞，那么我们必须思考道德利己主义是如何被道德约束的。

　　"进步"的意义不是在道德责任的减弱中，而是在它们与批判性洞察力的调和中被找到的。如果一种道德观不能为其需求找到理由，它仍是盲目而可怕的威胁——这种威胁会持续唤起我们的原始焦虑，使我们担心身体的完整性，担心因为享受被禁的快乐而受到惩罚。

　　一些品行良好的人会自己选定一种道德观，并在其中找到他们的同一性。这些人与那些因循守旧的人不同，因为因循守旧之人只会遵循被普遍承认的道德观来获得同一性。前者是意志坚定的人，在社会革命遭遇敌意的情况下，他们会更坚决地遵守自己的意识形态（无论这种意识形态为何种类型），表现得像殉道者。另一方面，如果规则因为社会压力或外部灾难瓦解了，道德机会主义者、保守主义者就会受其驱力支配而失去方向。这一点在1945年之后的德国已经很好地展现出来。

　　所有严肃的革命——包括耶稣的宗教革命——都试图为现存的道德松绑，因为它们已经变成了一种自觉行为，像条件反射一样。最初，这会唤起焦虑和阻抗，因为它威胁着个体已经建立的同一性。在过去的文化中，面对这种内在压力，大多数人并没有准备好让批判性思考生效。这既不迫切，也不是必需的，因为社会环境作为一个整体，在几代之内只发生了细微的改变。因此，社会中的个体没有理由怀疑其时代道德的永久有效性。就算是传播新价值观的社会改革者——比如宗教建立者——也会声称他们信奉的道德永远有效，而无视历史已然证明，就社会而言并不存在"最终"答案。就这一点来说，领袖和被领导者都会痴心妄想。事实上，这种痴心妄想存在于普遍意识之中。当这些"永恒"道德观在危机中瓦解时，人们没有意识到其相对性。相反，他们会抓住承诺给予安全感的拯救希望。

在权威倒台的时期，高尚想法和疯狂想法同时存在。两者各有拥趸，揭示出批判性判断的缺失。这种缺失实在让人沮丧。只有少数开化的人能够受自己的理性引导。但是，这些人也会面临被抨击为持异端者的危险。

一个新因素为人类的生活带来了剧烈的改变。现在，我们有更多的能量可以支配。这是意识变革发展的结果。不变的本能属性与对身体能量和生物过程的极端控制结合起来，构成了人类面临的最大危险。人类的生存机会因此不再有赖于几千年来教化个体的思想威胁方法，而有赖于对每个人的批判性理解。

人们通常认为，从基于信仰的道德观到基于理性（或者基于反应训练）的道德观的演变促成了现今世界还要持续很长一段时间的躁动。那些熟悉精神分析理论的人会意识到，在心理机制中加强自我功能的目的具有牢固的基础。自我能够约束和"中和"驱力能量，并因此可以使它为自己所用，消除驱力压力。本我能量被转化成自我能量。这一过程发生得极其缓慢。自然力量虽服从我们的建设性倾向，但也十分愿意顺从我们的毁灭性倾向，所以，对于人类而言，自我毁灭灾难仍是永远都存在的危险。

社会对个体的驯化贯穿了整个人类历史，这也就是我们所说的"教育"。但是，按照战争永不停息的观点，我们不能宣称"教育"已经可以克服自私的利益冲突。此外，我们现在面对着一个全球文明及其力量极大增长的前景。因此，我们肯定不能够再拿传统教育中的社会服从来凑合，因为它会阻碍批判性智力。但是，就我们时代的政治现实而言，攻击驱力需求的膨胀超过了自我功能的发展。19世纪和20世纪产生了集体群组（collective groupings）。集体群组中的人痴迷于获得认可，完全不会自我批评。这些人自视甚高，也不懂得宽容，这也决定了他们的行为。显然，他们各自的政治意识形态从根本上促进了利己的自我理想的需要。现在，人们可以用核武器来增强国威，所以全球激进民族主义对人类造成的威胁已经数倍于过去黑死病的威胁。在过去的日子里，人类受到瘟疫的支配。令人欣慰的是，我们可以用知识来面对这个时代的问题。知识让我们认识到，我们应对的不是外部自然的复杂过程（很长时间以来，它们一直神秘莫测），而是我们内心的复杂动机。确实，许多政治家仍然相信关于人类"具有劣根性"的理论。但是进一步的观察显示这一理论只是有意地合理化将不道德归咎于他人的策略，因为——只要机会允许——我们自己无法抵御诱惑。显然，这不是一只手洗另一只手，又不把对方弄脏的问题。除了通过加强洞察力，更清楚地看到影响行为的无意识动机，我们很难找到其他打破这种恶性循环的方式。我们仍然不够了解集体攻击性的根源，更不用说根据理解的知识给出道德引导了。

和动物受制于本能行为的时间相比，人类道德存在的时间根本不值一提。利用原子能的过程已经将历史事件划分为前原子能时代和原子能时代。在高度技术化的社会中，道德必须做出调整，特别是它必须为引导适合新力量的行动做好准备。诉诸意志力，想到会在另一个世界里受到惩罚，已不再适用。

当然，我们不能说技术进步意味着全方位的进步。相反，在有生之年，一些道德还会故态复萌。在这些道德形式中，意识觉察连最小的作用都发挥不了。毁灭性幻想未受任何道德的影响，转化成了行动。像"主旋律"一样贯穿社会的是惩罚快感。这种施虐冲动很强，因为在现实强行制约我们的（幼稚的、不加思考的）无所不能感时，我们会怒不可遏。

当无所不能感受到打击时，人们总会表现出愤怒。我们不禁想到德国中产阶级在1918年战争失败后表现出难以忍受的痛苦。如果自尊被新观点和生产方式的入侵浇灭，那么个体正确的反应应该是承认会变得落后的危险并重新开始学习。退回到神话中——比如退回到"正直高尚的人"，或纳粹的"鲜血和土地"中——让个体避开了双重不快感，确认了他们的至高无上，充满了克服困境的希望。

指向隐秘的对手的愤怒不止用来投射自己的弱点和攻击性。当人们采纳的革新想法受到考验，没能导向意识形态方面的胜利时，它也会随之出现。随后，人们开始怀疑这些新理想、新计划、新实践是否真的会导向更好的未来。比如，在苏联，前意识怀疑与个体对布尔什维克主义的信仰之间的冲突，很可能导致了像斯大林这样的人物上台。在他身上（像在不太具有天赋的希特勒身上一样），我们可以恐惧地观察到当遭受被迫害妄想症折磨的个体能够将幻想转变为现实时所发生的事。一半怀着恐惧，一半怀着希望，这个矮个子男人注视着政权的发展，完全不顾人类的福祉。只要人们还希望能够实现最终的卓越目标——就算是成千上万的同胞被杀害，他们就仍会保持忠诚。超人父亲的魅力仍然十分强大。洞察力出现得太迟了。那时候，人们已经被恐惧禁锢在了信仰里。

这些过程的现有动力——在解决科学问题及其实际运用中取得的进步，人口的增长，不可逆的全球化进程，不断发展的城市化文明——已经极大地改变了人们的生活环境。未来的发展包罗万象，不可预测，因此人类思想不可能正确地分析出将要发生的事。最重要的是，改变发生的速度太快，以致我们无法及时分析其对我们的自我理解的影响，比如，如果我们可以控制我们的遗传物质，我们应该这样做吗？如果可以，谁又来设立标准呢？这一次，无论是保守派还是革新派都为技术知识带来的变化惊叹不已。对技术进步的反应在不信任与相信无所不能之梦能够实现之间摇摆。我们逐渐认识到，虽然我们是始作俑者，但这些过程已变得不可抗拒，我们只是囚徒。这和过去如出一辙，只是过去，不受我们影响的是自然过程，我们是自然过程的囚徒。在那些为这一技术世界——它已变成了"第二自然"——打下基础的国家中，上述情况得到了很好的反映，这是"进步"仍然意指获得诸如阅读和书写这类基本智力技能的国度所无法比拟的。

在我们的文明中，在道德戒律的压力之下，多种为集体所推崇的升华形式（作为道德奖励）逐步形成。技艺和技巧以及它们带来的快乐，代表了人们在对抗客体或社会强加的不快乐时获得的小小胜利。现在，技术的普遍目标也被设定为避免不快。人们在对抗饥饿、痛苦和体力劳动重担方面已经获得成功。这不可能不对人们的道德观产生影响。各大洲的人们不仅克服了贫穷和疾病，也从意识形态上把它们当作落后之物来蔑视。虽然它们（指贫穷和疾病）带有明显的消极功能，但其背后表现出的积极生物功能和精神功能仍然不为人知。

警醒并不断发问的批判性意识在何种环境下发展得最好呢？在这种意识从属的环境中，心理能量的必要支出是否独立于生态过程？我们很难回答。我们没有关于相互关系的可靠信息，尤其是，我们不知道哪些挫折是刺激，哪些只是障碍。

我们的文明已经成功地消除了我们对疾病、贫穷和无知的恐惧。先辈们肩上的沉重负担因此轻了许多。我们不难理解道德风气会因此变好。但是科学的进步是我们负债得来的，已唤醒了我们意想不到的不安。首先，因为卫生条件的改善，人口急剧增长。这就带来了一个新问题：对于人口增长问题，是听天由命更符合道德准则，还是让印度或南美那些完全没有准备好做此决定的个体进行自由选择更符合道德准则？怎样广泛地让人们意识到这个问题？毕竟，没有这个问题就没有真正的道德选择问题。技术文明社会虽然拥有很好的卫生条件，也秩序井然，但是百毒难侵的落后利己主义对我们来说仍是一个谜团。在它的影响之下，要组建一个非攻击性社会的机会并不比以前大。此外，虽然人口不断增加，但可管理的实体变少了。物质安全的确提高了，但我们仍难逃制度的限制。升华难以企及。个体不得不去发现它，维持它。想要过上文明的生活，想要得到适合每个人的人文关怀，我们还缺乏合理的社会指导。随着"制造工作"被机器所取代，"制造的快感"也被剥夺了。人们现在必须做的那类工作已不能帮助个体达到整合。在这里，我们所说的"整合"是其批判性自我意识的稳定性。人们只需要像过去麻木的奴工一样去做就够了。

操控机器或利用机器工作也许是必要的，个体也会习惯，但是与所有其他技术文明的结果一样，它会促成攻击性。它制造了冷漠的、不负责任的平民主义，反过来，平民主义又被谴责为"人性"的食古不化。确实，这类工作收入更高，但是它也证明了高收入并非灵丹妙药。

在自动化技术出现之前，劳动分工促使了各种技巧的出现。每一种技巧的获得都反映在个体的性格之中。除了少数存在实验性工作的地方，"工人"不再有此机会。他做的工作不再是"他的"。他工作期间进行的活动并不能帮助他获得本能斗争的升华满足，并因此维持自尊。虽然不直接反映社会地位，但习得技巧本身就是一种满足。

如果个体想要看清自己的位置，如果他想摆脱消费社会特有的对事实的巧妙隐藏，他必须认识到，办公室、工厂或企业（也就是他工作的地方）几乎不需要人际关系。人们在工作领域里有一定的匿名度，"个体很重要"只是幻想。个体其实一点也不重要。"没有谁不可或缺"这句话虽带有攻击性，是轻蔑的语句，但已成为基本的实用主义原则。机器需要专业服务。能否很好地让机器的潜能敌过其缺点变成了衡量一个人的标准。人们思考的只有工作环境。这是伪人道主义，因为机器已经开始塑造人类的身心状况。然而，其驱动力是害怕生产可能滑坡，而不是担心冲床操作员或打孔员怎样从他的工作中得到满足感的问题。这的确呈现了最重要的社会问题，因为个体没有机会从他个人的工作贡献中主动地得到满足感。比如，他不能够设置自己的工作标准，就算这可能使他的生产效率更高。对于这个问题，人们会感到焦虑不安，但不会把它看作处于决策位置的群体的关注焦点，也就是说，大众社会的政治事件。技术发明让人类摆脱了消耗体力的劳动和在社会上被看不起的劳动，但也使他们受控于机器。这也就是说，他们受到这些技术工作过程的奴役。同样，自动化意愿在许多方面都意味着摆脱这种沉重而单调的工作。"脱离肉身"（去身体化）的工作出现了。最初，它制造出了一个真空。个体不是失去了工作，而是没有了位置。人们将怎样填补这个空洞呢？他们将会得到何种认同？我们之前提到过新道德观，它的一个任务就是要回答这些问题。这一道德观可被想象，因为它是必要的，但它并不存在。

大众的政治冷漠是对自身处境的抑郁反应。日常现实让他们绝望，因为机构的结构、大企业的结构注定了个体的参与希望会落空。"工作氛围"代表一种上层建筑，它与生产和组织过程几乎扯不上关系，也就是说，与真正的工作关系甚微。它只能让个体获得一定安慰，就好像快乐的氛围是工作完成得好的结果。在许多公司里，人们希望通过不间断地播放背景音乐来制造快乐的假日氛围。但是在传送带边工作或处理保险案，用传统的眼光来看，就是"奴工"的工作。这种工作虽是必要的，但对于个体的感受力或他生成不同反应的能力来说，没有什么意义。

虽然我们的物质生活水平提高了，但绝大多数人在面对新机会时得不到合适的援助。没有人教他们怎样去升华自己的内在需要。人们已不用再艰辛地去获得直接的口欲满足。学习知识，这种200年前只有少数人能参与的事，现在向更多人敞开了大门。但是人们并没有足够的好奇心和学习意愿。这就说明了人们永不满足的原因。这种永不满足让我们这个时代缺乏警惕的批评家感到震惊。他们认为，现在的情况比以往任何时候都要好得多，人们应该没有什么不满足的地方！

用心理学的话说，问题是怎样让更多的人在升华中找到快乐。这一指令——我们尚不知道其步骤——是否应当被称作"教育"，我们现在还不能妄下定论。在现今情况下，问题的答案当然是"社会化"。无论如何，只有当我们能够以个体的童年发展为起点更好地理解他心中的升华过程和其他反向形成过程时，我们才有获得成功的希望。当一种中心特质在形成中需要得到帮助时，这些心理过程的特质就会被唤醒。这个问题很复杂，这也是精神分析持续时间如此长的原因。每个案例都会向我们揭示一些问题。

许多肤浅的批评者相信，道德感受力会越来越弱，而且我们正面临着文化的堕落。当然，从这些方面来看，事实的确如此，这也许和个人责任感的丧失吻合。无论如何，只要个体意识仍受无处不在的管理体制影响，依赖就不可避免地会导致个体的心理退行。那些习惯于被管理的人会有何想法，他们最终将怎样得到个人决策自由，我们实在无从知晓。

然而，在这种道德沦丧的印象中，也存在一种视错觉。越来越多的人有了可以得到满足感的机会，而在以前，这是他们无法企及的。在纷繁复杂的选择面前，他们需要具备分辨能力。但是独立判断是这些人不具备的能力，因为他们身边的人都不曾面对这样的情况。在我们的社会中，各种成瘾问题骤然增加（特别是嗜烟嗜酒等合法成瘾问题）。[①]这也表明，在面对大量选择，克己不再受制于物质的缺乏而取决于理性时，个体的抵御能力就会下降。因此，问题不再是道德的退化，而主要变成了集体对大众文明这个陌生世界的新适应。个体在这种适应中用到了批判性自我功能（预见、自我控制、共情等），还用到了其他（不成熟的）自我功能，如压抑、投射等（它们是"防御机制"，抵御着社会现实强加的克己和限制带来的不快）。

"替代本能目标"这一防御机制[②]异常重要。在升华中，自我的功能如果朝着与延迟本能满足有关的复杂行为模式的方向改变，那么在各种各样的成瘾形式中，个体就会获得一种替代满足。这种替代满足会服务于必要的驱力需求。毒品就是为了加速不快感的转移。

在以前，人们喜欢用酒精饮料来逃避社会强加的限制和戒律。在当前情况下，人们有了更多选择。

当新的获得满足的机会出现时，讲道德的人就会提及"文明的衰落"。这种批评很容易出错，因为在社会结构处于重塑过程中

[①] 成瘾物显然必须填补一种强烈的需求感。虽然路德·特里医生在报告中指出了吸烟与肺癌存在直接联系，但是并没有对香烟持续增长的消费造成持久影响。这正说明了这一点。随后，也许会出现致幻剂需求量难以控制的问题。

[②] 参见安娜·弗洛伊德著《自我防御机制》第56页。

时，一种特殊类型的人——以未充分发育的超我为特征——总会
出现。他们是冷酷贪婪的个体、暴发户、骗子、自欺欺人者。他们
虽然不是保守批评者理解的那样，代表着未来的生活方式，但他们
是社会变化的指示器。

每个人的生活标准都快速提高，同时，不平衡的心理负担相应
地快速增加。这导致传统的快乐—不快乐关系被颠覆，而且导致一
种集体寻找替代满足的不当倾向出现。奇怪的是，新奴役状态带来
的主观痛苦并没有引起道德家的不快，这也许是因为它与经济繁荣
并行不悖，也因为它是我们文明的有机组成部分。

毫无疑问，道德普遍地失去光彩，变得麻木。它是否已经发
展到某种显著程度仍是问题所在。许多事因为财富的增长变得更明
显了，但是新社会现实和传统之间的裂痕很深，令人担忧。虽然传
统仪式和习俗仍然可提供紧急救援，但它们不能供给力比多。无论
西方国家多么保守，没有明确意见标准存在的情况仍在发生，比如
为延长人类寿命而发展某些"黑科技"或把药物混入水中以影响大
众，等等。反对其使用的隐性规定会影响这些情况的发生吗？这很
难说，因为我们可以从中得到道德指引的典范还没有形成。

与社会的基本冲突对绝大多数人来说是完全陌生的。[1]我们赞
美对不同信仰的忠诚，也赞美少数人代代相传的道德标准。它们同
样回避了以上冲突。虽然出于某种原因，一个群体可能会受到轻

---

① 卡尔·马库斯·米歇尔，《无言的智能》，法兰克福苏尔坎普出版
社，1966年。

视，但个体还是会对其群体忠诚。当不能保证自己的生存时，那个被引诱造反的人就会安静地顺从，以避免由驱逐和排斥唤起的焦虑。与之相比，源于犹太人经历的格言——"如果有人让你选择杀人或被杀，那么请选择被杀"，似乎太过苛刻，甚至狂傲。在道德整合程度很高、对其理想有清楚定义的群体中，如流亡的犹太人、阿比尔派、最初的基督徒或集中营中的耶和华见证人，这种戒律可能会约束所有成员。大多数道德观都不能完全地控制人，但是个体可能会把某种道德观奉为自己的言行标准。

我们的主题是道德的相对化。因此，我们不想捍卫某种特定的道德观，但是我们会处理已经提到过的事实，那就是在我们所处的时代，来自不同文化的人积极交往，因此不可避免地会发生利益冲突。到目前为止，许多人移居别处，贸易往来也很频繁，但历史主流使得个体越来越孤立。比起文化之间的交流，个体之间的交流要少很多。在学校里，德国人了解到希腊化时代①是一个模仿者的时代。说历史必称塞莫皮莱②，说艺术必称普拉克西特列斯③。按照道德沦丧的观点，高尚的宽容教育出现了。老师的存在是为了民族优越性，而且就我们自己的道德观而言，是为了将"法国化"保持在一个安全距离。我们必须接受支配人类行为的系统的复杂性。这是一种我们必须臣服的历史必然性。西方人盲目地对共产主义感到愤怒，相应地，东方也憎恨资本主义或复仇主义等。这两种情况都表

① 指公元前4世纪末到公元1世纪初。——译注
② 希腊东部一多岩平原。——译注
③ 古希腊古典后期杰出雕塑家。——译注

现出了攻击驱力的极度过剩。在试图认真地获得观察异质文化的洞察力之前，这些攻击驱力（像十字军东征时期[1]一样）必须立即被引向外部，避开自己的文化领域。这表明了自我现在的软弱，它无法应对我们心中积累的驱力，无法为它们找到合适的出路。

这些攻击驱力没有得到满足，它们已经超载了。考虑到这种危险，显然，没有道德性义务的人类的群体生活是不可思议的。就算是生活在主流道德观之外的群体也是因为接受了行为标准的约束，能够在成员之间维持这些标准，才能团结在一起。然而，在富足的社会中，人们普遍不愿意忍受不必要的痛苦，不愿徒劳无功，不愿仅仅为了一瞥神学上的永恒而放弃快乐的收益。相反，流行的习俗与道德和意识形态相比，存在的时间更短，常受抨击。这种抨击有时是正确的，传递着群体成员用来识别彼此的信号。人们想要受到同胞的庇护，这是一种迫切的需要。宗教实践和习俗被保留下来，并且在我们所说的道德中扮演着重要的角色。

个体很少通过新的自我限制（self-restriction）来建立新的自信。完全臣服于冲动很乏味，但它促成了一个发现：克己有助于控制自己，可以加深人际关系，并能使人产生快乐。那些敢于说"不"的人、能够放弃快乐的人，也许能获得更大的快乐。那些轻易屈服于快乐的人可能对会带来更多自由、更多快乐的事情不够敏感。他们沦为了道德强迫症的受害者，变成了成瘾症的奴隶。

道德观兼具倒退性和进步性。它具有前瞻性，却不完备。我

---

① 1096—1291年，罗马天主教皇准许的宗教性军事行动。——译注

们以一个假设——所有社会都持有道德观——为出发点。这个假设似乎没什么可怀疑的，至少在与我们的社会相仿的各个复杂社会中是这样。显然，遵守道德会让我们付出一定代价，但我们也得到了一定保护。遵守道德意味着不是局外人，并非"不道德"。道德强加的限制并非仅是一个实际问题。它同样是批判性思考的内容。

如果遵循道德要求，我们不应想什么，计划什么，做什么呢？对于不同的文化而言，它们强加在力比多和攻击性倾向上的控制程度存在很大差别。如果道德的目的在于驯服和仪式化驱力表现（在这里，它完成了一个任务，这个任务在功能上与动物世界的本能社会化相一致），那么我们可以得出以下关于道德的定义：为了符合道德标准，在追求快乐时我们必须努力采取不危及他人的行动方式。我们必须遵守这一原则。即使它使我们与冲动发生了冲突，我们也必须克己。恐惧也不能让我忘记他人。

然而，他人心中可能存在无情的利己主义（我自己可能也存在）。一个问题是：我在什么时候会对他人真正造成伤害？在利益冲突时，每个人对此的看法可能大相径庭。当目的被他人的利益所限制，膨胀的利己主义者会感觉自己受到了区别对待。我们怎样才能让对方看到其他人也有自己的权利呢？谁能区分哪个是真理由，哪个是"合理化"的假理由？

我们对道德的最小定义并不能让我们草拟一份戒律清单来应对反复出现的基本社会冲突。它提出一个在采取行动前必须完成的要求：尽可能地去理解他人，让自己更敏锐地感觉到他人的情绪情感。通过这种方式去避免可以避免的伤害和耻辱。在你相信自己完全正确或当他人比你弱小时，更要努力这样做。

想要抵消情感为现实渲染的色彩，我们必须学会共情。道德义务集中在一个要求之上，那就是设身处地，带着同情心去观察，然后在采取行动之前，根据我们了解到的情况再三考虑自己所处的位置。①

每个时期的道德观都会自行表出。我们发现每个时期都具有"双重"道德。第一种道德的要求和第二种道德的陷阱使得个体处于警惕状态。要从自以为是的虚伪中区分出他人的思维不总是那么容易。虚伪欺骗的观点虽然可能很蹩脚，但仍然可以令人信服，因为它们吸引了不满足的本能张力，并向个体承诺了快乐。在很长一段时间里，人们对这些心照不宣的阴谋无计可施，它们躲在道德背后，特别是当本能快乐因此受到威胁时。许多观点能反驳女巫并不存在，但是这无法阻止中世纪无数被指认为女巫的人被处死。受迫于恐惧、禁令和外部灾难（如传染病和饥荒）的人，作为旁观者参与到这些刑事审判和公共处决中，他们可以在投射于女巫身上的性幻想和毁灭幻想中得到集体满足。那个社会的压抑结构使得受害者的折磨和痛苦死亡成了其道德代价的重要部分。

---

① 这里陈述的原则并非新内容。哲学家们重申的诉诸自我控制，本身就是一件难事，也没有得到任何批判性自省技巧的支持。重点有时落在道德自卑上，有些落在伪装的自圆其说上。弗洛伊德的精神分析技巧就像阿基米德的支点。在"善意中立"但观察力敏锐又满怀同情心的精神分析师的帮助下，人们可以更容易地去发现自我认知中的盲点，并逐渐消除它们。

对态度之下的动机进行心理审查是对抗伪道德的一个强有力的新武器。了解个体的动机会让我们渐渐接近他人的未知世界。迄今为止，道德观一直在隐藏而非揭示这个不熟悉的世界，因为它们关注的只有分类，比如陌生的或熟悉的，好的或坏的，等等。同时，弗洛伊德告诉我们，被否认特征的投射很容易促成这些刻板印象。于是，我们屈服于对现实的欺骗性理解，而这种理解会抵消道德。我感知的不是外部的陌生人，而是我自己心中的陌生人。根据自己的需要，我要么将他看作一个理想，要么把他当作自身缺点的化身。社会行为中投射机制的发现使得定义道德行为的新标准成为必要之举。

因此，我们区分出道德决定的先决条件和实际存在的惯例。先决条件是关于他人的见解以及对自己的意图的反思。行动应当受到这些见解和反思的引导。现存的传统道德代表了一个行为规则系统。在我们的时代，人们不仅需要技术生产方法，也需要民族独立。因此，不同来源的人聚集在了一起。我们需要更敏感，因为以前互相疏离的群体现在进入了对方的视野。如果他们一直保持陌生，相互不理解，他们就可能通过贬损对方来提高自己的价值。这种态度也使得每个群体更容易保持自己的道德体系，因为每个群体都是其他群体剥削和集体轻视的对象。克服集体偏见（以及学会自己群体的行为模式）因此成了道德教育的第二项重要任务。这是全新的情况，以前的道德不需要应对这种情况。

个体必须为适应道德价值系统不断做准备，这是史无前例的情况。获得一种道德观不会因首位内在榜样的建立——在五六岁时——而结束。同样，就算个体成功地由"他律道德"转向"自律道德"，它也不会结束。相关发展理论无疑阐明了道德和性格相互联系的重要情况。我们现在的情况很特别，因为那些在本质上没能得到解决的道德问题涌现了出来。这些问题之所以不能解决是因为普遍的道德原则与困住个体眼前情况的义务发生了冲突。战争或政治恐怖导致了最紧迫的困境出现。在许多情况下，广受认可的约束原则并不存在。在通常情况下，它是勇敢个体的差异性行为的结果。通过刺杀他们的最高司令——希特勒，那些参与七二〇事件①的人形成了一个群体——德国军官小组。他们认识到士兵的服从义务可以被反抗义务所替代——这不是说说而已，而是要冒着生命危险去完成。

传统道德很难应对这类事件。就理论分析而言，我们的定义明显是无用的。恐怖统治证明了刺杀的合理性。恐怖政权并非有意亵渎道德责任、伤害他人，其意识形态通过残酷行径表达出来，残酷就是其道德。然而，如果个体既不希望承受罪恶感，又不希望承担责任，他应当在发生战争的社会里如何行动呢？他应当反抗恐怖政权到何种程度？在反抗它时，他又在多大程度上破坏了其所处群体的目标？

道德责任那令人沮丧的矛盾性表明向上推卸责任——像我们过去做的那样——已不再能成为一个借口。同时，需要做出道德决定的情况正变得不被大众社会中的一般成员所理解。这自然会促成

———————————
① 1944年，纳粹内部试图刺杀希特勒的政变行动。——译注

"私人化"的倾向、冷漠的倾向（也就是撤回客体投注、撤回兴趣的倾向）或者将责任推卸给他人的倾向。

一切经验都表明，正是通过反抗巨大的内在阻力——我们的本能属性的干扰，我们在童年时期习得了社会的基本道德戒律，而且通过这种方式，我们战胜了当前的各种困境。从受驱力控制的自我关注——摆脱原始自恋——走向社会适应的最重要的一步发生在孩子、母亲、父亲构成的三元情境中。冲突（俄狄浦斯情结）的张力因为一个事实被削弱，那就是男孩通过认同父亲（他以自己的方式爱着父亲）保持了他的客体爱（比如对他想结婚的对象——母亲的爱），并因此践行父亲的禁律，拥有父亲的力量和能力。虽然这种认同有助于个体解决俄狄浦斯冲突，在自我和超我的形成中发挥着重要的作用，但是它不一定会让个体产生更强的共情能力。认同程度越高，其无意识成分可能就越多。认同常常会妨碍共情的发展，因为真正的共情涉及对爱恋客体的独特性的觉知。

俄狄浦斯冲突的解决是个体——作为社会存在——发展的重要起点。我们必须想象尽可能多的适应形式或抵抗形式。另外，为了使自己的个性得到认可，个体同样进行着长期的斗争。除了身体驱力的极端不足以及无情的教育征服（两者都有助于造就"无私的"个体，极大地干扰了个体发展坚持己见的能力），在俄狄浦斯期发生的事，即使不一定会起到决定作用，也会成为以后发展的触发点。但是在日后遇到困难时，个体也可能在道德上产生新的认同。确实，在人生的各个阶段，个体都需要适当的道德适应。人类行为的后道德化中涉及的冲突并没有消失，因为控制驱力的角色模式已经失去了其普遍效力。

过早、过于严厉地向个体灌输道德观，不允许批判性的观点出现，会对个体发展造成永久性阻碍，也会导致超我和自我的联系过分紧密。[①]于是，超我不会给自我留出足够的空间，以致批判性自我功能受到抑制，批判性自我观察也受到束缚。自我只能通过"老大哥"，或既无情又记仇的圣父，来看待它自己。规则已制定，想要替换它们就是犯罪，必将受到惩罚。

因此，从根本上说，社会道德被内化为超我，支配着个体的行为。少数派在陌生的文化中保持了其语言、荣誉标准、家庭传统，这显示出社会道德的坚实性。在发展过程中，社会道德率先超越了个体的自我。弗洛伊德把它称作"超我"再正确不过了，因为它"的确描述了"一种内部心理的"结构关系"，而不仅仅是一种简单的对道德意识的人格化。[②]

移民必须要去适应由文化决定的新生活方式。从他们的生活经历中，我们可以看到传统的超我结构怎样被打破，以及这又是怎样

---

① 应当指出，天主教会的目标一直是通过尽可能早地干预个体教育制造这种影响。教会通过胁迫的方式获得实用主义者的崇拜，几个世纪以来一直保持着权威地位。尽管有人崇拜，但那些没有把保持这种权力看作历史终极目标的人将无条件地拒绝这种驯化。然而，这里假设的情况比现实情况简单得多。弗洛伊德指出，更温和、更开明的教育并不一定会阻止严厉而不宽容的超我发展。这些案例显示儿童并非认同父母的意识行为，而是认同父母自己也没有意识到的道德态度成分［《精神分析新论》，《弗洛伊德全集》（标准版），第21卷，第62页和第64页］。

② 西格蒙德·弗洛伊德，《精神分析新论》，《弗洛伊德全集》（标准版），第22卷，第64页。

唤起焦虑的。在新环境下，旧的群体身份可能会被颠覆，人们必须采用新身份。老年人通常不能完成预期的文化适应，而是保留了原来的认同和价值观，因此他们仍然是"外乡人"，是异己，是新环境里的边缘人物。但是妥协的情况也会出现。新来者可能发展出在两种环境中生活的能力：在家庭里或在族群中，他根据旧标准和理想生活，而在工作的地方，他根据新标准和理想生活。

如果我们还记得这些适应过程的多样性，以及获得新的社会价值观和角色的困难，我们就能更好地理解（以他人为导向的）认同的快速变化以及超我的快速转变。问题仍在于自我和超我紧密的内在联系（自我对超我的巨大依赖）是否有利于个体有效地适应新异的环境情况。在德国，我们有机会观察到，无数个体既保持着相对不变的家庭群体道德，也适应着其民族群体快速变化的道德标准。当然，他们注定要这样，因为他们的自我功能相对于超我的要求处于劣势。带着无所不能的民族幻想，人们沉溺于一种非常可疑的"力量"道德中，也就是说，沉溺于一种无道德的意识形态中。这一意识形态瓦解之后，他们无从进行自我批评。相反，他们抛下先前高举的"优等民族"道德观，没有表现出一点点哀悼的迹象，然后随随便便地就近捡起一种道德观来使用。1933年之后——纳粹统治开始后——人们发生的人格变化以及1945年彻底失败之后人们否认过去的努力引发了社会心理问题。对于这些社会心理问题，我们虽然可以给出一些解答，但从许多方面而言，都超出了我们的分析能力。要想理解人们突然面临的重新定位，以及社会地位不同的人（比如工业区的工人以及以宗教为导向的农民）的道德意识如何被禁锢，①我们需要更详细地了解社会化和角色结合的一般过程。

1945年之后，我们被打回人间，知道自己并非无所不能，回归了欧式民主道德。这成为道德相对化的一个很好的例子。我们首先可以把态度的转变理解为机会主义投降姿态。除了导致超我限制自我评估现实的能力（包括自我批评的能力）之外，基于恐吓的教育过程还会带来另一种后果。如果教育致力于抑制自我，消除其批判能力，那么所有情感关系的矛盾性都会大大增加。但是人们不允许儿童表现出这些双重情绪——对权力既崇尚又嫉妒，既爱又恨——的消极面。无论如何，个体在面对上级时，不能不加掩饰。（他嫉恨父亲，但他不得不另找出路，于是他选择了反抗老师。）蛊惑人心的政客会把世界分为朋友和敌人两级，利用极端的矛盾心理为"伟大而正义的事业"服务。矛盾心理的解离需要个体把（压抑并因此未升华的）消极成分投射在陌生人或意见不同的人身上。这里，异己道德持续渗透着，首先是来自国内的篡位者，然后是战胜国。

在德国，施虐倾向虽然在独裁统治中占有很大比重，但是人们并不愿承认它是快乐之源。施虐狂总是以"规范性"为幌子，站在

---

① 在这里，我们不能详细地解释道德意识和超我的区别。从本质上说，道德意识的影响是有意识的；矛盾心理被消除了，它主动地重复着所学的戒律。超我包含了年轻人在认识和学习过程中通过内摄和认同权威吸纳的一切。在这个内化过程中，许多升华的认知特点也被个体吸收了。严格地说，它们不是"榜样的"特点，它们是这个榜样的属性。它们不涉及反思，而是变成了无意识的指导力量，超越了自我。如果想要认识超我的优势，人们必须付出艰辛的努力。

很高的道德立场上。我们理想化了自己的施虐倾向。这使得施虐倾向极难得到纠正。攻击性在日常生活中的爆发是内在驱力的外化。这种内在驱力源于我们古老的、非个人的、严厉的超我对自我的压抑。超我强迫自我永远服从。超我就像严厉的神祇，需要得到不时关注。每当有人激怒我们，我们就会通过自行车骑手反应逃离他。比如，在轻微地违反交通规则后，我们会受到不友好的对待，然后我们得出这样的结论：我们的自我持续因超我不知满足的要求而受挫。我们最喜欢的"下属"是儿童。就算尊严被蹂躏，儿童也会被迫承认这是"合理的"。施虐—受虐关系因此得以建立，这常常发生在同性别的人之间。许多力比多，因为得不到满足，都通过这种方式转化成了攻击性。

在意识道德中，反常的幼稚满足的同谋并没有得到注意。痛苦被强加在个体身上，就好像这是世界上最自然不过的事。这里涉及的是本能驱力的暗涌。本能驱力努力向着目标奋斗，即释放张力。道德化已让它可为理性所接受。施虐狂并不关注它用来获得满足感的客体的性别。它不是性别问题，而是性器官发育之前的力比多满足问题。施虐狂的攻击行为同样由一个事实促成，那就是社会道德不允许人们把情感不加掩饰地投向同性伙伴。同性恋倾向会招致厌恶，也遭到现有规则的阻拦。只有异性关系能被接受。就算是升华的同性恋倾向，也会被认为太过"女子气"。个体的某种（完全无意识的）同性恋需求只能通过和他人一起骂脏话得到满足。这是一种可怜的补偿行为。

整个领域都充满了禁忌，这使得同性恋力比多①的身体需求没有得到满足的机会，也得不到升华指引。把更温柔、更女性化的特质和男性形象结合起来，这一点并不符合行使权力的家长的理想形象。鉴于这个原因，男女认同之间并不存在心理内部的辩证逻辑。

从19世纪70年代开始，德国文化就开始拒绝温柔的母亲形象。从那时起，德国男性就刻板地认为，妇女不应受到重视。直到19世纪中叶，年轻男性之间高度理想化的友谊仍是一种常见现象。那时的德国处于工业革命之前，与现在截然不同，发展同性之间的微妙关系的公认角色模式仍然存在。后来，在军事训练的影响下，同性恋倾向让位于更生硬的同志友谊。等级关系凌驾于一切之上。就算在两大权力结构瓦解之后，男性化理想仍盛行于德国社会，一些更轻松、更具同情心的特质被排除在外。与过去一样，施虐倾向仍然存在于依赖关系之中。后来，劳动力的短缺使人们不得不采取更谨慎的态度，但人们只把这看作一种不幸的暂时情况，而不愿把它当作一个机会，去认真对待那些在社会上处于劣势的人。不管是在德国皇帝还是在希特勒的统治之下，德国中产阶级都可以看到其"强硬"道德准则的相对性。不能自嘲仍是这种情况的显著特点。任何快乐，只要不是来源于命令或服从，似乎都是一种失败。只有在少数特殊情况下，德国人的超我才会允许自我接受讽刺，因此他们总是超然于讽刺之上（显然，这是魏玛共和国期间知识分子一直憎恨

---

① 我们的思考建立在双性恋假设的基础之上，其证据也在不断涌现。确定的性角色从很大程度上说是社会赋予的。

"放纵"的原因之一）。

人类道德的悲剧在于其可以轻而易举地被错用。先天的释放机制可以调节动物的社会行为，具有高度的选择性。它不会被误解，因为它们只对"特殊的、典型的刺激组合"产生反应。[①]这种刺激组合就像"一把钥匙"，激活旨在保护物种的行动。传统道德观也依据同样的"命令"和"反应"之间最紧密、最精确的关系的原则。情况与需求的对应关系对我们来说已根深蒂固，比如，在考试中作弊会被看作不诚实的行为。自我主义无视社会规则，因此自我主义与社会规则之间存在冲突，但是只要自我主义与社会规则之间的冲突没有变复杂，决策就不会出现问题。但是，复杂的事件（如婚姻危机）显示出误会、道德说教能在极大程度上掩饰人们在人际关系上的失败，以致最后没有人能在事实中站稳脚跟。情感受伤、缺乏共情能力、固执、利己、墨守成规、隐秘的施虐倾向等，不能靠简单的道德准则进行分类。先天触发机制和道德行为的区别存在于道德行为的触发中。

道德的监管原则既会导致多余的情况，也会导致不足的情况。针对杀死同类这件事，道德准则还没能起到可靠的抑制作用，这说明了我们不一定非应用它不可。我们很难意识到，道德不仅会被弱者和坏人无视，也可能被我们误用。因此，我们可能会一边无视规则，一边质疑自己的行为。当有人用道德针对你（或者当你自己诉

---

① 康拉德·洛伦茨，《动物和人类行为研究》，第2卷，马萨诸塞州剑桥市哈佛大学出版社，1970—1971年。

诸道德时），不要忘了想一想他是怎样占你便宜的（或者，刚好相反，你又是怎样利用他的缺点的）。

我们并不能明确地知道是否存在原始破坏力（真正的死本能），也不知道自然的攻击快感是否只有通过无所不能、羞耻和失去自尊的体验才能转化为制造痛苦的欢愉。我们可以确定的是，从长远来看，"伟大的文明"都不能成功地在其成员中引发升华，吸收迄今为止在仇恨和毁灭爆发中释放的能量。这种爆发显示的不是升华的自我成就，而是一种集体退行。

如果我们从积极的角度看待道德相对化，把它当成真正负责任的社会存在的不可回避的任务，那么我们就会面临一个非常令人惊讶的事实。道德发言人带着特殊的狂热，把攻击和毁灭诠释为具有社会价值的存在。当人们怀疑有人不讲道德，与魔鬼为伴或者做了其他不贞洁的事时，人们就会毫不犹豫地对其施行拷打、活烹或火刑。自古以来，在卫道士的监视之下，人们能容忍暴行，却不能忍受公然的爱欲。用心理学的话说，这代表着，直到今天，攻击驱力的满足仍比性欲的满足更符合道德要求。

对于非暴力道德——基督教的道德核心——来说，这会导致一个非常不幸的后果。人类在无意识中对性欲的压抑使得攻击性占据了上风。

"驱力"不会以单一的形式出现。它们是抽象概念，帮助我们理解人类行为演变的基本方式。现实只显示驱力活动的"融合状态"。在这些活动中，处于支配地位的驱力成分决定了目标是获得攻击性满足还是力比多满足。如果投注在客体上的主要是爱，我们就能够缓和我们的攻击性，因为我们不愿意失去快乐的客体。但是，如果更高的社会威望被用于攻击性，攻击倾向将不能成功地被驯服。于是，力比多就会出现反常的情况：它被用于达成攻击性的目标，并赋予这些目标一种令人愉快的特点。力比多没有得到满足的儿童会去虐待动物，这一点就清楚地表明由快乐主导的破坏性行为可以代替没有得到的力比多满足。

不仅幼年的失望感会对个体本能发展产生影响，而且替代形成（substitute formation）对于许多人来说仍然是一种极易唤起的行为模式。残酷的行为，比如用来提升道德感的折磨，也包含着一种倒错的力比多满足成分。引人注目的是，倒错总是被改名换姓，这赋予了道德合法性。

在基督教的漫长历史中，性快感一直备受指责。这迫使个体压抑性欲，只能在破坏行为中寻求替代满足。没有宗教会容忍性爱崇拜，因此道德最终只能克制本能欲望。虽然非暴力也是必要的，但人们对于违反非暴力原则的情况比对违反性禁忌的情况在态度方面更宽容。

那些把生命奉献给情感强化和无私事业的人与那些做出残酷行为的卑劣之人形成了鲜明的对比。人类学，基于弗洛伊德对驱力的洞察，让我们认识到这些对比互为决定关系。心理学发现告诉我们，自我意象中极端的性否认不会完全导致去性化。

道德误用的特性在于，如果个体受制于公众舆论，他就不能很好地区分自己的正当要求和公众的腐化堕落。违规行为有很多，有遮人耳目的，也有很明显的。讨论这一主题不太容易，因为从道德意识的角度看，我们是旧主，会为自己辩护——就算没有正当理由，我们还是会辩护。

我们的基本命题——道德应当阻止我们伤害他人——是消极的。但是，只有当我对某人"感兴趣"，也就是说当我能够承认他是与众不同的，可以把力比多投注在他身上，把他体验为自己人格有价值的延伸，不伤害他人才获得了意义。

人们发现高级道德形式越来越不同于警察监督和强制执行的公民服从，这一点很符合逻辑。一种行为动机的真相只能在对话中慢慢呈现出来，而这一对话产生于我们对彼此的兴趣。这引出了道德需求的另一面。仅仅服从一种道德禁令（"汝当……"）对个体来说并不够。了解自己的动机，理解为什么服从或为什么不服从，同样重要。在通常情况下，在冲突中，我们都依赖于至少一个同胞的帮助。这个同胞也对发现我们的（或他自己的）动机感兴趣。从感情角度来说，这不是靠"自白"能够完成的。同样，行为受到谴责还是奖励不应根据某些道德准则来决定。我们只有慢慢地、敏锐地发现多层动机才能为真正的道德奠定基础，防范对道德的误用和误解。

与去道德化和狂妄相对应的是道德的过分调节、伪顺从、过分自觉地遵守道德规定和过度顾虑。两者都是病态性格发展的迹象。当然，这是由个体的经历所造成的。某些印迹经常出现。我们称之为"群体压力"。道德行为准则通过群体压力对个体产生影响。整个过程可能稍后被权衡、被仔细思考，也就是说，受制于自我的批判性功能，但是这不一定会发生。对于绝大多数人来说，现行的集体准则会扼杀个人道德意识的发展。过去，道德教育的全部重点是建立一种可操控的无所不能状态。人们只需要想一想村庄和小镇的保守就会意识到：如果独立思考使得某人的行为与众不同，独立思考就会受到强烈的质疑。

从很早的时候开始，过度适应通常都会受到褒奖，但它只会将个体变成支配其社会角色规则的线偶。"好孩子""榜样""杰出公民"是"社会的基石"。在忠诚于一个角色时，自我已完全被驯化，它会否认个体自我理想和集体角色类型之间的所有冲突。另一方面，如果个体与群体的力比多联系很弱，如果个体没有学会控制原始本能，他将发展出反社会的冷酷特质，以致犯罪。一个反社会的人会放弃其角色，变成局外人。他的群体为了维护自己的尊严，也会将他排除在外。为了这种尊严，群体不承认他也生活在同样的群体条件下。那些条件造成的性格畸形在普通的正直公民中变成了自我的征兆，于是受到认可或被看作有价值的东西。

人性化道德观中有一个不可否认的进步，那就是人们已不再把惩罚作为报复。再社会化、"改造"代替了报复。不管我们如何谨慎地诠释这种新观点，它都表明社会对个体的社会发展表现出了更浓厚的兴趣，而且不再把个体的罪行归咎于邪恶或遗传，而认为其源于社会自身创造的生活条件。

社会，通过多种渠道，像匿名组织一样影响着个体，给个体指引"方向"，让个体形成"红灯停，绿灯行"这样的条件反射。这种机械的社会适应还没有在大众之中扎根。据称，1966年，美国发生了约300万起暴行和其他罪行（确切数字不得而知）。同年，德国商店遗失价值高达2400万马克的商品。这似乎表明，在社会化中，道德从很大程度上说和自我不相容，人们的行为不受意识控制。

在一些政治情况下，个体，一代接一代，被烙印上了相同的印记，适应失败的概率相对稳定。就观点、偏见和整体生活方式而言，相同的超我特性由一种教养方式来传播。这种教养方式为个体提供了一种久经考验的内化社会游戏规则的程序。但是，不只是犯罪率的增加说明了社会禁令的松懈。许多对于我们的父辈和祖辈来说"不可能"的事，我们正在公然地践行。现在，就连医生引诱女病人这样的事在某些地方也会得到支持，得到公众舆论的认同。

我们至少面临着两种发展趋势。我们不可能说出这两种发展趋势是否互相影响，或在多大程度上互相影响。一方面，对适应进行攻击性干扰的量（简言之，犯罪行为的数量）在增加；另一方面，在降低性行为的禁令门槛上也存在着集体压力（违抗所有反本能制度和习俗）。很久以前，通奸或发生婚前性行为的人会被判死刑，甚至在不久前，这些行为仍会受到社会的谴责。但是现在，它们变成了私事，群体虽对其好奇，但个体已经不会再因为这些行为而受到惩罚。本能斗争——无论是在反社会的攻击驱力的爆发中，还是在反社会的组织（有组织的地下组织）中——以最原始的形式表现出来。人们可以在街上表达自己的情感，而在过去，人们一直认为"在公共场合示爱让人讨厌"，就算在私底下，人们也不会这样做。

我们并不清楚何种挫折会强化情感，导致社会行为模式发生变化。不确定性甚至渗透到了集体应对社会混乱的防御体系中。当然，这种社会混乱有助于保持得到认可的不公平。换句话说，甚至是在公平的管理下，观点的转变也会无情地发生。人们也许会将其称作"寻找一种新的公共规则道德"。这些变化与来源于客观环境的影响相对应。在这里，气氛绝不如其提倡者想让它看起来的那么友善和亲切。工作通常千篇一律，就算处于高位，个体自发的个人参与也是不被允许的。工作要求提出的调整过程是畸形的。原则上，这并不比摧毁想法的约束以及繁重的体力劳动更好。工作中伴随产生的情感不能被分担，工作流程也变复杂了。谣言像雪球一样越滚越大，越来越恶意。哪怕个体只是想稍微地满足一下需求，刺探他人的弱点，他的生活也很可悲。人们陷入依赖之中。对于东德和西德来说，情况相差无几。这种依赖让个体体验到了心理挫折，朝原始的思想形式和情感退行。在工薪阶层中，大家的生活景况都差不多，没有人有资格过更富足的生活。流行的道德标准是不要多管闲事——这意味着一切。不要妄图去买不属于自己这个阶层消费的东西。所有物品被清楚地标注了身份价值，这是不成文服务规则的一部分。在这些情况下，生活被以一种隐秘的方式政治化了。这一雇员道德不应被看作儿戏。如果你想要"归属感"，你必须服从它。我们可以自信地认定，中等收入者的生活仍然受制于无意识抑制力，这和过去村庄和小镇里的人面临的情况没什么两样。

今天的社会，与以前的社会一样，都由分化决定。工资差异带来了最剧烈的分化，也创造了不同的消费群体。因此，在我们陷入超越个体的冲突时，它们不再反映在动态的阶级意识里，而是反映在"社会地位"意识中。这种意识，像过去一样，自认与历史无关，由消费领域所决定的地位来确认。

印度的种姓制度概念完全合乎这些提到的情况。在印度的种姓制度之下，所有工薪阶层虽生活在一起却未对彼此产生政治影响。从一个阶层爬到另一个阶层并非完全不可能，但是等级资格正变得越来越仪式化。同时，社会的道德和非道德变得越来越同质。让人们赢得尊敬的不再是某人做的工作，而是有效收入。过去的身份理念仍然耀武扬威，好像它们仍发挥着作用，但是在现实中，它们已经没什么实质意义了。美容院的女老板与一名女医生交谈，发现她自己挣的钱并不比女医生少，于是她开始觉得自己也是有社会地位的人。如果为了自己喜欢的事而做出经济上的牺牲，那么，"只能怪自己"。普鲁士公务人员以服务其国王和国家而自豪，尽管他们收入微薄。这种民族精神只属于过去的道德秩序。在一贫如洗的经济体中，这也许代表着一种升华，但是生产力的提高已将它推到一边，用一种报酬充足的自信需求取而代之。

这些例子表明道德准则通过非常迂回曲折的路线，锚定在群体或整个社会的既有特点、反应和普遍行为之中。为什么普鲁士会出现行为端正的公仆？在其他同样穷困的社会中，政府腐败差不多被仪式化了，然而，人们生活得并不比站在廉洁的普鲁士公务员办公桌对面的普鲁士国民更差。

在亚述文化①中，在没有经历过"启蒙时代"的大陆和次大陆上，人们不会认为批判性思维是调整社会状况的工具。看到这两种情况，现在在推销技术的帮助下得以发展的同质标准就不会让人过

———————
① 古代西亚奴隶制国家。——译注

于惊讶了。这些新的因循守旧态度与高度发展的西欧自由理想和个人主义之间存在着根本差别。这一理想代表了对幼年服从禁锢的升华式反抗。当然，有人会说，这种虚伪的一致性、这些欲望刺激、这些承诺——购买某种商品、采用一些专业术语等就可以获得某种理想——与道德无关。这些同化过程都很寻常，无伤大雅。但是，它们真是这样吗？德国人相信自己入侵荷兰和捷克斯洛伐克是正当的，美国人也认为自己攻打越南没有什么不妥。这些信念由某种手段强化，而这也正是让人们"相信"新型人造纤维或新洗涤剂的品质的手段。我们最好取"道德"一词的广义，并避免过分聪明地去区分在伦理上中立和具有积极或消极价值的行为。

我们常常听到人们说，心理理解破坏道德规则，并因此危及文明本身。这里似乎是处理这一观点的好契机。这一观点的形式过于简化，明显是错误的，因为我们可以公正地说，没有理解，因果关系就无从得知。但是，这种反对之声背后藏着一个信念，即人们相信批判性判断不可能像道德戒律一样确定，因为道德戒律已经融入了人们的血肉之中。这一点无可非议。但是，如果回避本能斗争，以合理性为掩护，成功地控制每种道德中固有的惩罚力量，其结果就是道德倒错。在这里，我们说的是攻击驱力的满足为在道德上被禁的力比多满足所替代。人类心中驱力组织的悲剧后果，在于其相反过程——攻击行为的禁止以及力比多投注的随之加强——要么极不成熟，要么完全没有提前规划。数千年以来，人们一直在宣扬基督教的博爱说，但这对于一个事实几乎没有什么影响，那就是爱的挫折在很大程度上为仇恨满足所补偿——虽然受挫的毁灭愿望并不容易用爱的行为来满足。这一观察足以证实弗洛伊德的死亡驱力概念。我们的许多道德观似乎真是稳固的无意识行为模式，来源于死亡驱力而不是爱。处死女巫就是这样的例子。这种极端性压抑的表现延续了几个世纪。这种补偿在人们最初定居下来时就存在了，而且其影响十分深远。我们在今日看到的暴行也不得不归因于此。

无论是安乐死，还是在纳粹社会或更早的布尔什维克社会，以及在斯大林时代的"整肃"中，人们认为自己有权利杀死数百万"异族人"或"意识形态不同的人"，其合理性都得到了道德的证明。我们可以看到，美国南部的白人是多么固执己见地坚持种族歧视。他们认为白人至高无上，就像纳粹觉得自己是优等民族一样，这种偏见并没有被消除。相反，它在许多地方仍被保留了下来。在黑人穆斯林的目标中，以及在许多非洲国家里，在中国人中，这种偏见呈现出相反的样子：那些先前遭受歧视的人被标榜为天之骄子。在意识形态的辩护下，他们将自己的攻击性毫不掩饰地表现了出来——无论是通过白人还是黑人——但这只会导致报复想法，也就是说，导致一种攻击兴奋的状态。甘地的非暴力不合作是一种消极反抗，但它是绝无仅有的例外情况，也许只有在宿命文化的背景下才有可能。对人们在日常生活中和在恐怖时期做出的恶行的理解可以帮助我们阐明，为何那些相信他们的道德来自神授的人会开始折磨并最终消灭少数群体或异质群体。那种道德会提供一种错误的确定性。人们将这种确定性深埋于心，就连杀人也不能使他们退缩。

理解一切——真希望我们有此能力——肯定不是说，就人类行为而言，宽恕一切。但是更好地理解一些事有助于人们内化不同的道德观，而这种道德观不会轻易地毁灭人类的快乐，哪怕它只是无意而为。问题的症结在于，无论是沉迷于禁令的道德家，还是对道德充满敌意的空想家，都不会努力去了解有意义的生物规则或心理规则，即使这些规则支配着我们的生活。这些规则可以在人们的痴心妄想中销声匿迹，但是在现实中，它们一直存在。

多种驱力很容易融合，它们会联合起来达到共同的目标——快乐地释放张力。如果没有攻击能量的参与，大多数力比多满足都不能实现。如果不与力比多融合，攻击力就会毫无顾虑地摧毁目标。道德秩序的目的在于调和神的诫命和"肉身"欲望。如果前者指的是我们理想的要求，那么，物质现实很可能处于次要位置。理想具有奇怪的倾向：对于构想它的人，它绝不会手下留情。爱的快乐和毁灭的快乐都会唤起罪恶感，而毁灭快乐是被禁的东西。但是，就算是爱的快乐也仅在服务于理想时才会得到许可。回归自然的驱力目标使得毁灭理想的客体关系的行为产生。这引发了想象中的神的嫉妒，并因此让个体产生了罪恶感。罪恶感表现了理想的不变需求，必须被否认，以避免摧毁所有免受惩罚和得到世俗快乐的希望。其影响并不仅限于此。理想不屈不挠，它化身为神，化身为其他形式，而罪恶感继续发挥作用，以无意识罪恶感的形式唤起了对理想及其变体的仇恨。但是意识不愿意承认对这高尚对象怀有恨意，因此这种恨被转向了阻抗不够强烈的地方，被转移到了现世敌人的身上。道德把他们设定为罪人，因犯下罪行而有罪恶感，但他们通过将它们排除在意识之外成功地回避了这种罪恶感。这使严苛道德的无意识影响形成了一个闭合回路。于是，它总是显得很残忍，鼓励恣意的毁灭性。这也许是说明死亡驱力存在的最有力的证据。使用"驱力"一词来命名这种状态也许并不精确。我们所指的是人类本能斗争及其心理反应（包话意识反应和无意识反应）的强度比道德力量更强，换句话说，超越了自我。但是，我们并不能因为自我相对较弱就认为自我不重要。相反，道德上的顾虑轻松地结合了保护自己的本能，也就是弗洛伊德本能理论中提到的"自我本能"。为了满足自身需要，理想威胁着人的身体和灵魂。永恒的诅咒，以及道德意识的即时惩罚，是基本权力的超我工具。虽然道德意识形态对生活有益，但这一切也会作用于毁灭和死亡。

在我们的文化里，个体一直遭受双重压力而无处可逃——既不能逃脱驱力需求，也不能逃脱道德意识要求。只要社会结构的道德观具有集体效力，这一点就不会改变。

在过去的几代人中出现了双重逃避的情况：既逃避理想的投射，又逃避道德意识的立场。虽然出现了必须被看作混乱症候的现象，但这种情况也很好地呈现了一种脱离千年的超道德、摆脱攻击能量转变为毁灭性和残酷性的强制转换的恢复过程。①我们不得不承认，在我们的文明中，人类美德易变，任何关于超道德的谈论都无根据可寻。地狱之火和诅咒的持久威胁及其心理表现，即死亡恐惧，仍然悬而未决。这里存在着基督教道德的惩罚力量。每个处于

---

① 这种转化是所谓的"挫折—攻击假说"的核心。根据这一假说，攻击性来源于既不能克服又不能遗忘的失望感。参见多拉德、杜布、米勒、莫勒、希尔斯著《挫折和攻击》（纽黑文耶鲁大学出版社，1939年）。

此文明中的人都相信地狱诅咒的威胁，而正是它导致了死亡驱力的强化和产生于死亡驱力的行为。这一点在与十字军东征类似的事件中表现得最为明显。人们害怕自己的灵魂被奴役（因为他们心中存在无处可逃的驱力需求），这又被外化到一个假想敌身上。摧毁这个敌人就会缓和罪恶感和恐惧。

道德具有相对性这一想法会让许多人惴惴不安。道德传输存在潜在的死亡威胁，而这种死亡威胁显然又会阻止人们思考道德行为的替代方案。被唤起的即时焦虑让人们不能这样做。社会的普遍定位模式快速变化，其道德标准也跟着改变，代与代之间对准则和禁忌的看法就会不同。这一点最能清楚地呈现问题。代与代之间在交流上存在困惑，其重要性却被焦虑地否定了，而且感情外露仅被看作某些个体的"道德堕落"。人们努力消除玷污道德的源头，禁令更加严苛，惩罚更加严厉（在专制国家中尤为如此）。尽管如此，道德陈规的潜在破坏作用，仍然不可抵御。真实现实虽然胜出，但是许多社会成员因此严重地迷失了方向。如果能够摆脱附着在植入观念中的焦虑，洞察新的机会与危险，人们就不会付出如此高昂的代价。但是这是道德观带来的后果。过去，批判性自我就受到这些道德观的压制。

道德相对化是通往地狱之路，还是一种恩赐？这个问题并非没有意义，因为它认为历史过程仍有可能回到一种相对化的状态。严肃地伸出双臂、握紧拳头的浮夸老政客，也包括一些年轻的保守人士，很受大众欢迎。他们的人气也许建立在一个事实之上，那就是发展将把我们带向何方并不确定，这种不确定性极大地刺激了人们向后看的幻想：让我们回到民族或阶级孤立的日子，回到我们自己的道德观荣耀绽放的时刻。

或许以下问题更具现实意义：鉴于道德相对化已经出现，我们应该如何分析其决定因素？我们应该如何去理解这一切是怎样发生的？在我们的时代，过去的道德观都不能保持它以前的效力，那么我们时代的躁动发端于何处？在一个以责任和相互信任为基础的社会中，何种教育可以促进诸如可靠性和信赖这样的社会行为模式，而不会与它们背道而驰？在我们的大众社会中，我们希望能够发现并实施一种教育方针，鼓励儿童在自我引导下热情参与，但这种希望也许只是徒劳，因为大多数决定和责任、成功和失败，已经转由匿名组织而非个体承担。作为一种乌托邦似的希望，它可能具有欺骗性，却至关重要。对于我们大众生活的匿名化而言，深思熟虑的参与是最好的反作用力。

零阻力的匿名性是官僚主义的梦。个体被替换时不再影响整体组织绩效，这个梦就实现了。这种匿名化，从很大程度上说，应该对工人（作为一个个体）在首次工业化浪潮中的贬值负有责任。现在，在更温和的经济状况下，这种情况比以前更普遍。但是当个体价值迅速改变时，匿名性也已建立起来。这一人类技术的口号是"控制"。事实上，这是一种情感控制，其影响在于个体愿意接受这些观点，而通常这些观点是妄想性的。反过来，如果个体能热情关注、理性参与，其初级过程幻想就无法在情感上控制他。

当工作要求像所有机械化工作过程一样，不能为个体所更改时，个体便不能再通过工作成就来表达自己。他的大部分工作都是定量的，没有机会用成果来证明自己。这使得他变得顺从。从很大程度上说，这种顺从被体验为一种前意识情绪。这种不快乐使得承诺快速消除不快乐的口号更有机可乘。如果涉及使用武力，情况还会好一些，因为他还有希望看到被压抑的攻击性得到满足。

因此，个体的外在支配和自我支配都旨在缩短不快乐阶段。在这里，道德思考很少被唤起。常常出现的情况是，为了避免孤独，人们努力地与流行趋势保持一致，参与到任何可以带来快乐的事件中。自由在无责任的审美感受中被保留下来，比如，人们可以自由地在20种不同的帘子中为自己的爱车挑选一种。

在心理上具有重要意义的是，在自我计划（self-planning）的工业社会中，个体可以得到大量的消费品以及为他提供舒适感的商品。生产需要越来越多地由组织化的机构来完成。反过来，不断增多的机构又会引起需求的增长。个体是潜在消费者，被"纳入计划"，就好像他是一名（消费作战用品的）士兵。这是新的反个人主义（anti-individualism）形式，与希望个体把自己看作特殊社会阶层代表的旧反个人主义一脉相承。社会认知的条件作用曾从高级社会阶层一直作用到低级社会阶层。现在，个体根据暴露其消费需求的迹象来鉴定身份，进行分类。身份象征上的支出、购买特权商品的支出，是繁重的。个体必须力争上游，因为我们生活的这个社会把"进步"看作道德义务。但是，人们不得不依靠工作来确立地位，这是工作的属性，却无助于个体成熟。它使得个体与自己疏离，这是常常发生在工薪阶层身上的事。

为了让个体固守普遍道德，传统社会常常以神的惩罚为威胁。

我们正见证着首个完全世俗化的道德强迫力的发展。它嗅出"罪人"的能力远超于通过幻想赋予古代神祇的能力。各个生活领域的不断规划、社会交流的官僚主义化，迫使个体如旧时的囚犯和民兵一样，处于遭受不断控制的位置。但是，如果个体受到这种无能谴责，民主就会失去其基础，也就是说，就算人们不能自由做决定，他们还是乐于自己决定。只要个体觉得自己有权力在决策中占有一席之地，独裁就会不自觉地引出这些个体之间的对抗和竞争。有趣的是，家长式的威压，甚至恐怖威逼，在很大程度上也转移给了经济。人们不能基于批判性思维形成观点，特别是当信息并不透明的时候。人们要么选择屈服，要么选择被群体排斥。批判性预见的美德还没发展起来就已经结束了，其位置由对上级的服从所取代。一切都没有改变：个体仍然必须服从匿名的法令或诱惑，自我不能去批判。这就是大众的宿命。

如果个体在这样的秩序中长大，其心理经济的组织方式几乎不会发生改变。我们可以想到的解决方式是找出一种儿童教育方法，让个体不仅能遵守普遍道德以重现社会风格，而且——在情况紧急和需要同情心的情况下——懂得顺从和坚持反道德（anti-morality）。它是获得批判性智力的前提。

在这里，我们用"反道德"一词指代一种态度，理性地反对在战争意识形态中发布的行为指令。法学家会谈到反对的权利。在儿童教育中，我们必须教会他们这种反道德如何发展，如何学会用它来检验诽谤，最重要的是，了解它不仅是一种神经性的反对习性，也是一种基于正确预见的有意选择。当各个异质群体发展出不同的价值体系时，他们也许会因此成为敌人。1917年十月革命之后，苏联废除私人所有制生产方式就是其最好的例子。如果有人在自己的社会中提倡这一改变，他就会被视为内部政敌。这几乎是不自觉的，人们在个体身上看不到批判性反思的痕迹。19世纪晚期和20世纪初期，德国资产阶级反对社会民主主义者是另一个例子。在西德的许多地方，偏见几乎都具有不可动摇的效力。现在的争斗不再那么激烈，既不是因为当代社会民主主义者保持了社会主义道德观的约束力，也不是因为德国雇工采纳了那种道德的洞察力，而是因为整个情况发生了变化。财政上和其他强有力的既得利益群体（工会也属于这类群体）争相瓜分市场，赢得竞争优势。他们不再为社会价值结构的改变而奋斗。理想主义承诺的最后微光以及末世论希望的最后微光，已经消失。于是，力比多在社会环境中进行了新的分配，新结构模式正在演化。（这让我们想起了一种相当著名的原始魔鬼崇拜。同样，在对斯大林、希特勒、苏加诺[1]、恩克鲁玛[2]的崇拜中，甚至在把自己看作民主国家的国度中，人们也会把政治上的党派领袖看作能人、超人父亲。比起他们来，次级领导人的影响力要弱很多。）

过去，我们习惯把道德和某种理想主义挂钩。在雇佣文化中，普通市民期望有生之年可以获得某些优势，并用这些可预见的优势来确定自己的位置。因此，普通市民的务实行为模式也许代表着在

---

① 1901—1970年，印度尼西亚政治领袖。——译注
② 1909—1972年，加纳国父，非洲政治家，思想家，哲学家。——译注

简单方面的巨大进步。双重道德标准的情况在减少。有些人虽然倾向于谴责这种简单化，但他们也可能同样期望被受挫的力比多激起幻想。我们看到这些力比多正在新的生活条件下积聚。人们现在承认一般社会行为义务的必要性，因为它是实证主义意识的产物。摆脱过去（事实上，过去很难以某种工作或观点的形式被保留下来）虽为知识爆炸不可避免的结果，但在这个过程中，我们也在丢弃稳定因素。但是新世界不会因此永远对能更好地理解情感过程的产物关上大门。我们完全有理由认为未来的道德将会在几个层面呈现，就像历史上包罗万象的社会中出现过的情况一样。一种难以激发情感的道德观，只能想象自己是一种反道德观——它只能被这样理解，或者被这样误解。

传统道德与在危机中形成的道德冷漠和反道德观萌芽形成了对比。这些对比再一次展示，如果定位取决于现存道德或只能提供有限保护的新道德，它就能促进同一感的获得，有利于其保持。道德原则的恒久性有助于强化某人自身行为的记忆。但是，如果腐败藏在道德的假面之后，误把道德用于控制目的却可能让顺从的个体陷入怀疑和冲突之中。于是，人们在道德上很容易随波逐流，而批判性自我和超我的反对也定会被迫噤声。如果个体以此种方式随大流，他就会与自己疏离。这意味着他极大地否认了可感知、可知觉的现实，制造出偏见或骗人的解释。这种行为，从道德上说，只能被描述为欺骗。其经济学价值在于能够声称自己属于处于支配地位的派系。

人们也用不安的感觉来测量自己的行为，这种感觉产生于会检验现实的自我。它要么不满意规定的道德决定——比如，不能异族通婚，要么不满意它的所为——不满意已经进行了异族通婚。因此，虽然存在道德，但个体的同一性经常受到危害，要么因为过度调整，自我被扼杀在集体的超我中，要么因为自我无法抑制驱力冲动和它带来的恼人后果。同样，社会中也会发生激烈变化，比如，生产方式的变化会使个体的地位遭到丧失或不期然地提高。在这些情况下，超我和自我在某种程度上于新基础之上达成了妥协，超我、自我和本我各司其职。如果自我发展在生命最初受到鼓励，个体可以激发大量自发的自我力量，同一性就会得到大发展。只要个体提高现实洞察力，更深刻地认识到自身受驱力引诱的动机，这种发展就会出现。两者都至关重要。因为一个不受其群体价值观引导的人，换句话说，那些采取了反道德观的人，在某种情况下，只会被看作罪人。他可能彻底变成一个"异己"或弃儿。

希望未来更好不能被用作道德上的证明，来证明不惜以生命为代价的态度是合理的。人们并非必须为反道德观、为"更好"未来的"更好"道德做出牺牲。对于革命者和狂热分子来说，这一定看似是道德弱点——有时候，这种看法也许是正确的，特别是推翻极其不平等的权力关系必冒生命危险。但是，每当杀戮变得具有计划性，讲道德的人就会觉得在引用马提亚·克劳狄乌斯[①]的《战争之歌》："……s leider Krieg-und ich begehre nicht Schuld

---

[①] 1740—1815年，德国诗人。——译注

daran zu sein。" ①

就德国1940年占领法国的问题，梅洛·庞蒂②谈到道德阻止力量的有限性以及通敌的耻辱。③ "我们说的是，"他写道，"德国人的入侵应当遇到徒劳无益的英勇抵抗吗？纯粹的道德'没有例外'吗？这样的抵抗不仅使人决意冒着生命危险，而且下定决心就算死也不生活在外族的统治或法西斯主义之下。像自杀一样，它是一种完全没有理由的行为，超越了存在。尽管我有可能照做，但它是外力或政府决策强加的，它已经失去了其意义。这是一种个体态度，它不是政治立场。"

我们可以上演道德奇迹。然而，要求这样的奇迹以道德的名义上演是不道德的，因为毁灭他人的风险会非常大。

因此，我们已经看到科学发展和爆炸出现的新情况。在这种情况下，所有现存道德观的相对化已不可避免。在未来，所有群体、所有文化传统在其成员眼中都不再是绝对的。这并不意味着一个文化群体的某位成员不可能接受道德规定传递给他的有效性，也不意味着他无权追随它们。但是，没有人会把它们看作唯一有效的标准，就算我们私下里还是相信我们自己的生活方式——英式的、法式的或中式的——才是唯一有价值的生活方式。这种信念根深蒂固，因为我们在各自的社会背景中遵循的标准已经取代了基因锚定

---

① "唉，这战争……但我不想因此感到罪恶。"
② 1908—1961年，法国哲学家，存在主义的代表人物。——译注
③ 梅罗·庞蒂，《人道主义和恐怖》，波士顿灯塔出版社，1969年，第39页。

的社会行为模式。当固定的社会秩序价值观受到相对化时，对混乱的强烈恐惧就会出现。然而，伟大帝国保持向内意识形态定位的努力，把他们自己阻挡在能够导致教义相对化的信息之外，也会以失败告终。这一失败证明了定位准则的相互渗透不可避免。使用诱人的的交流技巧，对体育、时尚、舞蹈风格等的热情，是会传播的，与之一起扩散的是它们代表的生活态度，更不用说分享这一切的渴望了。行为模式、偏好等，以这种方式"进口"，像生活方式的碎片一样产生作用。这种生活方式也在寻求根据自身规则完善自己的方式。目前，这种趋势是从西向东的；但是有明确的迹象表明，东方思潮和态度对西方人的吸引力越来越大。据认为，伴随更统一的分配和工业化的传播，由恐惧和怨恨决定的态度会得到缓解。我们仍然不清楚毁灭性的程度，因为它由工业化大众社会中的生活以及涉及人口进一步快速增长的威胁造就。对于社会改变和道德变化过程，无人能幸免。所有人都必须学会在历史进程中重新定义自己的角色。虽然历史演化的背景可能存在差异，但是一种历史过程由所有人共同推进却是开天辟地头一遭。

变化同样反映在我们周围事物的细微变化上。然而，当它们影响到曾经因为其情感内容而十分重要的事时，我们会感到周围的事物令人激动，至少让人不安。让我们举一个司空见惯的例子：节俭。三十年前，人们会把穿旧的衣服拿到裁缝店翻新，袜子和内衣也是小心地一补再补。这样做的原因不仅是贫穷，手头尚且宽裕的人也会这样做。整个社会都认为，节约是一种美德，而且就今天的角度来看，我们绝不会认为是奢侈的行为，在当时也会被看作不道德。后来，自命不凡和战争让我们把节约看得一文不值。机械化的生产方式使得原材料和工业产品成倍增长，也使得它们相对于劳动力价格更便宜。随着资本投资的增加，基于节约的文化变成了一种膨胀文化。于是，在生产力有限的情况下被看作美德的东西，失去了其经济动机。

节约的肛欲期性格特征很容易成为漫画的主题；然而，它也具有升华的情况，如感激的对待和细心的处理。当客体只是消费品时，它们不会得到长期持续的投注。一种有助于丰富传统的肛欲升华消失了，不仅在财务上，而且就继承的财产也是如此。在这一方面，如果个体想要保持堪比旧情况下实现的心理分化水平，他必须寻找升华的新方式和新客体。和以往一样，我们不应忘记其心理上的对应。把大量力比多能量和攻击能量投注在一些事上唤起有史以来最固执最邪恶的冲突。雇佣文化，平均收入充足的文化，以及对物品的拥有时间越来越短，可能会导致道德的松懈，下降到肛欲期的财产拥有（作为最高文化目标）。冷酷占有欲的消失——也是口欲攻击的原始刺激的消失——可能促成更多快乐在世界上的传播。在这里，快乐指的是一种态度，使人对于客体丧失不会再感到如此焦虑。

父亲从小到大所受的教育都是要节俭，那么，这样的父亲应该怎样让孩子了解约束自己以及爱惜东西（共情初级阶段）的重要性呢？毕竟，现在的大环境倾向于奢侈消费，让经济活动欣欣向荣。满足必要支出和有害消费的道德界线在哪里？过于忙碌的安排常常让"浪费的消费者"过早死亡，这显示了消费文化并没有奇迹般地提供财富；相反，它需要其成员完成更多工作。哪一个是牺牲品：是获得和使用贵重商品所需要的时间，还是完成内省文化任务所需要的时间？谁将决定什么在这里更符合道德要求？谁又将设立将这一决定转化为行动的道德意识呢？

许多技术进步已经触及传统道德戒律的核心，剥夺了它们的有效性。找到一种新道德秩序的重任现在被移交给了完全没有做好准备的个体。在他的社会中，先前特别倚仗权势的领域处于混乱之中。缺乏引导引发了焦虑，也导致了退行。人们想要寻求保护，也在寻找认同的新机会——这个寻找过程很是乏味，而且常常布满了陷阱。

内分泌和生物化学用排卵抑制剂制造了十分有效的避孕药，这样一来，我们很容易观察到退行倾向和进步倾向之间的斗争。在性冲动与强加于它们的文化限制的无尽斗争中，哪怕是自我有条不紊的个体也不能完全控制驱力的作用。有效使用限制很大程度上依赖于涉及驱力满足的外部风险。这些风险现在已经部分消除了。不但性疾病得到了更好的防护，避孕也不再是严重的实际问题。过去，人们对发生亲密关系后可能产生的后果怀有极大的恐惧。这种恐惧从很大程度上说有利于性道德的保持。从这些后果中，性道德可以得出最有效的论点，得到其禁止力量。但是，如果可以轻松确定地避孕，而且不会危害到人类的身体，人们就觉得有必要重新思考传统的性道德了。一方面，避孕可以让无数妇女免受痛苦和道德耻辱；另一方面，也可以让孩子省去父母不想生下他的痛苦。同样，这超越了私人的道德问题，抑制人类无限增长的方法现在已掌握在我们手中。我们的道德意识将如何处理这些没有风险的性交机会呢？它可能会导致许多性关系的深化，演变成注入更多情感的爱情关系，因为人们现在已不再被婚前或婚姻中怀孕的恐惧所笼罩。

我们不能预见更自由的青春期性满足和早熟是否会促进日后对伴侣的忠诚，并因此创造更有利于下一代拥有安全童年的情况。许多事实表明，事态正向这个方向发展。人们常常焦虑地把堕落想象成普遍滥交，与之形成鲜明对照的是以生物为基础的持续客体关系需要。[1]这种关系是同一性发展的前提条件。只有一件事看起来似乎是确定的：比起旧道德来说，摆脱恐惧的性道德观几乎不会削弱发展，也不会带来更多道德上和身体上的痛苦。当然，如果我们相信移除压抑就能保证快乐和成熟，也是不现实的。

考虑到可用来控制生育的技术简单易用，要保持过去的禁欲理想不变也是无望的。然而，不容置疑，支配两性关系的标准必须发展。标准如此有说服力，个体受到打动，会将它们纳入自己的自我理想中。认同道德限制和戒律不能靠独断专行。道德和时尚不同，前者被人们接受的速度更慢。

这再一次引出了这样的问题：我们期望在这种已变化的情况中如何出现新的道德准则。虽然人们仍不了解彼此的本土文化传统，但把他们共同的特征纳入其自我理想中是必要的。也许，联合国抵制种族灭绝就是朝这个方面迈出的一步——在未来很长一段时间

---

① 同一性概念的理论含义，参见诺曼·坦巴克尼克著《同一性的三种精神分析观点》（《国际精神分析杂志》，第46期，1965年）。

内，它都会受到威胁，因为目前为止，它只能作为接受解决危机新方法的可能性反映在人们的头脑中，而不能体现在政治现实里。然而，即使为人类行为人性化做出重大贡献的国家也会采用残酷的战争方式，但人们还是会认为变化已经发生。这种变化，不仅仅局限于精英，它几乎无处不在。因为这种变化，战争不再被看作不可避免的事，也不再是上帝的乐事。这意味着战争爆发的地方会普遍存在罪恶感，而且自我越来越不愿唤起防御机制，证明其合理性。如果爆发第三次世界大战，中国人可能会出现欧洲在1914年（也就是一战开始时）的狂热。对于德国人而言，这样的狂热却不会出现。这是因为我们已经有了历史经验，我们对这些经验记忆犹新，根本不可能被攻击性冲动冲刷掉。或者，换句话说：在中国，适应新技术发展仍会以古老的方式强化死亡驱力，而在德国，它已进入德国人的超我层面。这也许是心理进化中的进步，而心理进化不可能再一次全然迷失。

　　我们一直都在处理简化过的典型和例子。我们想要阐述的重点是：我们必须在当前情况下做出道德决定，但这种情况并没有经过检验。人口增长规模到达了史无前例的程度，我们也完全不了解技术发展的类型，因此，我们对集体行为的传统引导已不再适合。传统道德规则以先前的惯例为基础，但我们现在面对的事并无先例：人机学（cybernetics）无先例，"避孕药"无先例，许多事都无先例。要想成功处理这些意外情况，我们只能寄希望于加强自己的批判性智力，也就是说，不让传统方法影响决定，不让刻板道德禁令介入。这意味着儿童教育上的革新。最高程度的独立必须从童年早期开始培养，以阻击出现在道德中的偏见。当个体最初尝试着实现主动权时，他感到自己是安全的，亲近的人都支持他、同情他、理解他时，他就能获得独立。如果缺少了这种联结，其结果将会是依赖。个体不可避免地要从众，而不能学会更深刻地去理解他自己的行为——用心理学上的话说，也就是没有发展出足够的批判性自我意识。在这种自我疏离的情况下，他处于极大的压力中，会采取避免责任的姿态，并非常想从社会中得到好处。因此，对于力比多满足，在消费者层面上鼓励这样做的环境中，他发展出一种退行的态度。而与此同时，环境已经变得非常复杂，只有升华和延迟驱力满足才可能获得成功调节环境所需的洞察力。这个世界充斥着自动生产线，人们住在大房子里，吃着标准化的速冻食品，甚至文化培养也靠遥控。我们不能依靠农业社会、贵族社会，甚至是资本主义社会的道德，因为它们会让我们产生妄想，错误地理解周围的事物。一路走来，传统道德观只能提供部分答案，而且，这些答案也已经不再重要。如果我们现在还想寻求一种迫使我们按道德行事的惯例——也就是满怀同情心、充满人情味，它只能在坚定不移的换位思考中找到。与他人一致的多愁善感和理想化的乌托邦主义都不适合，我们坚持早先的无意识认同也不行。我们需要的是换位思考，也就是说，愿意把自己放在他人的位置上，批判性地反思"情况"（他的情况，我的情况——我们的关系）。

这一建议听起来并无不妥，但却很难付诸实践，因为它意味着要去克服自爱的冲突。人们很难期望这种建议能拯救道德。但是，共情也要求人们能超越自己、注意他人——也就是强化自我功能。

如此一来，我们便可能在反反复复的冲突中找到向前看的解决方法。一方面，这些冲突来源于本能属性；另一方面，它们来源于文化限制所带来的问题。在冲动和焦虑的压力之下做出决定时，控制自己、站在双方的角度考虑问题的能力，会为我们提供必不可少的思考空间。如果我们能利用这一喘息之机来评估有远见、有同情心的其他备选方案，我们寻找的基本道德方法将会出现。

这种充满耐心、感同身受的理解方式——哪怕是对敌人也应如此——也适用于世界政治。在政治冲突中，我不仅可以站在自己的角度，还可以站在对方的角度看问题。我也能够把其他党派看作一个辩证的伙伴。如此一来，我就可以更充分地理解自己所参与的历史。公平地理解外国人，虽在旧道德看来十分危险，却是以共情为基础的道德的前提条件。从这种意义上讲，相对化变成了道德的有机组成部分——比起先前的道德观，这种道德需要人们更成熟。在心理学上，"更成熟"指的是人们有能力超越认同和内向投射（也就是说，理想典型特质的内化），建立一种同一性。这种同一性能够使人做出独立的道德决定，也能够如共情和批判理性所要求的那样，观察社会道德。

此外，虽然我们的社会越来越富裕，但谁又敢预测它能否努力在其成员的批判性智慧中找到自己的同一性呢？

第四章

认同及其青春期宿命

叛逆与困惑

　　青春期是叛逆期。叛逆需要一个有形的目标。年轻人不得不同自己所认同的内容和内摄的内容（即内化的榜样特质，它们会持续无意识地影响他）保持一致，也必须与他们的理想保持一致。现在，他们把目光从家庭和学校转向了社会。他们看到社会上发生的事，看到普遍存在的情况。

　　他现在看到的画面令人费解，让人一头雾水。最近几十年来，随着工业化和城市化的加速发展，许多社会结构都发生了变化。因为许多生活领域都发生了变化，人们现在已不能像过去处于静态社会时那样，有机会认同无可争议的价值观系统。人们对此的反应各不相同：逆来顺受；道德冷漠；道德缺失；接受过去的权威——这些权威虽然不愿意抛弃前工业化的观点，但接受了当前的现实；遵循流行和时尚（它们更替的速度很快，对个体的影响很大）。这些态度表现为行为模式的反向形成，具有先前社会情况的特征。它们不断给个体施压。这些影响混杂的方式以及力量强弱的交替变化十分特别。

　　这就是年轻人面临的情况。他们的内心平衡被生物成熟过程的强烈变化所撼动。德国社会提供给他们的目标不仅不确定，而且比其他更稳固的社会所能提供的目标更矛盾。在年轻人的生活中，内在经验和外部经历的混乱状态反映在一系列矛盾的行为碎片中。过去，人的行为或多或少是可以预料的。现在，个体可能常常表现出不相关、不一致的态度和行为。这些态度常常不露痕迹地融合起来，让人产生"暂时性人格"。[①]矛盾的是，大群体行为的可预测性却增强了。然而，如果我们记得这种暂时性人格在来自大众媒体的观点、态度和偏好的影响下尤其脆弱，悖论也就消失了。大众观点的交织越是紧密，就越能控制那些依赖它们的人的行为。

个体行为的不一致性先前只被看作青春期的特点。然而，现在，年轻人同样在成年人的包围之中对抗这种不一致性。虽然他们会极力反抗成年人，但他们同样希望得到成年人的引导。人格的成年危机——如年轻人在历史中了解到的信任危机或忠诚危机——现在似乎不再代表持续发展的危机，而代表着一种暂时的调整，这种调整不会影响稳定人格的获得。不一致的态度始终存在，如一方面反对任何类型的专制监护，另一方面接受监护人以命令口吻传递的口号和承诺。但是我们必须警惕轻蔑的泛化，只讨论身处这个时代的个体所面对的各种与传统文化价值观不一样的趋势。因此，虽然旧式父母权威似乎并不代表个体真正的价值体系，但它们还是被依附于它们的少数人保留了下来。道德原则和伦理原则体现在法律中，但在实践中，它们却很少会影响行为。父母权威，因为其压抑需求，比如对性的压抑，现在已不能成功地对抗人们获得满足的欲

---

① 参见亚历山大·米切利希著《没有父亲的社会》原版第225页。

望。人们不仅在私底下嘲笑父亲的指令，而且会公开这样做。然而，父亲散播的地位偏见似乎并没有受到他和孩子的质疑。在这一点上，他的权威仍然不可挑战。社会行为受原则影响的程度因此降低了。通过展现显而易见的力量，一致的意见得到确立。简化的意识形态已取代严苛的、得到集体巩固和控制的超我。

在这里，我们发现了僵化的、强硬的、未开化的、绝对的父母权威。它会对那些受制于它的人产生神经症性的影响。这一点正变得越来越清晰。抱着屈从的态度适应原则——在这个社会中，人们认为这种态度是过时的、压抑的——显然会让个体付出代价。个体只能病态地依靠防御来对抗屈从引起的矛盾情绪。

伴随着这种绝对的父母权威，我们发现了父母对孩子任性的挑衅行为缺乏情感上的关心。孩子的挑衅行为又导致父母更加冷漠。这种冷漠反应的一个表现就是父母喜欢用钱来收买孩子，把他们交给消费者市场。父母从难以维持的权威位置上撤离已经成为一个传统。现在已经成为父母的人应当给自己的孩子支持。父母从崇尚过时的、僵化的专制权威变成了对所有权威形式的厌倦。儿童或青少年的行为在反抗权威和绝望地寻找权威之间荡来荡去。我们也可以在父母身上发现这些态度。

父母榜样

在这里，我们必须陈述一下让年轻人满意的父母取向。最重要的是，父母应当能够理解青少年寻找同一性的迷茫，理解他们既想依附又想逃离的心情。父母不应当把自己的经验当作不容置疑的典范，认为它们随时随地对任何人都有效，而应该把它当作一种经历去理解。在输送经验时，我们要认识到精确地记住关于自己的画面异常困难。我们需要提高的是对自我理想化以及情感爆发的危险的敏感性。另外，我们应该对让我们接受或拒绝价值观、惯例或意识形态的原因保持敏感。为了解决社会中令人迷惑的矛盾，我们必须引进一种教育模式，这种教育模式能够为个体适应现状提供帮助，并且在个体涉及丧失同一性的危险时帮助个体变得独立。

综上所述，我们可以认为，文明的发展有损父亲榜样，而在个体的童年早期，这个榜样是必要的，也是有效的，是一个安全的、有积极价值的权威形象。青少年倾向于批判父母以及其他权威形象，这使得他们得出了相反的评价。然而，虽然他们追求的目标可能不同，但年轻人仍然需要榜样。我们不能认为社会发展使得积累的经验对他们来说过剩了。在生命早期，个体肯定无力对他的决定负全责。如果个体不能得到那个年纪应该得到的帮助，他就会失去重要的人生体验，从而产生反向形成。在政治生活中，个体退行到渴望一个异常强大、像神一样的父亲就是一个好例子，它表明个体试图去补偿早年的剥夺和认同机会。没有这种退行的心理机制，新独裁统治（如现在不断建立的独裁统治）就不可能出现。固着于幼稚的引导和保护需要也表现为希望避免生命中所有的风险，渴望得到最大程度的保护。教会人士扮演的正是这样的角色，因为他们宣称自己愿意为不成熟的、"无依无靠的"儿童承担责任。个体在接受这一帮助时奇怪地掺杂着不信任和神奇的期望。

角色转变

随着技术和官僚主义的传播，男人和女人的基本社会角色变得越来越相似。传统的性别角色处于瓦解边缘，越来越朝着主要社会功能的方向进发。我们是否真的把提供社会保障的社会看作父权社会？或者，只是"国家父权主义"一词使人想起了这一理念？国家和教会不是真的要实现其幼年期望吧？我们完全确信，在所有试图满足此类需要和幻想的社会机构和宗教机构中，不仅出现了父亲特点，如引导、指挥、禁止，而且越来越多地出现了如照顾和哺育这样的母亲特征。

在家庭中，父母权威越来越不具有信服力。如此一来，孩子比以前有更多机会去暴露他们的俄狄浦斯冲突。这一过程不仅蕴含更多的自由，而且存在迷失方向的风险，因为客体——父亲或母亲——不能把大量攻击性绑定到自己身上。

比如，有人观察到，年轻人常常抱怨父亲反感与他们进行严肃的谈话和讨论。一般说来，这是因为在我们这个烦扰的技术世界中，时间总是不够用——从某种程度上说，事实的确如此。但是父亲们避免这种父亲式的谈话也有可能是因为他们抱着强烈的愿望，希望当他们自己迷失方向的时候，他们的孩子可以作为朋友帮助他们。因此，一方面，孩子——怀着对自由和引导的需要——感到他们的父母对他们的关注太少；另一方面，父母——因为自己也存在调整和寻找方向的问题——无法对孩子的内在生活产生很大的兴趣，即便孩子希望得到他们的关注。

古斯塔夫·巴利①，师从阿道夫·波尔特曼②，强调人需要人的引领才能变成真正的人。在我们现在所处的环境下，这一主张可以更具体地表述为"一个儿子需要父亲的引领才能变成一名父亲"。但是在身份认同非常困难的时期，父亲自身也缺乏支持。心理学（在精神分析的影响下）质疑"父亲"作为权威角色的作用。此外，技术的快速发展也超出了其把控。这使得父亲对亲密关系感到困惑，并产生了退行。比如，当父亲感到"力不从心"时，他会向儿子寻求支持。而从儿子的角度来看，这完全不符合他对父亲这个角色的理解。父亲和儿子都在寻找"父亲"（一个超人父亲）。然而，他们对这位超人父亲的感情是矛盾的，他们还没有准备好承认这位超人父亲就是一个理想。

这一需要与科技趋势之间的矛盾非常大。它妨碍了两代人的自我认同。可以实现这类出色技术专长的自我活动和退行性的无意识保护需要之间的矛盾不仅和父亲有关，而且与颇具保护性的母亲有关。

在青春期，每个人都开始解开幼稚的联结，接纳新的社会角色，并寻找自己的身份。复杂性必将出现或被放大，特别是当以前提供社会引导的理想不再适用时。社会惯例在一个社会中具有稳固、可信的地位是非常重要的，因为它们在帮助人们找到新的更恰当的生活方式方面，既是一种支持，也是一种刺激。找到自己的同一性以及适

---

① 1893—1966年，瑞士心理学家。——译注
② 1897—1982年，瑞士动物学家。——译注

合它的价值观在每种文化中都是个体成熟过程中最艰巨的任务。年轻人需要在其社会所尊崇的价值观中找到坚实的基础，不管是为了适应它们还是为了利用它们。

认同和同一性

在青春期，个体认同父母，特别是认同父亲会遭受特别沉重的压力。随着视野的拓宽，年轻人开始理解父亲在社会中扮演的真正角色。到了九岁或十岁的年纪，他会发现父亲并不符合他理想中的形象，失望的感受也会随之袭来。此外，他会如此失望，还因为认同父亲总是伴随贬低自己的痛苦感觉。因为他有更多机会拿自己的父亲与他人进行比较，所以他对自我价值感的认识也存在新的问题：家庭传递给他的认同、理想和标准如何与社会所尊崇的这些内容相符？他应该怎样勇敢面对新的机会？

根据我们自己的经验，我们认为我们知道同一性是何物。然而，作为一种心理情结，它很难被定义。一方面，它由认同形成，始于个体对父亲和母亲的认同，接着是对老师和朋友的认同，直到他成为更大群体的一部分。这些群体建立在共同利益之上。心理学家和精神分析师认为这是同一性的社会定义，并把它同"角色"这一概念联系起来。除了各种联结和角色功能，内在延续感和朝着自我实现（self-realization）努力的感觉在同一性的形成中同样非常重要。

在经验的早期初级水平上，自我实现等同于驱力满足。在精神分析的结构理论中，同一性的社会面向与自我理想及超我的形成相关，而自我实现与愿望满足及驱力满足联系在一起，其根源在于本我。弗洛伊德看到了人格的两个部分——本我和超我常常处于冲突之中，满足驱力要求的强烈欲望很容易抵触社会环境需求和道德意识要求。自我居于两者之间，是一个协调者，遵循现实原则。爱利克·埃里克森①认识到驱力需求和社会环境要求的关系，认为两者之间的冲突不可避免的观点是错误的。爱丽丝·巴林特在《爱母与母爱》一书中生动地描述了母亲的社会需要——安抚、帮助和养育——符合儿童本能需要的方式，支持了埃里克森的观点②。埃里克森认为，他所说的"基本信任"来源于这些需要的相互满足，"基本信任"可能会成为促使同一性形成的重要因素③。在婴儿期接下来的几个发展阶段中，儿童的需要与父母相应却不同的需要仍然能相互满足。此外，除了儿童与父母各自的需要相符之外，成年人的性冲动同样符合人类社会的需求。人类社会的存在最终有赖于这些需求的满足。

然而，有一种同一性发展的形式与环境的态度和观点背道而驰。与权威的冲突很显然是永恒的。当与特殊的天赋和强劲的自我力量联系在一起时，这一永恒冲突将有助于同一性的实现，并把它

① 1902—1994年，美国精神病学家，著名发展心理学家和精神分析学家。——译注

② 爱丽丝·巴林特，《爱母与母爱》，《国际精神分析杂志》，第30卷，1949年，第251页及以后。

③ 爱利克·埃里克森，《同一性和生命周期》，纽约国际大学出版社，1959年。

带向新的维度。在《青年路德》①一书中，埃里克森感人至深地描述了这些过程的细节。当然，情况并非总如发生在路德身上的那样富有成效。

总的来说，安娜·弗洛伊德②正确地指出消极联结使得"独立行动和独立成长没有空间"；对父母的强迫性反对，与强迫性服从他们一样，是这方面受损的结果。③在海因茨·哈特曼④对自我心理学的贡献中，同一性的两面——感到既被环境认同又被自我认同——没有被简单地看作超我和本我冲突关系的结果。在这一斗争过程中发展起来的自我组织功能的规模和质量对其结果具有决定性影响。因此，对于哈特曼来说，它并非只是来自对同一性发展十分重要的环境的外部影响。自我固有潜能的发展，在内部世界和外部世界之间调解和分辨，无论是在建立内在标准方面，还是接受外来影响和批判方面，都十分重要。

先前行为模式在青春期的重复和瓦解

如果我们比较一下当前的青春期过程和一战前的青春期过程，我们会发现这一重建过程正变得越来越持久。早在1923年，本菲

---

① 爱利克·埃里克森，《青年路德》，纽约诺顿出版社，1955年。

② 1895—1982年，奥地利心理学家，新精神分析代表人物。——译注

③ 安娜·弗洛伊德，《青春期问题》，《儿童精神分析研究》，第13卷，纽约国际大学出版社，1958年，第255—278页和第271页。

④ 海因茨·哈特曼，《自我精神分析理论评论》，《儿童精神分析研究》，第5卷，纽约国际大学出版社，1950年，第74—96页。

尔德①就提到过"旷日持久的青春期"。几乎在同一时间，欧内斯特·琼斯②指出，尽管俄狄浦斯冲突在2—5岁时就到达了巅峰，但青春期的身体成熟会伴随这一冲突的重复和加强。典型的俄狄浦斯情结是孩子爱上父母中的异性，感到父母中的同性是自己的竞争对手，于是对他（她）持有有意识的或无意识的死亡愿望。虽然孩子与异性父母之间存在竞争，但孩子还是热爱和需要父母双方的，因此心中充满了爱与恨的冲突，既想除去或杀死这一竞争对手，又希望不惜一切代价把父母留下来。这一冲突能够促使个体做出许多解决冲突的尝试。让我们以一个男孩为例：他会逃避对母亲的爱，因为这种爱里蕴含着许多危险的愿望。他用到的逃避方法是认同她，与她一样，爱上他之前的竞争对手——他的父亲。换句话说，像一个女人一样去爱自己的父亲。或者，他可能会认同自己的父亲，认同他父亲的男性力量和戒律，满足于部分拥有自己的母亲。这是解决俄狄浦斯情结常见的两种方式。第二种方式会有利于个体的健康发展。不受干扰的认同过程，即那些与儿童性别相符的认同过程，与学会适应的能力息息相关。在俄狄浦斯期后面的潜伏期中，这种能力对于儿童的健康发展来说非常重要。在潜伏期（通常为5—11岁），俄狄浦斯冲突暂时减弱，个体开始认同同性别的父母。这就是说，男孩会模仿自己父亲的言行。在潜伏期形成和得到巩固

---

① 本菲尔德，《男性青春期的典型形式》，《意象》，第9卷，维也纳国际精神分析出版社，1923年。
② 欧内斯特·琼斯，《青春期的一些问题》，《精神分析》，伦敦泰迪尔出版社，1922年。

的人格结构必须在随后的青春期中被调动，从而促进自我的进一步成熟。在青春期，人格结构的放松伴随着一个已经过去的阶段的复苏。俄狄浦斯情结——现在出现在了生殖器和自我功能都已发展成熟的个体身上——的强化经常被提及。婴儿试图解决其问题的方式从很大程度上会得到重复。

在进入潜伏期之前，个体是否进入精神分析所说的"生殖器期"也很重要。这个阶段是男女都必须经历的。女孩真正感觉到阴道的存在也是在这个阶段。相关问题的成功解决和生理活动的增多增强了儿童的独立和自信。与真正的俄狄浦斯期相比，在潜伏期，个体的自我功能变得成熟，同时为认同做好了准备。个体在这一阶段的发展迹象是可以更好地忍受竞争和挫折。儿童渐渐放弃婴儿期的需求，而不错失向他发出要求的新活动。这是一个积极的迹象，值得我们特别关注。

在潜伏期，除了这些形式的适应和俄狄浦斯冲突的减弱，我们还发现前俄狄浦斯行为模式的回归，特别是肛欲期阶段的行为模式，其特点是防御机制僵化。肛欲期出现在俄狄浦斯期之前，大约在2—3岁之间。在这一时期，个体发展了整洁的品质，也会产生叛逆的态度，爆发愤怒。

青春期及其与权威变化的关系

除了本菲尔德、欧尼斯特·琼斯，还有安娜·弗洛伊德、兰普尔·德·格罗特、^①利奥·施皮格尔都描述过青春期问题以及它们对成人生活的重要作用。埃里克森称，在对青少年施加社会适应的限制要求前，世界应当允许他们停滞。这个时期是个体发展的"合理延缓期"，在这个时期，个体可以自由地寻找同一性。人格成熟的关键在于，儿童取向和潜伏期的满足形式得到了实质上的改变。然而，值得注意的是，许多年轻人不想"延缓"，而以一种完全没有转变的态度去适应现存的社会秩序。如埃里克森所言，如果同一性的形成始于中止认同来自过去的人，^②那么这一过程似乎会很漫长，而且常常十分艰难。这似乎与前面提到的贬低父母权威相矛盾。然而，如果我们记得意识与无意识的区别，这种不一致也就迎刃而解了。就算我们有意识地放弃已明显破碎的旧理想，早期认同还是会无意识地保留下来。无意识内容不能被改变，也不能变得成熟，它不受时间影响。这种固着会导致人们退回到无所不能的幻想之中，也会导致人们对母亲产生如婴儿般的渴望。

最后，青少年必须开始应对其所处环境的价值观和标准。个体越是犹豫不决，就越难与自己的父母分离。随着父母榜样的毁灭（这一点在二战后的德国表现得尤为突出），认同机会的缺乏会进一步延长年轻人的依赖性。那些没有反叛精神的年轻人不一定就是"好孩子"，他们固着在潜伏期的适应上，通过设立一个强大无比的防御系统来干扰和谐的驱力冲动，与父母的理想和标准和谐共

---

① 1895—1987年，荷兰精神分析学家。——译注

② 爱利克·埃里克森，《同一性和生命周期》，纽约国际大学出版社，1959年，第113页。

处。虽然这些年轻人不会反抗，但他们也不是"好孩子"。相反，安娜·弗洛伊德称："他们让我们想到了失去母亲的孤儿，忍受不能与母亲正常联结的早期分裂，也不能找到这种联结的替代品。"在一个相对正常的童年发展后，青春期会出现严重的失调。安娜·弗洛伊德描述的女孩不能在青春期找到与家庭外成员建立联结的路，不能放弃她们与不存在的母亲的无意识联结，因为她们一直都在寻找她。在心里占有这个意象并把力比多投注在它之上，对随后将力比多转移到新对象——性伴侣上似乎至关重要。

因此，在21世纪初，当一个强大的独裁典范唤起强烈的认同时，年轻人更容易找到同一性，无论是通过顺应还是通过反叛。然而，那之后出现的关于理想和认同的困扰不仅是希特勒和他的时代造成的，而且源于父母对自己的义务的看法发生了变化。正如我们前文中指出的那样，对于代际问题，父母的迷惑并不比子女少。不仅代与代之间的差别变得模糊，性别角色的差异同样在不断减少。父母和孩子都在寻找一种可以为他们提供认同和同一性形成的机会并结合价值观标准的关系模式。的确，年轻人的父母同样处在一种不确定的状态中。这种状态掺杂着反叛和对理想化、无所不能的父亲形象的需要。

这个社会先前由压抑的父母权威支配，不确定性对这个社会造成的侵害可能促成了希特勒的上台。他毁灭旧理想，让人们不再压抑对旧权威的负面情绪。他承诺，从今以后，他会代表无所不能的理想，为每个人考虑，为每个人做决定。这种理想，虽然看似很新，但其实是严重的退行。

如果形成新超我和自我理想的努力受到现存理想——比如一战后形成的理想——的干扰，其结果将是灾难性的。因此，我们很有必要仔细地看一看认同问题的发展，因为这些问题与特定社会及其理想紧密相关。

就此而论，自我理想这一概念经常出现。自我理想与超我紧密相关，旨在实现父母的内在愿望，而不是他们的道德需求。如果个体行事不符合自我理想，那么他就会产生羞耻感，产生被拒绝和被抛弃的恐惧；如果个体不能满足超我的需求，那么他就会产生罪恶感以及被惩罚的恐惧。

青春期的延长或回避

在《性学三论》中，弗洛伊德把青春期描述为一个阶段。在这个阶段，所有性刺激的早期幼稚源头都服从于生殖器的主导地位。在这个阶段，家庭之外的客体投注过程出现了，也就是说，男孩不再爱自己的母亲或自己的姊妹，而对外面的女孩产生了兴趣。

这是发展中正常且必需的一环。这个时期发生的驱力强化使得孩子对父母的"性趣"苏醒了。和俄狄浦斯时期相比，这个时期要危险得多。因为从生理上说，乱伦愿望的实现现在已经成为可能。以前，不能乱伦在很大程度上是因为生理不成熟而选择的不得已行为，但是现在，青少年必须明确地接受乱伦禁令，这是道德提出的要求。

因此，避免乱伦是在家庭之外寻找爱慕对象的有效刺激。毫无疑问，这一过程与特定环境中的习俗和惯例有关。对原始民族的研究已经显示，青春期不需要超越性成熟的持续期。对于这些民族和我们社会中的非中产阶级来说，选择一个家庭外的对象——从进入一段性关系的意义上说——或多或少也与性成熟有关。年轻人需要履行成年人的义务，同时享有成年人的权利。在更高的社会水平上，职业训练的长周期几乎不存在。心理上的青春期比生理成熟期要长得多，最短也需要两年的时间。此后，个体将有机会获得确定的社会角色。青春期的持续时间没有上限。这不仅是因为职业培训时间不断增加，还因为许多人终其一生也没有达到弗洛伊德所说的客体选择的最后阶段。个体的力比多固着于最初的对象，也就是父母身上，因此不能成功地与父母分离，就像我们在孤儿群体中看到的极端例子那样。即使我们允许自己花一定时间让心理发展慢慢地跟上生理发展，在我们的文化中，青春期现象的传播与生理需要也不是完全相称的。

伴随身体和心理快速成长出现的性发展与身体能量的增加有关，从童年早期就一直存在的神经症困扰和固着有时会自动地消失。当个体与父母的分离和他与超我认同的分离相关时，也就是说，当最初指向父母的超我——因为其起源——与个体和父母的联结被拒绝和抛弃时，青春期能量的增加可能释放剩余的攻击性冲动。在这个过程中，这些认同中存在的自恋式斗争与攻击性冲动一起被释放了出来。这就解释了为什么许多青少年喜欢使用暴力又自命不凡。这也许会导致犯罪团伙的形成和青少年犯罪。

年轻人越是相信自己必须与幼年的爱恋对象保持距离，他对自恋目标感兴趣的时间就会越长，从而无视真正的客体目标。这种失常的、孤立的甚至是反社会的兴趣不能让年轻人处于渐渐获得经济独立的位置。这些年轻人只会秘密地、笨拙地追求更加"世俗的"兴趣，因为他们不会把这些事纳入自己的理想。他们确实需要"延缓"，因为他们根本没有准备好承担任何职责。

自我理想对青春期发展的影响

我们在许多高效人士身上也会看到本菲尔德所说的青少年自恋特质，而这种特质绝不只会让人感到愉快，它同时会让人感到抑郁。一个原因是一个夸张且格外敏感的自我理想形成了，其中包含了大量的力比多，这使得个体与父母形象分离。这个自我理想对自我提出的要求非常高，在实际生活中几乎没有实现的可能。年轻人的自尊因此被撼动，变得异常敏感。这种敏感常常表现为抑郁或情感爆发，而对于其产生的原因，年轻人却常常不甚了解。冲突被唤起，因为从理想化的父母那里撤回的客体爱受到自我理想的干扰，没有指向一个外部对象，而是指向了个体的自我，但个体又会感到自我不够理想。这就意味着这位年轻人不但不能爱自己的父母，也不能爱自己，只能去寻找其自我理想允许他投注的机会。

这种个体与父母意象分离后出现自恋投注而非发展新的客体关系的情况，绝非无危险可言。然而，它可以促使寻求完美的年轻人努力应对所有的理想、目标和需要消耗脑力的爱好。

青春期的另一种可能我们已经提到过：潜伏期的理想被保留了

下来。在父母看来，这更容易接受，因为其中没有冲突，包括与权威的冲突，也因为它提供了一种更稳定、更健康的外在印象。但是如果我们记得，只有当个体在青春期发展出对文化的内容和形式的兴趣时，它们才会在后续生活中扮演重要角色，那么我们将不得不看看那些固着于幼稚、保守的理想且发展潜能受限的年轻人。他们与父母的关系仍然是孩子气的。通过极大地压抑青春期出现的生殖器冲动，青少年避免了乱伦的危险，并因此废除了让自己与父母分离的内在必要性。他们保留了父母的生活方式，把父母的理想和观点当作自己的。他们必然会产生摆脱父母联结、超越文化的内容和形式限制的内在需求。只有建构一个恰当的自我理想，个体才能避免原始力比多联结分解带来的无方向感、反社会性、失稳定性等。同时，只有建构一个恰当的自我理想，个体才能感到富有成效，增强对那些符合美好青春期形式的事物的兴趣。

青春期不只以先前有效榜样的瓦解为特点。多方实验和犯错也是这一阶段的特征。这种特征一直会存在，直到新的认同、新的定向得以实现。从本菲尔德描述它开始，青春期的持续期就没有缩短。相反，它的持续期变长了。同样，青春期特有的自恋的程度也没有明显降低。自恋投注能否得到有效利用，有赖于特定自我理想的特殊发展。因此，问题在于年轻人的自我理想会让他过度敏感，过分地关注自己，对自身价值痴迷，产生无价值感和对行为的抑制，还是会让他投入到更多的活动和更广泛的兴趣当中，从而保持自我价值感在某种程度上达到的平衡。

理想由认同形成，反过来又促进进一步的认同。认同父母可以让我们更容易地克制占有他们的冲动。与父母产生认同在个体的童年期扮演着重要的角色。当俄狄浦斯冲突发展到顶峰时，认同父母会变得更加容易，可以被看作个体对来自俄狄浦斯期的自恋创伤的防御。脆弱无助的儿童需要能保护他们的无所不能的父母。理想化同样满足了他们的这种需求，能够帮助个体防御因失望而产生的攻击性。

综上所述，前青春期和青春期自我能力的成熟涉及成长中的儿童对父母更加真实的评价。这不仅是一个解放过程，也是一个非常痛苦的过程。因为随着父母理想意象的瓦解，儿童通过认同实现的对父母的自恋式占有也瓦解了。这种瓦解会迫使他们通过新的认同方式去寻找新的自恋价值。

作为个体价值感的基础的亲子关系的本质

这在很大程度上取决于儿童与被理想化的父母的关系是否足够诚实和直接，允许儿童使用正在发展中的自我对父母进行批判，又不会过多地伤害到他们的情感。如果这种坦诚避免了父母和孩子之间的疏离，那么儿童先前关于父母的理想看法就不会完全被失望所代替，他的自身价值感也因此得以免受自恋式打击。因为从很大程度上说，这种自身价值感基于对父母的认同。

认同父母的持续价值不仅有赖于父母是否能够经受住现实评价，而且从很大程度上来说，有赖于父母与孩子建立的情感联结的质量。父母对孩子越是冷漠、不诚实、充满矛盾，孩子对他们的认同就越是脆弱或神经质。时间因素也发挥着作用。如果自我在成长中不够稳固，不足以在不损伤自恋伤害的情况下承受失望，那么个体就会过早失去理想化的父母意象以及对这种意象的认同。它与其他因素一道，会干扰自恋朝着健康、平衡的方向发展，导致个体的自尊一生都不稳定。

作为对自恋式打击、难以忍受的矛盾性的防御，作为幼稚的自我引发的结果，与父母的理想化关系在很多情况下坚不可摧。否认机制能防止理想的"父母形象"遭到损害，可能会让个体越来越多地否认现实，甚至会波及个体与他人的关系。当然，这种防御行为会使年轻人固着于自己的父母，或固着于他们无法企及的理想化意象，而且会让年轻人一直在这些客体身上寻找理想。如果一个年轻人不能对父母进行相对真实的评价，那么他也无法客观地认识外部世界的各个领域，或者会产生歪曲的观点。他对自己的感觉也是如此。他只接纳那些符合自己的理想化的感觉，比如在他看来，他只能爱与尊重父母，而对父母的仇恨只能被宣泄在其他地方。

安娜·弗洛伊德与孤儿在一起的经历也与这一情况相关。我们从这些经历中了解到，对父母的现实观点有助于理想化和认同的延伸和成熟，而且借助与当前真实客体强大的情感联结，认同也会变得稳固，足以支撑个体在青春期出现的必要分离和重新定位。

发展受阻的方式有很多，受制于个体与父母的关系和与之相关的自恋创伤。本菲尔德提到的男性青春期延长与一种危险有关，即源于俄狄浦斯情结及其认同的自恋创伤可能会进一步加深。这反过来可能会促进一个崇高的自我理想的发展。原始需求将会一直关注受创自我的提升。促使人们与原始对象分离并产生新的认同和理想的青春期自恋必须在一定程度上得到遏制，从而使个体能够把力比多投注到新的对象上。它的受遏制程度有赖于自恋创伤的属性和深度，因为自恋创伤决定了青春期发展的过程。要想使孩子发展出健康的自恋和健康的自尊，父母必须在孩子的攻击性爆发中始终对孩子给予理解，即使孩子撤回力比多也不例外。亲子的情感联结会在这段时间受到很大的干扰，孩子的自我因此也会不断退缩。受到打击的继发性自恋很容易让个体——即使已经度过了青春期——持续地受自我理想的驱使。

自我肯定源自早期的母婴关系，如果受到干扰，个体就会一直渴望与母亲保持原始的共生关系，而且个体的其他客体关系都将受制于这种需求。

青春期坠入爱河是对客体的暂时认同，而非与之建立了关系。安娜·弗洛伊德谈道："这些狂热而易逝的爱的固着根本就不是客体关系。客体关系一词适用于成人之间的关系。这些固着是先于所有客体爱存在之前的最原始的认同类型，如我们在研究早期婴儿发展时发现的那样。因此，青春期的变化无常并非指爱的变化或个体信念的变化，而是指因为认同改变而导致的人格丧失。"①

综上所述，年轻人对新理想的依恋是必要的，因为它们能让年轻人与自己的乱伦对象分离（这个对象在青春期时会重新投注回来），并促进其去力比多化。另外，建立新的、进步的认同可以帮

---

① 安娜·弗洛伊德，《自我防御机制》，第185—186页。

助他们避免人格丧失的危险。我们说过，人格是同原始认同联系在一起的。然而，理想可以远离外部现实，也可以不符合内心希望。个体只能通过后退行、否认和无所不能的幻想，才能免于去价值化。

某些青少年会控制自己，不放松潜伏期的目标，不加质疑地接受父母的价值观。这一类型的青少年不会遇到上述危险。这一类型的青少年并不在少数。他们不受时间限制，不太受同时代人的革新抱负的影响。这一类型的青少年一直存在，未来也会继续存在。

家长会要求青少年约束令人苦恼的本能冲动。那些在潜伏期里听话又用功读书的儿童通常能够在青春期实现这种要求。他们只有通过回撤攻击性——如他在潜伏期所学的那样——才可能做到这一点。因此，适应新的社会要求并不需要真正的行为转化，因为那个社会（年轻人必须继续参与的社会）中的父母权威，从严格意义上讲，本身就"由肛欲决定"。

这种家长式的肛欲理想要求个体盲从。随着社会历史的发展，它已经过时了。但是，在希特勒的独裁统治之下，它再次复苏，呈现出一幅荒谬悲惨的讽刺画面。在纳粹的独裁统治下，肛欲期的强迫性不但表现在毁灭性的虐待行为中（通常情况下，这种行为只会出现在固着在肛欲阶段的神经症患者的幻想中），而且支配着整个体系。

但是，无论是中产阶级家长式社会体系的崩溃，还是希特勒高压体系的瓦解，都没有让这类固着于潜伏期的年轻人消失。创造这类年轻人的情况有更广泛的基础。然而，他们中的许多人似乎已经发生了改变，并仍然在改变中，因为人们对俄狄浦斯冲突的态度已经发生了变化。人们现在可以更开诚布公地谈论它，不必再通过认同父母禁律的方式来回避它。这同样也反映在人们对手淫的态度变化上。现在，人们不再认为手淫有罪，或对健康不利（在19世纪，这种看法相当普遍）。

这一发展状况虽然是积极的，但是如果认同的原动力缺失，那么那些仍然固着于潜伏期的年轻人就会与过去时代中那些相似的人一样产生高度的依赖性，一样兴趣有限，从而感觉不到对其所处的环境负有责任。这意味着他们的超我功能还不成熟，或者他们的道德意识不太受限。他们仍然固着于自己的父母，也许还在继续用孩子的方式理想化自己的父母。虽然他们也越来越多地感到自己不再有义务接受父母的戒律、价值观和责任，但他们却并不知道自己必须为其他理想而战。一般说来，这样的权威意象不再是一个理想。从很大程度上说，它已经被快速更替的体育冠军或"秀场"的斗士所取代。因此，父母不能再让他们的孩子顺从，期望孩子完全接受家庭中的等级秩序也变得越来越没有意义。

相反，父母和孩子越来越倾向于形成一个团体。这个团体由个体构成，拥有相同的权利，义务却不尽相同。双方都希望受到照顾：孩子求助于父母，父母又求助于国家。国家自然而然会调整自己来满足其成员的期望。国家被想象为一个提供者。父母深受旧道德意识的困扰，他们没有把兴趣放在孩子身上，没能满足孩子的合理期盼，所以父母几乎不拒绝孩子提出的物质消费要求。双方的固着得到了强化，时间也被延长了。有利于丰富人格的分离过程——

类似于弗洛伊德所说的哀悼过程——没有发生。在生命后期完成人格的丰富当然也可以，但前提是：一段关系中的伴侣双方的人格差别巨大，双方内化这一客体关系并在外部分离能够促进新的、有价值的认同。

现在，有关年轻人延迟成熟的言论很多。这主要指那类既不能继承父母的理想，也不能找到其他理想的青少年。他们不能在认同中找到稳固的立足点，也不知道应该对何人何事负责。鉴于他们无法建立持久的个人价值体系，他们的内心一直处于一种混乱状态。这种混乱状态会有损他们的判断力，让他们很难实事求是地采取行为。这些认同危机一直都存在，但是在现代社会，陷入这种危机中的人更多。随意地拒绝或轻视先前存在的理想就是其表现。同样，焦虑地防御任何可能导致这些理想瓦解的趋势也是这种危机的反映。

第三帝国的影响

在我们处理来源各异的理想时，特别是当涉及它们的无意识动机时，我们有必要强调那些有效性仍然得到承认的内容。但是此种不可动摇的理想是否仍然存在？"肛欲性"的中产阶级理想能否拯救纳粹体系制造的毁灭？1933—1945年，同属西方文化的国家所共享的价值观被破坏。这一破坏不能简单地靠回忆前纳粹时期的理想来驱散。战时和战后的不同标准通过何种方式影响着年轻人的认同，哪些印迹遗留在了他们的性格中，这是值得探究的问题。

　　在纳粹统治下，孩子很小就脱离了对家庭的认同。父母和家庭的标准和价值观不符合新的意识形态，所以遭到了贬低。独裁统治要求个体放弃对旧权威的忠贞，羞辱以前的权威。这种新的独裁价值体系的入侵会撼动儿童和青少年对父母榜样的认同。正如我们之前描述过的那样，处于俄狄浦斯冲突中的儿童会爱上父母中的异性，并把父母中的同性看作竞争对手。大约到了上学的年纪，性心理的潜伏期开始了，这一冲突会暂时结束。孩子开始更认同父母中的同性，对他（她）又爱又恨——男孩承认父亲的能力，认可他的标准，听从他的命令，遵照他的戒律，采取他的行为模式，以他为榜样，从而为自己最终的社会角色做好准备。

　　如果这一过程受到干扰（比如在专制独裁统治的极端情况下），认同同性别的父母所达成的平衡就会被打破。对父亲的微弱认同受到主导意识形态的贬低。专制体系竖立起一个无所不能、永不犯错的领袖形象，想尽各种办法让年轻人去认同这一领袖形象，把他当作父亲或大哥。现在，对父母的攻击性超过对父母的爱的程度越大，羡慕、嫉妒——在俄狄浦斯冲突中总会被唤起——这些情绪就越容易削弱爱与认同。希特勒充分利用了这种情况（虽然他在很大程度上是无意识的），把自己塑造成只为人民而活的不婚男人"形象"。人民是他的孩子、他的兄弟姐妹。以这种方式，他避免了个体对"领袖"的嫉妒。每个人都感到他是"我的"领导者。被动奉献的渴望在许多方面受到鼓励，并在组织、象征和大众崇拜行为的帮助下得到满足。价值观的全部问题通过大众对一个英雄的认同得到了解决。

与崇拜领袖相关的组织——如希特勒青年团和德国女青年联盟——满足了青少年通过同龄群体相互认同的真正需要。这种相互认同让年轻人在拒绝先前的榜样或与之争论时获得了安全感。此外，这一切都得到了父母的盲目赞同。像希特勒这样的大众偶像极大地刺激了群体认同。在很大程度上，父母的标准已被抛在了一边。第三帝国巧妙地把握住了影响年轻人的机会。理想化希特勒有助于巩固纳粹的价值体系：每个崇拜元首的人都是好人。每个好人都会受到群体的崇拜，因为在这个群体看来，群体中的每个人都是好人。

这种夸张的相互理想化不能没有敌人，因为这个群体中不能有负性情绪，它们必须向外投射。对领袖狂热的爱也受制于情感关系的矛盾准则：崇拜越狂热，对其敌人的恨就越强烈。然而，这些都是其追随者的幻想。一些年轻人的个人生活故事也许有助于更生动地阐述这些认同危机。

变化无常的青春期

为了阐述这些年轻人在纳粹时期和纳粹统治结束之后的故事，我们必须牢记，早期的军事意识形态闯入其价值体系不但影响了他们的发展，而且其影响方式与他们早期对父母的认同息息相关。我们只能非常谨慎地分离这些错综复杂的成分。我们对青春期的描述因此也带有这一生命阶段的混乱特点。

案例一：弗兰茨，生于1922年，父亲是一名牧师。他的父亲虽然不是纳粹，却是一名民族主义者，因此对他来说，接受当时的纳粹观点并不难。他很容易就把歌德①、解放战争、暗箭伤人的故事、延续千年的帝国和苏联的入侵融入德国恢复世界安宁的理想中。弗兰茨对父亲的认同和精神弑父的混合使他很容易就认同了纳粹的国家理想主义。但是对父亲的矛盾情绪仍然会让他感到内疚，仇恨和虐待也不符合他的基督徒身份，因此他不能肆意投射他的攻击性。纳粹的凶残反犹太主义使他不能完全认同他们，也使得他带着批判情绪逐渐脱离了他们的理想。但是他保留了早期对国家的认同，其稳定性来源于对同龄人的相互理想化和认同，由他们共同拥有的战争经历维系。战争罪行和大屠杀罪行被揭露之后，他开始有所动摇。家庭之外的群体认同以及过去的民族主义价值观——虽陈旧过时——帮助他重建了自尊。

弗兰茨只能在自我理想化——基于童年经历——的帮助下才能保持自尊。这种形式的哀悼是人类成长的一部分。他必须坚定地与无价值的理想分离，与仍然幼稚的自我理想分离，但这是他力不能及的。

案例二：彼得，生于1927年。在他处于俄狄浦斯冲突的顶峰时，他的弟弟出生了。这件事对他的影响非常大，他从此对父母关上了心门，也因此积聚了很多攻击性。这些攻击性明显地表现为一种危险的生活方式。他决定不再成为竞争冲突中的失败者——我们现在还可以从他身上看到这一点。这不仅表现为他对父亲形象的拒

---

① 1749—1832年，德国著名文学家，思想家。——译注

绝（他不放过任何一个嘲笑机会，不管是对自己还是对他人），而且表现为回避女性，也就是说，他与她们的关系在心理上是有障碍的。虽然与父亲存在着攻击性的竞争冲突，但彼得仍然觉得父亲的许多特点值得模仿。彼得认同了父亲的高傲态度和无忧无虑的性格。父亲没有接受纳粹时期流行的理想，彼得的反应也一样。此外，他不能忍受那些加入希特勒青年团的同伴的行为。他们的表现让彼得觉得自己低他们一等。认同纳粹理想使他反感，因为它们与他自己的优越感发生了冲突。尽管这种体制在当时的背景下胜出了，但并没有在很大程度上影响到彼得。他的政治态度非常矛盾。一方面，他喜欢从属于得胜的一方；另一方面，他又不能压抑自己对得胜方的讽刺和轻蔑。

对父亲的积极认同使得他在战后并未过度丧失个人价值感。在此之前，他对纳粹的态度就是否定的，因此他的罪恶感和羞耻感非常少。他并没有完全贬低自己过去的理想，因此他不需要努力去获得一种新定位。他也不需要退回到冷漠之中，不用试图恢复过去的价值观。彼得在这一点上与弗兰茨的情况完全不一样。和他在纳粹时期一样，也就是说，和他在青春期一样，他有能力进行心理调整，而且渐渐地，他开始讽刺和丢弃此类调整，转向进步。

不出所料，那些父亲没有接受纳粹意识形态的人和那些在德国战败之后能够回到先前对父亲的认同上的人的自尊水平更高。和那些父亲是机会主义者、在这一趋势中随波逐流的孩子相比，他们的认同和同一性并没有遭到严重破坏。

上述两个例子都展示了经历的某些典型方面。在第二个例子

中，与父亲的竞争转变为对强大纳粹分子的无意识认同。彼得允许
自己使用虐待的行为模式来击退他的对手，因为纳粹宣扬此种策
略。他心中的虐待冲动只是部分地受到压制，这使得他发展出一种
深层的、无意识的罪恶感。这种罪恶感与他的驱力需求经常发生
冲突。

案例三：施虐倾向同样在汉斯身上发挥着重要作用。汉斯，
生于1929年，独子。他母亲对他极其宠爱，把他当女孩一样养大。
他认为"母亲可以嫁给比父亲更好的人"，因为他觉得父亲软弱，
总是犹豫不决。另外，他成长于一个男性气质被看作普遍理想的时
代，所以几乎没有什么因素可以刺激他去认同父亲。因为害羞，汉
斯在学校里不能适应这一理想，并因此看不起自己。他觉得这是爸
爸的责任。但是爸爸虽然软弱，却崇拜纳粹理想。虽然汉斯在私底
下对父亲很愤怒，但父亲的软弱并没有让汉斯把攻击性指向他，因
为汉斯怕过分地伤害到他。汉斯以胜利者的目光观望着弱者。虽然
他对强者又嫉妒又憎恨，但他表现出的行动都是恭顺的。怨恨、报
复的欲望占据着他的心，他的报复欲望中又夹杂自惭形秽的心情。
除了童年早期对母亲的认同，汉斯强烈的矛盾情绪和无望感使他不
能与后来遇到的人，如老师和朋友，产生认同。因为他常常感到羞
耻，所以他的许多行动的主要动机都是为了侮辱弱者。他的家庭情
况提高了他对纳粹的施虐行为——这使得他无法去爱——的认同和
他的自尊。没有经受考证也没有付诸实践的竞争和与之相关的情绪
反应，使得被压抑的攻击性演变成了持久的情绪状态。于是，其他
类型的力比多关系失去了发展空间。

因此，以下情况出现了：软弱的父亲没能给他提供认同自己的激励，因为对母亲的认同、对母亲的乱伦之爱很早就被回避代替了。对母亲的认同反过来又让汉斯遭到希特勒青年团中的伙伴的唾弃，这使得他很难再去认同他们的理想。他只剩下施虐需求和羞辱别人时得到的快感。因为从根本上来讲，他认同他的施虐者，所以他喜欢看到其他弱者像他一样受到虐待，受到羞辱。对他而言，第三帝国的垮台意味着价值感的进一步丧失。没有付诸实践的竞争和缺乏自尊使得他交替出现抑郁反应和攻击反应。旧时的不确定感和恐惧感使得他对新社会表现出赞同的态度，同时他的聪明才智使他能够实现对施虐者的认同。

案例四：在前面的案例中，我们描述了年轻男性的认同困境。那么，对于女孩而言，情况又是怎样的呢？生于1926年的苏菲将帮助我们理解这一情况。苏菲在德国南部的一座中型城镇长大，她的父亲有一家小工厂。她有两个妹妹。她非常聪明，也很理想化，不会公开反抗和生气，总是通过消极抵抗和温和退让来表达自己的攻击性。她特别爱自己的父亲，把他理想化，向他献殷勤。虽然旁观者一目了然，但她自己无法感知到自己与母亲的竞争关系。但是她能感到自己看不起母亲孩子气的一面，瞧不起母亲对父亲的依赖。苏菲过分夸大了这一点，认为母亲不能与自己的女儿，也就是苏菲自己，建立独立的关系。苏菲的道德标准主要受到父亲那安静、体贴、深情的处世方式的影响。在苏菲看来，虽然父亲是个软弱的男人，但他显然非常友善和可靠。同时，他也信任权威。在苏菲进入青春期时，父亲加入了纳粹党，并担任了一个不太重要的职位。于是，苏菲自然而然地接受了他的价值取向。这恰好吻合社会普遍认同的标准。后来，当苏菲遇到其他男人时，她也会去理想化他们，但他们的政治态度与纳粹政权并不相同。于是，她开始比较，并对父亲和他的价值观产生了怀疑。第三帝国垮台之后，她意识到了父亲的软弱，这使她备受打击——这是迟来的打击。从那时候开始，她对男人的态度、对理想的看法、对自我价值感的看法都由这一经历所决定。她的理想化倾向还保留着，但其过程完全可预测。在每段感情中，她高度理想化的人最后都让她失望，暴露出弱点，于是她变得痛苦、矛盾、犹豫不决。她应该相信他，还是该另觅他人？她应该继续和他在一起原谅他，还是选择接受其他人的保护？苏菲的狂热倾向本身就包含着幻灭的根源。每一次，它都会导致苏菲"自燃"，使她痛苦不已。这是对新理想、非个人工作领域和政治态度的自动反应。虽然她有兴趣，也有天赋，但这种态度使得苏菲无法深入学术领域和政治领域，并总是因失望而退却。

青春期和政治态度

今天，年轻人也许同样会受到某种建立在认同基础上的价值体系的典型伤害。最早于童年产生、后于青春期被再次激活的失望情感也许正阻碍着年轻人参与政治。尤尔根·哈贝马斯[1]在《学生与

---

[1] 尤尔根·哈贝马斯，《学生与政治》，新维德希特汉德出版社，1961年。

政治》一书中非常清楚地指出了这一情况。虽然有一点在我们的案例一中非常典型，但它却很容易被忽略：一方面，纳粹通过贬低父亲和展示父亲的弱点促成了个体与父亲的早期竞争；另一方面，纳粹又为年轻人提供了一种夸大的民族价值感。这种夸大的民族价值感并没有因为战争的结束而消失，相反，它持续了许多年。正是它暂时保全了个体的自我价值感。比如，它被置换为"欧洲统一"的概念。这个概念提供了真正的不折不扣的进步理想，它的实现可以与补偿的希望联系在一起。只有当个体意识到德国的妥协根本不可避免，欧洲的政治统一被无限期推迟时，他的认同意愿才会消失，与之一起消失的还有获取知识的热情和对多元知识的接纳。这种情况在战争结束初期要普遍得多。于是，我们在本书开篇时提到的心理-社会"保守主义"流行了起来。

在与那些20世纪30年代末和40年代初已度过青春期的个体对话时，一个念头冒了出来：个体意识到和经历民族价值观解体时的实际生理年龄十分重要。能够从共同的战争经历中得到价值感的群体常常可以保持一些民族认同感。但是那些在战争末期只有14—17岁的人却没有共同的认同体验为他们提供价值观，指引方向。纳粹时期犯下的罪行使他们失去了方向。因此，在那一代人中，那些思想开放、充满智慧、敏感的成员想把价值感建立在民族理想之上，这在战后几乎是不可能的。

出生在希特勒执政时期的一代人的价值观遭受了更深的打击。在战争年代，他们在成长过程中没有父亲。战后，他们的父亲又成了战犯。因此，这一代人此后很长一段时间一直持续着"无父"的状态。从小时候开始，一切都激励他们认同元首，把元首看作他们的理想，看作不可战胜的理想。他们缺席的父亲也分享了凯旋英雄的荣耀。后来，元首垮台了，他们的父亲也战败而返。那时候，这些大龄儿童和青少年不能找到真正有吸引力的有形物进行认同。那些还没有达到青春期认同倾向阶段的人常常对理想表现得漠不关心。缺乏感受性，倾向于否认让人不舒服的事实，不愿意为其存在承担责任（把父亲当作榜样的认同受到了极大的干扰），对于知识问题和政治问题漠不关心，这都是那一代人的性格痕迹。然而对于物质，他们却表现出了绝无仅有的兴趣。

20世纪50年代，冷战开始了，情况也开始发生变化。苏联和美国的冲突迫使后者赋予西德新的功能和投射的新机会，从而恢复其自尊。通过升级前纳粹时期保守的中产阶级理想，一种脆弱的价值感产生了。然而，虽然人们通过回避感情对纳粹历史进行了去现实化，但它的重现还是会危及这一脆弱的价值感。当然，西德经济繁荣持续的时间越长，纳粹和后纳粹时期就越容易被忘记。对自己做出评估的挑战，定义自己生活方式的挑战，由新世界的政治状况提供给德国人民，而我们不应该仅仅把它们看作独裁和战争后遗症的反映。

从1945年开始，一直到20世纪50年代初，德国再无权威——对于一个在公共事件中权威不可或缺的国家来说，这种现象实在令人瞠目结舌。"儿子造反时，心里想的反抗对象是他们的父亲和他们的父亲所代表的这个世界。这是一个完好无损的世界，至少，从表面上看是这样。但是1945年之后，德国的年轻人只看到一片狼藉。

他们的父亲的所作所为令人震惊，是对判罪的嘲弄。"①因此，没有人可供反抗，没有人可供斗争。当保守力量成功地利用冷战重建自己，可供年轻人反对的权威才又重新出现。确实，在本书成书期间，如这些年发生在德国的"学潮"所表明的那样，只有少数政治群体和知识界成员切实地利用了这一机会。后来情况发生了显著的变化。新的挫折源出现了，比如害怕被抓进大机构的监狱中。然而，即使是现在，很多年轻人仍与政治保持着距离，他们不愿形成自己的观点，似乎只在表面上认同主流价值观和西方文化禁忌。即使是毫无保留的反向认同（counter-identification）和显著的回避适应（non-adaption，如"嬉皮士"这一极端形式所示），也只能让一小部分年轻人实现新的相互认同。

然而，如我们所说，个体的智力兴趣后来通常已不再发展。认同一个理想人物的机会、与权威的冲突在发展和保持年轻人的智力兴趣中发挥着不可替代的作用。与权威的冲突永远存在。当标准被强加到个体身上而并不能令人信服时，这种情况就会发生。

我们来总结一下：战争期间，几乎没有孩子会认同自己的父亲。就算父亲与他生活在一起，与纳粹领袖和希特勒青年团的领导相比，父亲也只代表着脆弱的现存价值体系。在元首理想（Führer-ideal）中，人们崇拜的是一个遥远且不知名的人。除了这一元首理想，群体中也会出现相互理想化的情况。强迫大家无条件认同在希

_____

① 卡尔·马库斯·米歇尔，《无言的智慧》，法兰克福苏尔坎普出版社，1966年。

特勒时期占了上风，但是战争失败后，这一强迫行为骤然停止。在独裁的纳粹制度之下，强调认同不仅是年轻人的问题，也是整个国家面临的问题。于是，1945年出现了"价值真空"的情况。群体内部得不到变革和净化，群体外部又强迫群体成员去纳粹化，这既是这种真空现象的征兆，也是其结果。我们很容易看到，在这种情况下，没有人能充当年轻人的向导，也没有人能促成理想的形成。联邦德国拼合了繁荣、冷战和一个希望退回到一战前的有效理想的政府。因此，对社会问题感兴趣的年轻人发现了与权威冲突的新理由。诚然，年轻人不能和那些具有批判性思维的对手相提并论。对手的批判性思维激发他们形成新理想，这个新理想又会促成对话和新价值体系。缺乏有价值的、批判性的对手，对年轻人来说是十分有害的。这种情况可能遍及变化中的西方世界的各个领域，但是在德国，它与最近的历史紧密相关。西德因此成了最保守的工业化国家。然而，在这里，相反面也不容忽视：地方主义和传统主义完成了一个重要的政治功能，在一定程度上对抗着民众轻视传统和不相信进步的倾向。普遍化在这里并不适宜，因为在根深蒂固的"保守主义"背后，我们发现了一群迷茫的父母、老师、政客等。他们正试图用这种方式处理自己的无助情感。无情、片面的态度，批判所有标准，难以宽容，都是年轻人发展的必经之路。无须惊讶，这些年轻人将会遇到焦虑和防御性的反对。这种防御通常会导致年轻人与知识分子的持久冲突。

在德国，知识分子少数派形成于20世纪50年代和60年代。因为他们对主导情况持批判态度，这一少数派被不太具有批判性的世界看作一个群体。保守反对派的人数要多得多，而且他们相信自己正在创造理想，虽然事实上，他们只是在通过固着于过时或感性的观点来回避问题。面对这种情况，这一少数派发展出一种永远与权威处于冲突之中以及相互认同的倾向。这两个群体在智力上对彼此并无影响。他们互相否定，情感不和。我们把这种情况看作未解决青年期问题的结果。这些问题已经僵化。这些问题一直存在，因为代表权威的一代人的价值观被深深地撼动，他们已没有能力批判性地评论价值观了。

弗洛伊德指出，在没有了解其无意识内容和动机的情况下，我们不能恰当地判断道德观和价值标准。大多数人没有意识到这一点，或者为了保护他们脆弱的价值感不受进一步的打击，他们会极力否认这一点。但是二战结束之后，人们高度重视的理想明显丧失了。从心理学上讲，对于大多数年轻人来说，与价值感被如此剥夺的父母分离是一项艰巨的任务，因为内化这些父母不能强化自尊。这就是为什么现在的年轻人"不愿发生认同"的原因。他们与那些因为和权威的持久冲突而延长青春期的年轻人截然相反，他们不具有后者寻求新认同机会的热情。他们的自尊似乎很不稳定，因此他们在新观点前畏畏缩缩，感到新知识只会让自己遭受新的侮辱。他们倾向于退行，表现出对早期的社交和物质保障的需要。从根本上说，他们没有与父母分离，哪怕他们对父母并无尊重可言。这种固着使他难以与家庭之外的人或物建立关系。

本菲尔德所描述的那类年轻人能够依靠对知识和政治事件的强烈兴趣，以及对事物的热爱和对问题的认识，充实人格，实现内在发展。今天，许多年轻人都试图不通过寻找智力理想与自己的父母分离，重建他们受损的自尊。他们对父母具有很强的依附性，他们的认同需求表明他们具有建立原始共生体的倾向。这些年轻人在寻找理想时缺乏辨别能力。约阿希姆·费斯特①在谈到一个新成立的青年团体——"高呼"（Singout）时就曾说道："他们似乎舍弃了智慧，只空谈理想。"

---

① 1926—2006年，德国历史学家。——译注

第五章

宽容：表面宽容和实际宽容

如果我们从"人类是具有高度攻击性的物种"这个假定继续推论下去，我们就应该对宽容、耐心在历史上现身如此之晚且如此罕见感到毫不吃惊。对于一个在本质上富有侵略性的物种来说，宽容是一种高度自律的象征。相应地，在社会领域，敌意的迹象或自私行为才合乎我们的期待。它们在丰富多彩、错综复杂的社交网络中出现，这些网络充满了这些极具攻击性的行为模式及其反馈。近期为攻击性辩护的理论——攻击是为了物种的生存——也没有改变这种景象。更早的时代对攻击性有不同的看法。一种观点认为，在个体看来，自己的攻击性以及派生物（比如要求他人服从、恭顺、赞颂，等等）没什么不妥，甚至可能在上帝看来都是合理的，但是他人的攻击性——比如对手或敌人的攻击性——则是不合理的、不可原谅的。这种态度表现在诗人的歌谣甚至法律判决中。"法律不平等适用"比"法律面前人人平等"更历史久远，更不可或缺。

　　即使对那种天真或者蛮横的表面不宽容做一番粗浅检视，我们也会迅速发现，恐惧与攻击性的驱力情结（drive-complex）如影随形。攻击性和恐惧之间的关联非常复杂。两者都在诱发攻击行为的动机中出现。个体希望释放自己的攻击性，但又担心其他人有同样的需求。良心引导着"反攻击性"（counter-aggression），不让自己觉察自身的攻击冲动。像这样对于驱力情结的分类，让各种心智结构的图景更加混乱。就我们的直接目的而言，我们只需要记住下面的次序就够了：攻击冲动产生行为（或对该行为的幻想），进而产生对受到报复的恐惧（或幻想受到报复）。

因为我们的行为模式——和群居动物不一样——不足以约束我们人类社会的力比多和攻击冲动，所以我们对"什么是正当的"感到颇为困惑。这种不确定感是我们这个物种特有的。我们的所有行为技能都是在经历痛苦后学会的。比如，由于我们天生的约束能力不够强大，不足以阻止我们杀死同胞，因此对他人展现温和、宽容是一种冒险，表现出威胁才更合乎目的。东西方的政治关系模式正在缓慢地发生变化。从相互威胁变为和谐共存。当双方都开始认识到自己和对方的潜在力量旗鼓相当时，这种改变就开始了。双方必须克制攻击对方的冲动，以防遭到对方的过度报复。只有在这种情况下，双方才会寻求与对方在生存现实中互利互惠。在那遮掩了我们已知的或未知的恐惧感、攻击性的陈词滥调背后，更真实的人开始出现。宽容的第一个标志是我们把敌人看作一种具有自身特定问题的不同存在，我们意识到我们无法消灭对方。东西方的宽容姿态如今面临多方面的威胁，这是核协定的产物。

然而，当我们谈论克制（forbearance）时，我们脑海中浮现的实际上是不同寻常乃至相当不稳定的情境，也就是说强者对弱者表现出宽容。实际上，宽容是对弱者的合法保障，体现在我们的基本法中，保障各种自由和平等。因为除非那些发表宣言的人愿意且能够遵守承诺，表面宣称宽容并没有价值，所以我们必须思考表现宽容的能力究竟意味着什么，为什么个体的这种能力会受到约束并可能完全无效，如何才能伸张权利。我们相信，宽容并没有有效的替代品，它是社会最宝贵的法权宝藏（legal treasure），不宽容只想伺机废除他人的自由。

宽容确实是一种法权宝藏，然而无论在自然法的传统中，还是在更普遍意义的法理传统中，它都几乎没有根基。宽容需要以我们运用心智、对人性的本能基础进行反思为前提。这样确实很难说清楚我们的意思。当论及"反思"，我们谈的不只是抽象或富有逻辑的洞察力，还包括与情感相关的——更具体地说，与共情相关的——洞察力。这种反思能够直接通往感觉，它与感觉的关系犹如疼痛和眼泪的关系。它改变了情境，改变了人们的态度，修通了攻击行为的过程。作为一种反应，当我们生活受困于驱力重压之下，还是有可能进行思考。但是，在本性中任何新的替代行为有可能取代惯性行为之前，必须首先在驱力冲动、反思还有共情构成的组合之间建构可靠的沟通。没有这种心智体验的组合，所谓的"自由意志"——假定在立法者的人类学教条①中存在一种灾难性的角色——就不可能发挥作用。有些事情貌似非常"自由"，是在人的"意志"之下做出的，事实上却受制于顽固的反攻击行为模式。这种行为模式的压抑作用甚至在攻击性驱力占主导的情境下也非常强烈。

宽容被定义为心理冲动控制中心——共情自我——成功控制

---

① 这个观点是，一旦我们能够分辨善恶，我们就只会做善事——仿佛我们有意识的自我对于驱力是无所不能的。

作为行为基础的攻击性。宽容不是借由压抑攻击性驱力，而是借由撤回能量的方式出现的。攻击性驱力可能和它先前自动触发的对象"失去联系"。这是一种真正的、得到驱力保证的情况。在这种情况下，心怀仇恨的个人不再需要以群体中的其他人作为触发攻击性的对象。相反，强者可能宽容心怀仇恨的人、外来者、弱者——这不是心血来潮，而是坚守原则。无论追踪世界政治博弈中的宽容冲动是多么有趣，我们都要结合日常生活中的利益冲突对其进行追踪，因为毫无疑问，我们的所作所为会体现在政治风格当中，这种政治风格决定了更大组织的利益分配方式。自始至终，我们都要牢记政治责任，每个人都要承担自己的责任，不能向上推卸。

我们已经谈论了人类社会那未成形的、受限于历史的社会行为模式的性质，其中包括法律规范和理想。我们所有的管制习俗、法律都是人创立的，不是既定的。法律可能被违反，可能被改变。众多既不是现行法典、也不是管制群体行为的不成文规则能够解决人们对于"何为正当"的不确定性；这种不确定性植根在我们的本性之中。教育在同化群体成员的行为方面的作用越大，人们在社会共存当中就越能避免冲突。但是代价很高，因为自由与从众很难调和。

过去，规模各异的封闭群体创造出自己的历史，建立起自己的"身份"（行为模式、宗教信仰等），倾向于与外群体断绝关系。只是在最近，普世有效的法则才逐步发展，头一回被编纂成成文法典，比如《人权宣言》，也体现在世界消费趋势这类世俗现象中。

从古至今，我们面临的各种群体生活方式的目的从未改变，即让人——其行为不是建立在人类物种特有的行为模式基础上的——
社会化。换句话说，它们必须让个体关键的动力、驱力符合特定人
类环境中的特定秩序。这包括节制驱力、放弃满足生物性冲动。社
会，可能保护个体生命的安全，也可能成为个体的敌人。"法律面
前人人平等"是近来的规矩——因为在本质上，人生而不平等。长
久以来，强者的特殊利益集团居于支配地位，这反映在法律之中。
"法律不平等适用"是更古老的法则，它决定了"驱力被剥夺"的
程度。

在这件事情上，人的意识开始缓慢觉醒。当人被剥夺了基本权
利或自由时，不宽容必然运作。"法律不平等适用"是自然不平等
的反映，这个观点正在失去效力。我们开始清楚地看到，不宽容是
以保卫"保障快乐的特权"——从各种原始攻击驱力的满足到确信
自己受到上帝的拣选——为基础的。因此，一种假设是，不宽容行
为是在个体预料到驱力会得到满足、焦虑水平会下降的情况下产生
的。一旦这种既定的不平等制度被传统固化，不只特权阶层会受到
深远的影响，社会地位低下的人也会受到影响。在废除种族隔离制
度方面，宽容与不宽容之间的斗争眼下正在美国南部发生。弗里德
曼在一篇论述美国黑人与白人的文章中写道："完全隔离的后果之
一，就是白人认为黑人需要自行适应……始终都要按照白人的期待
去行事。这是一种惯用做法或古老习俗，这意味着黑人不仅要掩藏
自己的个性，而且要戴上面具。因为白人为了安抚自己的良心，为
黑人设计了刻板观念和神话。"社会特权的不宽容守卫者使用的最
有力论据之一就是"被压迫者本性低劣"。但压迫者在撒谎，弱者

的失范不是天生的，而是被压迫的产物。

对此，我们要再次提到父母对孩子实施的控制。这种控制常常非常残忍、肆无忌惮，这支持了我们的假设——强者喜欢对弱者不宽容。正如德国父亲很喜欢讲：朱庇特可以做的，牛不可以做（Quod licet Jovi，non licet bovi）。不过我们这里所讲的，不是牛，不是神，而是人类——包含了某些弱者和某些强者的人类。

不宽容行为的动机与我们人性中的攻击性有关。这类行为从攻击性中汲取力量。相反，宽容则从富有批判性的洞见中汲取力量。要描述相关因素无比困难，因为我们不能回避这种诱人的信念：批判意识多多少少是"自由流动"的，与其他心理、生理过程不一样。当然，只要我们的批判能力被应用在自我认识中，它必然与情感紧密结合。即使一个不宽容的人也会思考（相信他的思考具有批判力），在谈及几个世纪以来被限制在犹太人隔离区的犹太人时，他会用受虐待、受压迫族群的形象力证自己的种族优越性。但是他缺乏反思。正如我们之前说过的，反思会让他提出："为什么我会认为这个人是令人厌恶的？"从这里出发，他将能够共情和理解他人。我们的意识，尤其是对自己的意识，通常会成为驱力的同谋。我们会安慰自己，驱力早就被控制住了。启蒙运动时期，人们对于理智的信仰有时会与"绝对正确"的观念密不可分。因此，哈布斯堡王朝的约瑟夫二世于1781年颁布了一项允许新教徒生活在他辖区的法令——尽管他们真正获得平等权利要等到80年后的1861年。他们仍然被授予了公民权、民事权利，被允许保有自己的宗教仪式，但是要服从对于礼拜场所的限制，不能建塔，不准用钟，出入口不准位于主干道。我们如今难以理解这种苛求。（时至今日，德国人还可以理解德国和其他国家的公民被迫佩戴六芒星吗？）谁会想出这种事？为什么都是这种事情？即使一个开明的君主，哪怕意图全然高贵，也做不到允许异教有权使用主干道。外国人、异教徒必须与其保持距离，至少一点点距离。

理智持续受到强制力（compulsions）的影响，无法立足。哪怕在看似自由的地方，这种影响依然在发挥作用。启蒙运动的诸多冲动也被挫败，不是被专制君主的无限权力挫败，而是被民众批判意识和宽容的缺乏所挫败。两个世纪后的我们亦是如此。德国宪法保证政教分离政策的深入落实。然而，实际上，官职任命在根本上取决于教派分赃，其运作直接反对了该公文的主旨。不是最佳可用人才匹配其位，而是教派优先安排。教会、党派比宪法缔造者的精神要有力得多。

但是宽容除了洞察力和共情，没有其他仆从。实践中，宽容远非不合理的放纵，而是心胸宽厚、睿智的结合。心胸宽厚，是因为人性处境丰富多彩，不容否认，只能去感受、接纳；睿智，是因为只有我们看穿所谓的理想，我们才会收获关于自己的新知。没有意识到我们的信念存在有效替代品，也不会存在宽容的问题。我们的信念越鼓动我们不宽容，我们对于世界的图景就越失衡，因为我们越高看自己，他者就越被贬低。

在这里我们面临一个两难困境。"深刻且有力地宣扬自己理想的人，作为低等众生的典范，不会不经判断就信任别人。"这是尼采在创作《快乐的科学》时写的笔记。他继续写道："因此，宽容、历史感、所谓的公正，是不信任自己的理想或者缺乏自己的理想的证据。"下面我们要公开引用的这句话，信徒说过，民族主义者也说过，即"宽容损毁了我们最神圣的宝藏——我们的理想"。确实如此。提倡宽容者这样回复，并进一步发问：把别人当作自身的垫脚石，岂能称为神圣？这类理想应该继续存在吗？如果宽容——如尼采所说——包含"不信任自己理想的证据"，那么这种不信任只能是一种睿智的表现，能够让个体认识到自己罪孽的偏袒，这种偏袒使我贬低陌生的事物，高估自己。我的理想骗我轻信静态的体系。在该体系中，我和我所喜爱的确保了最高地位。这开始引发怀疑。不是说我热爱理想的权利被怀疑，而是说我是否因为它们给予我特权才决定是否热爱它们。有且只有这一个原因让它们受到怀疑。伟大的哲学家尼采怀着真正惊人的勇气，触及了问题的核心。理想设立了思想禁忌，以保护特权者的享乐权利，不管这些快乐是真实的还是虚构的。我的理想不承认有替代品，不允许宽容接纳外来者，哪怕接纳少数病弱者在价值上平等。因为外来者的一切都威胁到了这种个人理想。其功能之一很明显，就是用来反对外来者按照自己方式生活的诉求，它篡夺了权力，扼杀了怀疑——怀疑我践行的公正，历史就可能唤醒我去怀疑我的个人理想是否会保护我。在德国立法者关于人类的理想中，同性恋是不存在的。这种行为恶心、羞耻、有害、有罪。他的理想向他呈现的同性恋，就是这种外表。纵观历史长河，我们发现宽容同性恋的文化、民族不会像索多玛城或俄摩拉城一样覆灭。在这一方面，法国人一直以来都比德国人更宽容。强加给法国的"衰亡"罪名，已经出乎意料地被高出生率反驳了。德国新刑法草案没有考虑与其他替代方案的兼容性问题，它坚持德国人所谓的"公正"——德式公正。

　　群体价值观和习俗传承给我自己的理想是我应该坚守的。只要我这样做，它就会给我指引，助我避免焦虑。它给我自信。除此之外，它还带给我"历史感"。我心灵中还有其他客观知识。我知道，事实上，追求幸福的方式有很多，很多正义的观念与我所持的观念不同。在过去，我能体验到更多平静。然而，还有次等的选择。我们所有人都被内在选择所困扰。一些典范曾在我们记忆中留下印象，某些内在声音希望被听到。一次又一次，我们与自己发生冲突；矛盾的行为模式在相同情境下重复出现。选择从不是清晰的，矛盾从不会顺利得到解决。如果我前面一个男子掉了钱包，我会归还给他。关于留下还是归还钱包这一点几乎不会引起内心冲突。如果错误的声音获胜，那么宽容的内在理由就几乎不存在了。诚实是一种没有其他令人信服的备选项的理想。但是即使诚实，也是我们在童年缓慢地、痛苦地学会的。孩童时代，我们都偷过东西，甚至成年人偶尔也会偷，但是许多成年人不会对这种事过分苛责。这不是宽容的问题，因为对他人财产的尊重说明我们共同遵守某种原则。在此，尊重每个个体的所有权，创造了一个相对无冲突的信仰领域。当我们回顾自1789年法国大革命以来的历次大革命时，我们会发现这仍然是一个非常狭窄的领域。所有权的自由会像其他任何自由一样被滥用。然而，个人财产权利仍然不可动摇。它建立在共情之上。共情是将他人看作与自己有同样需求的类似存在，同时尊重他人的需求，犹如希望他人尊重自己的需求。

如果我们对于隐私领域和他人个性的尊敬、宽容建立在洞察力的基础之上，那么这最多只能在允许共情发展的社会适应的最后阶段实现。通常，个体做出社会从众行为的动机各不相同。意识只会考虑到执行禁令可能会给个体招来的惩罚。威慑会起作用，共情无迹可寻。这是学习社会规则的早期阶段的情况。很多人超越不了这个意识阶段，这个阶段在奖罚分明的上帝意象中被制度化。这就是为什么一有机会，盗贼就会出现，而且人数不少。所谓机会，是指可以为所欲为而逃避惩罚的情况。自私行为只有在危险的情况下才会受到限制。驱力驱动的愿望（比如损人利己）控制了行为，绕过了自我，只会屈从于更有力的惩罚手段。道德不是自我特有的内在功能，而是一种约束。

为了强调这种对比，我们再来看一下在现实中不宽容的另一个特点：只因受到胁迫而与社会保持一致的人格成分，势必积蓄怨恨。因为这种怨恨只有在外在惩罚恐吓、内心良心压迫的情况下才能得到满足，它只好寻找外群体——个体对它们不会有太多道德顾虑——进行宣泄。如果个体关于内群体的观点让他认识到外群体的成员与自身相去甚远，如果外群体的成员消失在集体偏见创造的面具之后，那么急需得到满足的被压抑的攻击性愿望就很容易得到满足了。让这些愿望自由发挥，而不让个体产生任何良心冲突是诱人的。这就是历史上不宽容占据上风的时刻。这就是二战爆发时德国发生的情况。通过疏远、贬低那些被选作合法猎物的族群，这一愤恨释放的过程得以完成。"世界充满了堕落的法兰西人，背信弃义、唯利是图的英格兰人，还有俄罗斯人、犹太人、波兰人等下等人种。现在就行动，不必顾虑。"大家应该注意到，在族群之内，绝大多数人都屈从于这个故意歪曲异族人的过程。问题不在于控诉，而在于洞察。也就是说，不是接受高等专业教育或者长期从事研究工作就可以让人们避免自己默许对现实的极其可笑、虚妄的扭曲。关键在于，我们每个人是何等自我疏离，何等排斥批判性的自我观察。我们在社会适应过程中压抑的驱力依旧存在，未经洞察，它们仍然强有力地影响着我们的行为。驱力冲动—反思—共情这一相互关联的三要素，从未成为可能。

此处有驱力的需求，彼处有社会允许的客体以保障需求的满足。反思的过程必然涉及辩证思想。不然，不宽容的短路就会发生。那里，可能只对外部或对内部发布命令，或者对内外都发布命令。很明显，我们经历过的养育孩子的过程，引发我们自己在各个层面的异化，一生生活在服从命令中。用陈词滥调丑化敌人对应着自我疏离，犹如钥匙对应着锁。

在这种情况下，个体就完全站在了与宽容相反的一端。这种不宽容的立场会因为大量共识得到巩固。这一分析——不论多么让人沮丧——确实能帮助我们形成某种洞察。在一生当中，我们越无情臣服于压抑与侮辱，我们的内心就越是充满憎恨。简而言之，越是无爱，越是缺乏理解，教养越压抑个性，宽容的可能性就越小。个体越少体验到宽容，其所获得的智识就越少，就越回避现实（不只因为被排挤诅咒，也因为理想化）。结果就是个体会毫不犹豫地如此对待别人，不只疏远他人，甚至表现得毫无人性，表现出不受良心审视的残忍。

之所以这种恶性循环的处境会如此抵制批判性理解的发展，是因为所谓的"理想"在作祟。正如尼采所讲，要看到并宣告宽容与质疑理想之间的关联，需要勇敢与坦诚。任何人，只要中伤理想，只要攻击刻板的自我印象，就被自动化为公敌。变为异教徒、变为公敌，在不宽容时代是极其危险的。

因此，宽容要成为社会适应能力的一部分，仍然前路漫漫。正是社会适应能力让我们大多数人能够毫不费力地抑制攻击孤独的旅人并抢他们的钱的冲动。因为这种能力被看作理所当然，我们很容易忘记这种文明行为体现了一种成就。正如弗洛伊德曾经说过，我们是众多谋杀者的后裔。当我们的信念、"理想"受到挑战时，能够继续保持宽容也是一种成就。此外，这种成就肯定会招来反对意见，甚至可能是"不宽容者"愤怒的反对意见。有人会问："这会往何处去？"我们每个人的政治责任似乎都集中在对这一问题的考验上：更多宽容、更少不宽容，会将我们带到哪里？当然，首先，我们必须运用我们的智慧去理清这些我们尚未了解就已经不予宽容的领域。

启蒙运动时期的伟人坚持认为，宽容的宣言与实践只能来自理性的证据。这是一个有意义的错误。宽容还有更古老的敌人，不只存在于他人的不宽容中，还存在于不可平息的仇恨中。因为我们自己不能宽恕、放弃，恨意被我们转化为僵化的"自我肯定"。正是因为我们发现这个障碍如此难以跨过，所以宽容在这个世界上寸步难行。尽管如此，慷慨的精神已经开始发声。

第六章

社会自我与个人自我

与其问社会自我与个人自我之间的关系，不如问什么样的社会才有必要做这种区分。人们也许可以轻易地推测出，在知识渴求底下潜藏着拓展科技的欲望，比如建立一套确定人类行为模式、性格的统一体系，从而在一定程度上预见个体的行为。当前这一过程被称为教育。它被看作问题，却几乎无人反思这一事实，只能归因为几种教育和价值观的标准并存。

　　因为受限于地理区域、社会阶层，不同的教育标准长期共存。这些标准之间的竞争十分激烈。过去，除了侵略与征服的原因，共存的习俗很少融合。正如拿破仑所说，正是"每个士兵背包里装着的元帅的权杖"促进了族群之间乃至个别社会内部的相互渗透。一个人可能生为农民之子，死为铁路或报纸的巨头。只有社会阶层之间的流动变得更加容易，社会自我和个人自我之间的区别才会以全新的方式展现。在人生早期，个人确有可能发展其偏好和天赋，但是对于阶级价值系统里面的核心区域，还有对于关键事务的统一结论，则被认为是"天经地义"的。比如，没有人会仓促起身号召废除奴隶制度。换句话说，只有在极少情况下，"独立自主"——背离规范的人格——才对个人所属的群体构成激进的挑战。

　　今天，当我们说起渴望独立自主的个人自我（暗示这种人格是值得拥有的）时，我们是在表达我们的意识形态，表达我们对人类如此发展的可取性。但是这种观念相对新颖。我们生活在西方世界，被周边不了解这一观念的文明区域包围。对于所有大教堂建造者、画家、音乐家、发现者、发明家来说，我们不该忘记，很长时间以来，在我们的文明区域，人们也几乎不懂得这种独立自主的主张。平平无奇的个人也应该发展出个人自我（个人自我会在激烈冲突中面临关键抉择）。这种主张会让个体处于反对文化禁令、说"不"、理智地为自己的决定——比如决定驳斥"谁的王国，就信谁的宗教"——辩解的位置。

　　直到我们这个时代的开端，也只有非常少的贵族才有特权发展出个人自我的属性。后来资产阶级上层人士也拥有了这种特权，然而劳工阶层没有这种特权。它也在我们当下的意识中唤起了非常矛盾的感觉。对此，爱利克·埃里克森——出于对加缪所写的《局外人》的思考）——写道："活成哲学意义上的'局外人'，是成年人的诸多抉择之一。"[①]一个"成年人"可能渴望获得这种哲学反思的意识，这种意识让他感觉自己成了在流行的律法、习俗、偏好意义上的"局外人"。但是谁有这等在"个人自我"的基础上下决心的勇气和精力？在只有自我欺骗、虚假意识运作的情况下，个人崇拜（尤其在大学里）给予了个体这种勇气。卡尔·马克思（在《政治经济学批判》的序言中）写道："不是人类意识决定人类的存在。恰恰相反，是人类的社会存在决定人类的意识。"这个命题适用于人类及其构建的社会，但是将人类看作永远固定在其社会关

---

① 爱利克·埃里克森，《洞见与责任》，纽约诺顿出版社，1964年。

系中的生物，并不是对"人类"的科学定义。马克思当然也很清楚人类意识的状况也能够决定其社会存在。这是一项艰巨的事业。马克思认识到社会力量的强大，弗洛伊德则强调威胁人类思维能力的驱力的强大。正如弗洛伊德在《一个幻觉的未来》中写道："然而，与驱力相关的思维的缺点有特殊之处。思维能力的声音柔弱，但不被听到，它不会罢休。最终，在被粗暴拒绝多次后，它还是成功了。"①如今，马克思之后过了三代，弗洛伊德也已去世三十多年，意识必然可以摆脱社会的压制，释放自己。一个宽容社会的标志，就是人们把"思想自主"视为取代"集体思维模式"的富有成果的选择。18世纪到19世纪初，不曾实现这种自主的个体可能被称为"没教养的人"、农民、笨蛋。不过当今社会的限制和过去的社会相比扭曲了更多人，因为今天人口更多。这样看来，自我承受的集体压力似乎也没有减轻。

根据马克思的说法，个体的意识和自我认识取决于他在社会中的位置。这引发了一个问题：为什么应该这样？如果我们要对此进一步发问，那么关于社会自我发展的基本原则，我们需要更准确的定义。精神分析揭示了生物过程和社会过程之间的联系：人类的学习能力（已经取代了基因固有的各种遗传行为）是生物性的，对于传播行为信息而言则是社会性的。

我们要感谢弗洛伊德，因为他提出心灵的结构理论以及遗传理论。欧内斯特·琼斯将弗洛伊德称为"心理学界的达尔文"。他的

---

① 见《弗洛伊德全集》，第21卷，第53页。

遗传理论解释了心理器官如何在个体的天生潜力中演化。我们可以把弗洛伊德的理论简化为：个体的驱力体质——供给心理过程所需能量的储蓄库——受心理影响，随遗传变化。只是后来，随着理论的发展，自我功能、自我核心就成了针对本我的管理机构，也就是说，响应驱力及其"经验代表"的要求的管理机构。另外，这个理论认为，"自我"有能力将驱力与其原始来源分离，也就是说，为了自身目的去中和这种驱力。

批判性意识是"自我"的一项核心功能，尽管这种功能到很晚才开始发挥作用。我们的观察迫使我们假设，反思自身行为和他人行为的能力是一种天赋，就像音乐和数理能力一样。扼杀它还是发展它，取决于社会环境。社会因素和生物因素共同影响个体的发展。在一个不会让个体过度焦虑的社会，个体可以运用自己的天赋。"批判性自我"增强，反过来也会改变社会环境。只有个体的批判意识得到充分发展，他才能够清晰地知道，体现在社会规范中的固有行为模式是何等根深蒂固！在批判性自我抵抗这些反应的过程中，消耗的能量并不少。根据精神分析理论，能量被批判性自我、决断性自我占用的过程——在系统发生学和个体发生学意义上——表征的是后天学习的过程。这一过程不会终结。根据朱利安·赫胥黎的看法[1]，演化的机会仍然对我们开放。社会心理（社会基因）的机制覆盖并取代了遗传行为模式。自我产生的冲动，基

---

[1]　朱利安·赫胥黎，《生命的开始》，伦敦拉斐尔塔克父子公司，1938年。

于个人的决定，改变了社会制约的行为规范。

由于纳粹党主张用遗传学来支持他们培育优等种族的想法，所以遗传理论已成为禁忌。然而，遗传学已经得到了飞速发展（尽管有少数江湖骗子在滥用它）。几乎任何不考虑天赋的遗传变异的假说都不会得到认真对待。遗传和社会环境这两种影响因素缺一不可。考虑到这两个因素的多变性，它们的相互作用可以导致多样化的结果。

但是，有人认为，在一些文化领域，某些个体的自我功能可能会变得更强大。对此，我们有必要强调，在其他领域，任何有利于批判性自我发展的努力都与暴力冲突。在我们这个时代，极权主义意识形态已经取得了一次又一次的胜利，人类社会的更多区域都受其影响。这种古老的习俗从未中断，以至于我们不会因为我们这个时代创造了有史以来最大规模的思想统一的群众而感到惊讶。新的思潮从两个中心——俄罗斯和中国——蔓延开来，已经让个人自我的批判功能瘫痪，当涉及个人所属社会的基本意识形态假设时尤其如此。[①]中国人在政治领域铲除异己（指资产阶级）的方法比俄罗斯人的方法更令人关注，因为中国人没有选择杀害那些马列主义旗帜下的敌对阶级，而是将"资产阶级"社会自我——和个人自我的重要部分——的改造上升为一种政治手段。

---

① 这种对基本的自我批判的抑制——导致不可动摇的信念产生——是人格严重扰乱的标志。只有通过特别的防御机制和扭曲的现实感，这种平衡才得以维持。从精神分析的角度来看，"教条"在群体生活中所起的作用没有经过系统的调查。

　　这个被称为"思想改造"的过程，直接影响个人自我和社会自我的关系。所谓"关系"，是说它们与遗传过程互相影响，既各自独立，又齐头并进。"思想改造"造成很大影响，让我们充满警惕。在什么条件下，我们才会抛弃私心？我们内心的道德律会发生如此大的改变，以至于让我们的视野、对以前生活的整体态度都完全改变吗？我们会因为这样的"改造"，仿佛"重生"一般，过上全新的生活吗？

　　无论如何，思想改造通过大量实践——如果我们德国人在目睹了自己国家近期的历史后还需要从远东吸取这样的教训的话——证实了精神分析理论的假设：个体的社会人格可以改变。当然这不可能不影响他的个人自我。一个源自东方的说法是：一个人能够丢掉他的脸，然后换一张新脸。这种质变的发生可以排除这种可能性，即社会需求的整合中心、弗洛伊德的地形学理论中的超我与遗传密切相关。相反，弗洛伊德认为"良心"、超我代表了"自我等级"。自我是掌握社会现实的心理结构。这些社会冲突起源于古典时期的俄狄浦斯关系。驱力有相对固定的客体。自我的角色就是核心驱力需求和外部世界之间的协调者。超我——作为社会要求的内化代表——是唯一能改变任务的心理结构。事实上，这个"自我的阶段"——超我的形成，根本不是必须出现的。

　　在继续审视精神分析如何帮助我们理解自我的各种功能之前，我们再列举一些对于"思想改造"更深入的评论，以便阐明我们的主题。

　　囚犯（或是需要接受改造的人）发现他们要面对无限扩张、不受法律约束的权力，完全任其摆布。这种境况恰好对应了婴儿的境况。个体开始提取这个发展阶段获得的经验。但是，如果囚犯在熟悉新教条的思想过程中拒不服从，这种情况就会恶化，比如说会被捆起来，被禁止满足最原始的身体功能。囚犯不能独自吃喝，需要依赖牢友帮助才能在排泄后擦屁股。其他牢友会靠近他，持续不断地催促他放弃资本主义观点。这名囚犯似乎退行到一种与父母、哥哥、姐姐曾经相处时的情境。改造的过程就是要让他用内摄的社会戒律"解冻"旧的社会自我。"学生"应该重新定位，迅速将新近获得的超我要求"冻结"。

罗伯特·瓦尔德曾经指出，由于批判性意识不断增长，个体在童年时期发展的超我在以后的生活中会被迫得到修改，但是这种修改很少触及最基本的原则，除非遇到极端情境，比如群体状况。①关于"思想改造"（更准确地说是"道德改造"）程序，他认为这种"再教育"并没有问题，因为如果缺乏"灌输和教化这些不可简化的核心"，便无法进行教育。他讲道："问题不在于在我们的文明以及其他文明中，孩子被当作孩子对待。问题在于，在极权主义国家中，成年人被当作小孩对待。"②

像谈论物质那样谈论社会自我、个人自我，并没有意义。两个概念都只能用于描述心理结构内的整合过程。这种心理整合过程会

---

① 罗伯特·瓦尔德，《失道德和再教育》，《世界政治》，第14卷，第381页。

② 罗伯特·瓦尔德，《失道德和再教育》，《世界政治》，第14卷，第382页。

对个体行为施加影响。

我们强调过驱力和自我的功能——与内外世界、记忆、逻辑思考等相关的现实检验能力——取决于遗传因素。但社会组织取决于固化标准。它们迫使个体去适应那些早已存在的限定。社会习俗已经成了社会强制力的"代理人"，取代了本能调节的位置。尽管个体几乎不能改变既定的刑法，但可以对刑法进行批判。我们很确定在历史上，法律和所有的社会制度一样，肯定会因为社会成员的态度改变而受到影响。带来这种影响的历史进程是缓慢的，比如废除酷刑。但是，获得的东西也可能被再次失去，正如在很多地方，战俘和政治犯被残忍地虐待。这绝不只发生在世界上的偏远地方。通过批判性自我获得的秩序，无论通过个体还是社会表现出来，都不稳定。秩序要通过控制情感——本能偏好、焦虑——来习得。秩序也可以表现为神话般的、迷惑人的纳粹教条，让上百万民众痴迷。特别是事实和专业知识造诣并没有保护批判性的现实检验能力免遭侵蚀。把激发和维持仇恨作为集体反应，并将其融入个体性格中，还是相对容易的。在主观上，个体最多能够模糊地感觉到，他的仇恨不是"他自己的"，而是为了符合社会的要求。

我们在此谈论这些，只是想弄清楚人的生物性处境。下一个问题是：迫切要求标准化和重复的心理需求是什么？正是为了快乐。快乐体验和所有满足驱力的活动一样，迫切要求重复。从心理学的角度来看，正是仪式化的需求才促使社会习俗、特权、高度复杂的生产和管理体制变得更加严苛、更加自动化。通过我们对于仪式化的需求和强迫性重复，我们固执地希望抓住快乐的源泉，然后极力避免不快乐（正如我们在幼儿观察中发现的那样）。如果我们学到的东西使我们获得了快乐和影响力，那么我们就会采取积极的措施，重新获得愉悦体验。我们不需要被动等待快乐来源为我们提供满足。

仪式化不仅是重复快乐、避免不快乐，仪式本身就是"力比多化的"。这会在本能欲望和令人满足的事情之间形成一种脆弱但可行的平衡状态。任何试验行为（由内在冲动引起）以及仪式行为承诺的本能满足、避免焦虑，都会导致不愉快和焦虑，遭到抵制，来自外部世界（陌生人）的改变也会如此。为了避免这种焦虑，自我很容易服从现有的标准，哪怕这么做——对于个人来说——很不经济。

在功能上，仪式化行为——无论这些行为的内容和方法多么荒唐——取代了物种先天特有的本能行为模式。它们形成了保守因素，达成了平衡。没有这种平衡，社会就无法运作。由于对于现实仍然不能完全理解（无论在系统发生学意义上，还是在个体发生学意义上），仪式化行为应运而生，个人与社会之间的古老联系就产生了。无论近些年的知识发展让这种联系变得多么陈腐，它作为一种稳定力量，仍然牢不可破。

当然，我们所在的文明——文明的创造需要不断反思——迫切需要仪式提供的确定性，尤其是它的第二项功能——缓解焦虑。与其随意抱怨群众心理保守、政治僵化，不如寻找群众如此表现的潜在动机。比如，如果我们将一切事物与"基督徒"这个词建立联系，从而提供安全感，那么我们会发现，我们发生了退行，希望得到魔法的保护。炸弹、全世界蔓延的民族主义，我们生活的世界已经如此危险，世界对于自我的安全几乎没有承诺。我们的自我沉浸在如此多的焦虑当中，自我放弃了对于社会现实忧心忡忡的洞察，退而求其次，采用婴儿应对世界的方式：否认危险，并转向反面，比如要求共享核武器，仿佛这样会提供安全保障，而不是增加危险。在这种情况下，对于大量被操控的人类来说，焦虑似乎是在扼杀而非鼓励自我——无论是社会自我还是个人自我——发展更成熟的能力。退行到魔法仪式，是维持平衡的权宜之计。

仪式化行为将时间当作变化和发展的代表排除出去。但是自我效能能够在多大程度上摆脱群体共生的阻碍，取决于受到排除的强迫性重复。个体不仅能从外界感受到群体的存在，而且能从内部感受到群体的存在（超我）。

无论哪里出现强迫性的强化仪式（退行到婴儿的状态，试图控制焦虑），我们都会遇到许多心理防御机制的反个人效应。在个人自我与社会自我的交互作用下，个人用婴儿的方式行动。无论如何，这些似乎都是限制。社会被个体内化，一次又一次强迫自我倒退。这可能表明，人类自我在驱力要求和社会强迫两方面具有习惯性的弱点。

概括来说：在逐步产生批判意识、耐受焦虑的能力得到发展的过程中，自我的成熟遵循遗传的矩阵。这些能力的发展潜力早已注定，但还是很容易被更古老的生物保护机制干扰或者阻碍，比如学习集体行为。

顺着这一思路，简单检视两个概念——常态与认同——可以丰富我们关于社会自我与个人自我的交互的观点。

在社会自我和个人自我的关系中，我们可以把什么定义为"常态"？在社会现实中，"常态"意味着成功适应。教育或者社会化的目的就是让个体产生对社会行为标准和群体意见的积极认同。让人服从社会规范的程序和制裁方法是达成这种"常态"的技术的一部分。

精神分析师针对预设的身心发展量表来测量个体是否符合"常态"，包括：（1）控制驱力的能力不断增长；（2）对于现实的控制力不断扩大；（3）自我保护的倾向、性驱力、攻击驱力，与社会环境、习俗的要求不断整合；（4）批判性的自我分离能力、共情能力增强。

我们强调，在正常发展阶段，个人可以找到方法解决冲突，而非调用婴儿的防御机制从意识中消除它们。但是社会规范与习俗的"客观现实"成功抵制了个人对于变革的渴望，这种情况并不罕见。对于这种情况，可能出现两种反应。第一种反应：个人，也许随着时间的推进，在社会机构中会对问题有所觉察。有一段时间，核心需求没有得到满足。个体需要忍受不愉快。起初，不愿因循守旧的个人都会让自己落入"末尾"角色（在弱肉强食秩序的底部），反抗无效，直到他能够以自己想要的方式成功影响社会。第二种反应：个人无法容忍社会给他的负担，特别是他不能接受他的异议招致的重大惩罚，于是他通过诉诸婴儿防御机制来避免不愉快。他适应了社会的"客观现实"。

这里我们必须承认，社会生活总会带给个体一种矛盾的感觉。

这种矛盾从童年到成年持续存在。童年被如此美化不是没有原因的，因为它如此无力。我们在社会早期的经历在很多方面都如此不愉快，以至于在后来的人生中没有人能够完全放弃使用婴儿防御机制——比如压抑、投射等——来抵御不愉快。不论是个人还是社会，都难免会使用某种防御机制。比如，一旦我们使用投射的防御机制，我们就会面临三重失败：（1）对现实检验不充分（这种情况可以被描述为"无害的轻信"，或者无可救药的偏见习性）；（2）对驱力控制不充分（表现为反社会攻击性的释放——攻击性、力比多被释放在受害者身上，这些受害者的缺点让他们成为天然的猎物）；（3）对自我整合不充分（通常表现为我们接受了疏离的自我及其判断，我们允许它控制我们的行为）。

在正常身心发展范围内，我们可以很容易地观察到，个人自我和社会自我是如何不可分割地交织在一起以及它们是如何逐渐分开的。驱力控制的原始形式，比如膀胱与肛门的括约肌控制，都是自我按照习惯学会的。社会规定的情境，确定了"满足"是否被允许。至于为了满足这些需求，个体要在什么年纪承担多少不愉快，不同社会有不同标准。关于让人不快的感觉（饥饿或疼痛）以及性压力，个体同样需要对不快乐的忍耐力。如果个体对生理功能的控制失败，那么马上会被界定为一种病态现象。关于性压力的反应，比如手淫，人们存在广泛的意见。夸大的愧疚感与"正常"有关吗？这是完全没有自制力的证据吗？手淫的方式，而非事件本身，被视为病态现象或社会整合现象。确实如此，如果我们可以孤立地，而不是将手淫放在——社会就驱力需求发展出的——压抑的总体战略框架内考虑这个议题。

类似地，一个人对自己的价值判断是从一般的学习过程中获得的，这种观点主要受到群体理想的引导。在我们的文化中，当一个人开始因为青春期的性与身体成熟而产生一种内在体验时，他将第一次感到孤独，并承受孤独的痛苦。旧的理想，因为新的指导启明，陷入一片混乱。在这些十字路口，因为选择和决断的能力，个体会产生新的自信。在结构简单的静态文化中，个体无疑更容易度过这一阶段。在这样的文化中，个体在性成熟的同时进入规定的行为角色。而在我们的社会中，个体学会适应所需的时间远远超过了生理成熟的时间。

我们这个社会的某个或某些层面——指导复杂组织，确保其运行——必须得到升华。人类小孩的社会化过程常常伴随着压抑其性冲动的宗教和意识形态策略，即请来愤怒的上帝反对本能的快乐。基督教神学中的性道德，让个体在自己的性行为中发展和保存自我极其困难。几个世纪以来，基督徒受困于焦虑与罪疚感。如今，基督教的性道德正在解体。头一回，离经叛道者遍布社会各个阶层（这已经不再是封建贵族或者资产阶级的特权）。每个人都有权选择自己的性行为，几乎获得了性自由。然而，个体还是需要练习延迟驱力满足这件事——总是依赖于我们承受不幸的能力。确实，及时、直接满足生理欲望对身体或心灵并没有损害，但是这有损延迟驱力满足的能力或禁欲的能力，而这种能力在每个人类社区都不可或缺。

无条件满足很快就会对年轻人产生影响。如果我们给予他们尚未学会控制的愉悦体验，就可以驯服、控制他们。他们得到的只有早熟和固定的上瘾行为。严格说来，对性上瘾只是一种自我满足的手段，与感觉交流无关，与共情也无关。

这种性"解放"和人们的整体生活水平相一致。因此，自"无意义"工作中产生的不快乐被性刺激提供的替代快乐所抵消。早婚也得到鼓励（这种结合主要不是为了生殖，而是为了满足前生殖期需求）。早婚通常是弱小、无力独自生存的表达。因为在性关系中，个体做什么都被允许，所以不会出现"紧张"缓慢积累、随后释放的情况。相反，工作中产生的不快决定了这些关系的风格，而这种不快往往不容易被消除。人类的劳动力被大型企业不断开发利用。如何控制人类的攻击性逐渐成为一个严重的问题。这已经在年轻人的身上有所反映。他们的祖父、曾祖父辈会选择逛妓院，如今年轻人通过参加"摇滚"团体、敌对帮派宣泄攻击性。

但是个体这样做，除了消极适应工作之外，没有什么好处。如此，社会的"客观现实"让自我发展被过早阻断。雇员所处的阶级社会还是没有出现批判性分离（critical detachment）的化身。个体能够在多大程度上认可被灌输的社会印记？其自我发展到什么程度会要求摆脱这种印记？很明显，这种发展任务不能通过一般的文化批评实现，否则我们就太自恋了。继发性自恋是个体因为对世界失望而在心理上回撤带来的结果。它是一种替代的快乐来源，但无助于解决问题。

正如弗洛伊德频繁指出的那样，自我是人类心理结构中最脆弱的结构。我们不仅会失去以往掌握的自我功能，而且会遗忘已经学会的东西，甚至失去被纳入客观社会程序的自我意识。自1933年以来，突发和彻底的退行是塑造德国社会行为的主导力量。这是许多人仍然清楚记得的例子。在认同的过程中，个人自我与社会自我之间相互交织、分离。通过认同来学习，是最基本的社会交流行为。只有在有限的范围内，学习才被严格的、特定的物种行为模式决定。通过学习获得能力，是人类社会行为特有的生物学基础。正如安娜·弗洛伊德近来重申，认同是几种心理过程之一。[①]也许最古老的心理过程是模仿，认同就在模仿基础上发展而来。在模仿中，自我本身发生了变化，包括将以前的外部榜样内化。除了内化，还有内摄过程，主要是将权威内化，形成超我。认同与内摄形成内部心理机构，使得榜样不再只是外部理想，而是变为自我产生的内部需求。这便是超我的形成过程。尽管它通过苛求个体实施潜在的压抑，但没有它，没有人能够自立。当个体形成超我后，就不再依赖外在的要求。他自带指南针，然后通过自我与超我之间的内在辩证，修改自己的定位。

有时，批评者会批评精神分析不加批判地支持超我的地位。对压抑的社会权威的内化导致社会的压抑形式被保留下来。这无疑是正确的。但是我们几乎总会忽视超我发挥了一项不可取代的功能，即它是理性改变社会秩序的先决条件。通过认同，权威进入内心。从原则上讲，在它的形象发生变化之前，这使得个体有可能把握权

---

① 安娜·弗洛伊德，《童年的正常和异常现象》，纽约国际大学出版社，1965年。

威，让其接受辩证的检验。超我的僵化要归咎于许多不宽容现象。这些现象导致了因循守旧。但是心理过程的影响可能是矛盾的。它让自我变得敏感，一开始是针对罪疚行为，最终是针对一般社会交往中的自我意识。超我发展受阻，意味着个体全面依赖社会中"他人的指导"。个体面对最矛盾的操纵而无任何批判的可能性，其自我的发展会严重受阻。正是超我发展的受阻激发了个体的批判思维能力。在成功设立内外管制恐怖机构——外有警察，内有良心——的独裁者那里，对立的、可选择的、挑衅的、批判的思想都不被允许。哪怕在需求得到无限满足的安宁天堂里，这些思想也不被允许。

内摄——通常是个体被重要人物的态度影响，不涉及任何言语交流——可能在我们的一生当中都是无意识的。这就是传统传承的危险方面。内摄的东西代表了人格中无法接近的一部分，是批判性思维无法触及的。它们是唯心主义人类学以及乌托邦哲学的"肉中刺"，但它们代表了一种现实（完全否认任何意志的诉求）。让这种内摄过程被自我觉察的艰巨任务是精神分析工作必不可少的一部分。这项工作在病人方面遇到的阻力主要来自内摄和仪式化。这种阻力并不代表对改变意愿的清晰限制。相反，它说明了个体对现有状态的依赖。这种状态本来可以改变，并且改变这种状态是明智的。这里我们要讨论的是精神分析中所说的"从疾病中获益"的悖论。造成这种情况的根本原因，是个体不愿意冒险改变，不愿意冒险打乱平衡，尽管维持这种平衡已被证明是代价高昂的。超我与本我的迫切需求因为强迫性重复的影响而纠缠在一起，影响着个人自我与社会自我。内摄中发生的社会交流绝不只朝向一个方向。内摄也不只是由他人的行为引发的。这个过程很复杂。超我的重要组成部分源自婴儿期或依恋期。孩子越小，对他人在身体和精神上的依恋就越强。与意识经验冲突的强烈情感——特别是攻击性情感——是由这种依恋引起的。

这些攻击性情感引起的焦虑越大，在自我无意识领域被调动的防御机制就越有活力。我们先前所说的"投射"也是这样一种防御机制。通过投射，个体感受到其他人的攻击性，其他人随后也被证实是危险的、好斗的、暴虐的、邪恶的。他人承受了这些情感，被内摄为一个模型。

这种心理动力过程带来的经济收获是显而易见的。毕竟，阻止婴儿针对父母的攻击行为以获得满足的方式是公开的。孩子本身可能就是暴力的、邪恶的，要让孩子的行为匹配他们父母的感受。因此，孩子的自我投射出去并避开的攻击冲动，再次被内摄。诚然，随后的驱力体验会强化一个可用模型的情感强度。我们讨论的是和个人生活背景和环境相关的具体过程，与个人自我并不相关。相反，这里涉及的是客体关系的相互作用和为保护心理平衡而采取的防御机制。心理结构被这种模式塑造的程度越大，个人的性格就越鲜明，人格也越稳定。个体用其自我进行思考，会惊讶地发现自己具有这些特质，但是常常也会悲哀地发现，自己无论如何也摆脱不了这些特质。

关于攻击性，我们需要考察父母行为——被孩子拒绝——引发的攻击。但是因为这种拒绝伴随的攻击性，孩子害怕他们的理想对象——特别是他们的父母——受到伤害。这就在孩子内心引发了极大的冲突。为了发展孩子的价值感，在孩子进入潜伏期之前，父母保持理想的形象都是非常必要的。孩子与父母的关系剑拔弩张并因此感到不愉快，父母日益被贬损，这会导致孩子失去自尊，强化愤怒、攻击性，或者表现出抑郁、听天由命、默许（如果那种早熟、僵化的超我已经形成的话）。如果真是这样，罪疚感就会让攻击性转向个体自身。这就是抑郁的动力学过程。

父母可能被自己的无意识内摄驱使（被传统行为规范驱使），以致不能容忍儿童质疑他们的权威，表达攻击性言论；或者父母可能被孩子过分奉承，成为虚假的理想化身，而与真相极其矛盾。如果父母恐吓孩子，唤起他们过度的罪疚感，以责罚孩子对父母权威的挑战，那么孩子的自我发展就会过早地被阻断。一个理想化超人也会禁止矛盾感情的自然表达。在矛盾中从未感到安全的孩子，从来没有胆敢怀疑父母意见、坚持自己意见的力比多体验。他们也没有勇气去争取自己的独立。这种独立最终会通过新的、自我选择的理想和目标得到表达。相反，离经叛道的一切表现都会被罪疚感、害怕报复的阴云笼罩。很明显，人们很容易赞同集体意见和行动，满足社会特权阶级的期待。

否认现有环境可能源自短暂的反抗冲动。我们尚不清楚这种冲动的来源。从"大迁徙"到"嬉皮士"，许多反抗模式的命运都已经深刻地证明这种否认并没有撼动社会的根基（无论针对虐待的反抗指向多么明确）。要让批判性意见深刻地改变意识，唯一的办法就是透彻理解产生和维持虐待的动力。个人自我必须批判性地分析构成虐待的集体安全行为（collectively secured behavior）。这种行为要么强化群体抵抗变革，要么促进新的洞察、改变大众的情绪。这两种发展，我们都可以在世界各地的种族冲突中清楚地观察到。

说服人们共同努力，以消除集体表达的阻抗，通常需要很大的耐力（对挫折的耐受力）。如果自我很容易受到打击，那么义愤和善意几乎不能带来成功。传统的和仪式化的剥削（无论是现实层面的还是观念层面的）仍然没有受到影响。只有在日益强大的自我和超我的辩证关系中，这种情况才能得到改善，我们才能区分那些不可避免的挫折和那些不正当的挫折。有句老话是：一个人在二十岁的时候成为革命者很容易，但到了五十岁就难了。尽管面临不幸和焦虑，在如今的教育程序下，设法专注于已经获得的真理的自我仍属罕见。

乐于自发校正的自我终将在环境中一步一个脚印地学会反思，如此它才能发展，而不是非理性地拒斥现有的环境。超我失去了对自我不友好的、恐怖的品质。我们可以从父母的形象（是否仍像个体小时候见到的那样庞大）是否变得人性化这一点看出这一过程在个体的童年时代是否成功。随着自信的增长，具有批判性的个体敢于面对其所处社会的意识形态，检验他所处社会的自由度，但是批判功能本身会进一步促进个体获得权利，影响习俗和社会。然而过分的希望也会显得不合时宜，因为正如我们所说，曾经获得的洞察力有一天也会失去。人类学和精神分析的调查研究显示，没有纯粹的人类学。人类——智人物种——一直处于发展中。相应地，没有最好的社会，只有变化的社会。变化也许是为了借助批判性自我，变得更好。

我们用一种非常片面的方式把注意力集中在心理结构（本我、自我、超我）上，追溯了一种可能的心理发展过程。技术进步、经济发展正在创造一种新颖的、尚未被深入探索的环境条件。紧随这些发展的适应过程可能会再次阻碍我们向更全面的意识、更加结构化的个人自我的发展。完全适应社会的专家是随着社会进程产生的。无论如何，他们都缺乏充分的资源对这些社会进程做出批判性反思，将社会进程转向更加人性化的方向。在我们这个时代，只有增进对于世界的思考（包括对自己的思考），我们才能变得更加人性化。但是这里分享的塑造世界的两个原则注定会激烈对抗。一个原则是科技化，表现为个体追求专业细分、高度依赖科技、容易受到制裁的威胁。另一个原则旨在让我们更加了解有关生活经验的假设的原则是薄弱的。它的背后，并没有强大的利益，只在那些洞察人类行为动机或条件的领域，给那些知道如何利用它的人提供更多的力量。

我们正朝着这种情况大步迈进。我们可以对遗传基因结构进行有目的的改变，可以控制和管理效果，这当然不是危言耸听。所有这些都是为了使大多数人甘愿服从。在这种条件下，批判性的个人自我只会产生破坏性的影响。然后，自然科学技术就会与自我完善产生对抗，将其当作一种生物潜能，把它彻底清除。

第七章

改变政治权威模式

以下的反思是一种对"政治权威"现象的合理解释。我们将借助精神分析来解释。精神分析师除了洞悉自己的个人生活经验之外，很自然地通过治疗病人获得对人类行为的深刻理解。这些病人供他检视与他同时代的人特有的行为特征。他从他们身上知道同时代的人为何受苦，哪些问题他们可以解决，哪些问题他们解决不了，什么让他们觉得相对自主，什么让他们觉得无能为力。然而，不得不承认的是，分析师看到的样本并不是完全随机的。求医的病人受到病痛折磨，希望被治愈。但是我们不能因此认为他们表现出的仅仅是病理性的症状。[①]病人们表现出的所谓的"正常反应"常常是五花八门的。我们已经意识到，区分器质性疾病和非器质性疾病是错误的。器质性紊乱也可以由心理因素激发。大多数病人并不被简单地看作一个面临重大适应问题——比如按照罗伯特·普雷斯图斯的定义类型划分，[②]矛盾型个体会存在的那类问题——的人。一个人不能将其视为一个负面的选择，并因此放弃。分离个体疾病与社会结构，犹如把器质性疾病和心理疾病分离一样武断。如果一个人知道如何解读病人的症状，那么他就会发现，那些症状反映的

　　① "我们对于神经症的研究，最终可以作为我们理解正常状况的重要指导。"参见弗洛伊德著《文明及其不满》。
　　② 罗伯特·普雷斯图斯，《结构化的社会：分析和理论》，纽约阿尔弗雷德诺夫出版社，1962年。

是社会普遍存在的挫折或压力。①很有可能那些病人比正常人对相同社会压力的反应更强烈，也可能他们被迫生活在异常强烈却仍属典型的压力之下。总之，他们对社会压力的反应是病理性的。无论如何，经验告诉我们，许多因心理压力生病的人比绝大多数人对典型的剥夺反应更敏感。主观上，这对他们来说是一个问题。但是这些病人为我们的研究提供了一个机会，让我们能够以某种微妙的方式来追踪偶然事件。这是行为研究的实验方法无法实现的。

然而，所谓的正常状态隐藏了许多病态心理反应。这些反应受到时代潮流的认可。精神分析学家在治疗患者的过程中有机会观察到，许多行为特征没有直接的病理学意义。它们只是次要的发现。有时候，追溯它们的起源很容易——比仅仅在经济或道德框架中追溯容易得多。当然，在我们的病人中，极少会出现"极端天生变态"（传统术语中的精神变态者）或似是而非的怪人。我们更常见的病人是被社会生活环境反复激发内心冲突的人。我们不要忘记，每个社会都有致病因素。社会要求个人适应，这通常就等于要求个体表现出异化的行为模式。这个问题不断地冒出来：为什么人们自己创造的体制总是让他们生病？这个问题可能有些夸张，但它指出了让历史运转的不安因素。

---

① 乔治·汤姆森很清楚地界定了患者与社会之间的关系。大多数心理学家仍会坚称：失调（maladjustment）是个体没能成功完成自己的社会任务；个体应该能够更好地适应社会，这就是治疗的全部意义。但是，将精神分析隐含的假设应用于整个社会，我们还需要研究该社会的法律，以适应病人的需要。"精神分析师要变为革命者。"见《埃斯库罗斯与雅典》第二版。

应该清楚的是，以下反思有赖于临床观察。我们从案例研究中而不是从实验中找到了反思的方向。因此，从它们当中推导不出统计学结论。事实上，有很多行为根本不是实验法的研究对象，我们只能通过这一特别过程——精神分析方法进行剖析。在我看来，即使这些行为不能立即用不同的心理方法剖析，我们还是有理由保持批判和观察的兴趣。

因为渴望治愈，患者们愿意做平时不愿做的观察（这种观察会有损自尊）。但是只有当病人的动机比先前他自己发现的更多、更明显的时候，治疗才会成功。比起实验研究当中必然受限制的方法，这种治疗方法让患者呈现了更加丰富多彩的行为模式。在治疗过程中的观察结果揭示了患者关于各个年龄段、政治团体、宗教团体、职业的刻板印象和价值判断。然而，以这种方式表达和隐藏自己的人的个性没有消失。出于这个原因，这些精神病学调查提供的信息对政治科学家也是有价值的。

我们的表述注定常常是粗略的，而且时不时会突然离题。我们不想精简地表述，因为我们认为这一点更加重要：表述的方式不应该完全囊括心理进程的多层次的复杂性，不该造成一种印象，即我们所说的只是相对简单的条件和关系。

我们的理论框架是精神分析社会心理学（psychoanalytic social psychology），特别是弗洛伊德的经典研究成果——《群体心理和自我分析》。

我们对政治权威做出的定义参考了权力的现实。权威存在于那些身居高位、制定决策、让他人执行决策的人物身上。这样的权威人物针对社会行为建立了等级制度。这是对这个概念做出的行为学解释，但它很有可能满足我们的研究目的。

我们首先要确定的事情就是在社会范围内政治权威是否具有自主表达的模式，在多大程度上，它利用了其他权威的表达方式。我们将讨论一些目前可观察到的例子。它们以我们熟悉的权威和权力为基础。在这里，我们必须认识到，形式权威和真正表达我们这个时代的权威之间存在区别。当代的存在也可能是一种过时的存在。真正符合社会领域客观需求的事物，只会逐渐变得清晰起来。瞧瞧戴高乐，他张开双臂，激发人群欢呼并予以回应。这让我们知道，他想要以近乎宗教的方式颂扬政治权威。如果这是光荣和理性的联手，那么希特勒、纳赛尔等领袖的影响则有赖于魔鬼信仰，即摆脱理性的全能幻想。按照马克斯·韦伯的说法，他们的共同特点就是把自己当作政治牧师，当作他们国家的魅力型领袖。对于心理学家来说，观察这种权威使命感是如何产生的，是十分有趣的。这样的牧师型政治家公开地站在他们的宏伟幻想中，把幻想投射到宇宙的层面，他"知道"上帝与他同在。这是政治权威最古老的合法形式。在所有的统治形式中，"以上帝之名"这种观点被坦然、公开地表达。比如奥古斯都主张，他的统治立于"更高的合法性"①——"普世认同"之上。

宣称政治权威具有魔幻般的力量，是社会准备臣服于这种权威的前提。那么，魅力型领袖的巨大幻想与集体欲望融合的巨大幻想

---

① E.斯特林，《不完美的国家》，法兰克福欧洲出版社，1965年。

相匹配。这种幻想可能是婴儿般讨喜的，可能表明个体对于生活未曾反思，但它可能也是个体因为深感罪疚和明显缺乏自我肯定而出现的反向形成。我们认为1940年法国战败导致法国社会缺乏自我肯定的风气弥漫，而当时的内部力量不足以与之相抵消。奠边府的灾难以及紧随其后的阿尔及利亚战争引发了人们的罪疚感。在阿尔及利亚战争中出现的暴行让许多法国人想起了自己被希特勒统治的经历，与法国大革命的人道主义目的不可调和且对立。这种被唤起的罪疚感是否会导致戴高乐再次当选，当然只是一种猜测。但有一件事是确定的：在阿尔及利亚战争陷入胶着之际，他重新掌权，对内对外都采取了恐怖行动。随着他的回归，共和国的理想目标之一——兄弟般的统治，被放弃了。党派统治已经表明自身无法解决冲突、终止战争。相互竞争的领袖们没有能力让各派在利益问题上达成一致。对于他们来说，认清现实就意味着暴露自己的缺点。对魅力型领袖一致服从，把他当作一个伟大的父亲、一个提升自尊心的自我理想，这是一种矛盾的解决方案。他满足了个体逃避现实的要求，同时在战败中挽救了公众的利益。现实和战败，是无法被看到的，它被去现实化了（derealized）。法国人民有了夏尔·戴高乐这个认同的对象，每个人都能体验到强烈的自尊感。

纵观历史长河，这种矛盾的解决方案——领袖允诺开创新的丰功伟绩，民众认同这样的领袖，以弥补战败的损失——反复出现。退行、避免全面洞察现实，就是这种情况的特点。然后，在政治上，也有人选择退行，寻找全能权威，从而获得安全感。这样的过程对最终结果没有任何意义。它可能与睡眠一样，事关"服务于自我的退行"，事关集体意识缓慢扩张时的自我保护行为。另一方面，这可能反映出个体把关于现实的错误观念当作现实，接受其作为官方意见。纠正这种在习俗和特权中关于现实的错误观念，为如今正要放弃的兄弟般统治提供了起点。

政治权威还有一种资产阶级版本，它是个体因为和统治阶级保持一致而产生的力量感。路德维希·埃尔哈德在德意志联邦共和国担任总理就是一个例子。他也喜欢装作奇迹表演者，向公众推荐自己。他想被看作让德国人民重返富裕的化身。当他在电视上发表政治演讲时，盆栽植物几乎总是出现在背景中，或者架子上有家人照片。这是中产阶级生活方式的典型特色。无论这是无意的还是有意的舞台布置，演讲者显然是在以一家之主的身份向全国的一家之主们讲话。在这里，政治权力向这种中产阶级家长式的刻板模式借力，给观众留下了深刻印象。

真正的"现代"政治权威伴随着官僚体制一起出现。我们首先在俄罗斯党政官员身上辨认出了"现代"。在革命后的俄罗斯，官僚体制获得了新的功能。它没有组织传统政治力量的职权（例如普鲁士的官僚体制对普鲁士的封建势力的所作所为）。相反，它本身代表了全新意识形态的一部分。意识形态概念（例如俄罗斯布尔什维克）艰难地存续下来，有赖于这个新成立的官僚机构和专制监督机构的运作。事实上，官僚机构的手段就这样变为了目的，对意识形态创立的理想提出了严峻的挑战。这使得处在关键政治岗位的人物获得了极大的权力。尽管遭遇挫折，但他们还是设法扩大了权力。引领意识形态的代表也是主要的官僚。因此，政治和行政之间的界限常常是模糊的。

与此同时，在工业文明传播的地方，官僚体制总能获得新的权位。这已是司空见惯。"组织越来越多地为个人工作设定条件"，[①]乃至为寻常生活定规矩，"快些入睡吧，同志们"！

大众媒体每天曝出政客们的照片，都是为了刻画这种当代政治权威。如今，最常露脸的类型不再是衣饰华丽的君主，也不再是穿着朴素制服、耀武扬威的独裁者，而是穿着不引人注目的平民服装、没有明显特征的人。这种低调，或者更确切地说是衣着和举止的整齐划一，向民众表明了互惠的、自我平衡的专业性（reciprocally self-equalizing specialistship），是不易觉察的力量。然而，它仍然在政治和官僚机构的控制之下。反过来，这种控制行为看起来受制于民主监督机关。然而，在实践中，它的地位越来越坚不可摧，"统治"的词根"cracy"在"官僚机构"（bureaucracy）和"技术专家治国"（technocracy）这些词语中被强调，远离了几十年前与这些词汇相关的讽刺痕迹。

尽管新的等级社会已经诞生，但我们也能看到相反的趋势。社会中的大量技术人员把自己看作这种政治技术人员。这是一种新的兄弟社团出现的标志。纵览历史，这种社团没有可参考的政治权威模型。众多专家组成一个兄弟社团，在他们的朋辈中争当权威。

---

① 罗伯特·普雷斯图斯，《结构化的社会：分析和理论》，纽约阿尔弗雷德诺夫出版社，1962年。

他们很难对旧意识形态斗争和民族斗争产生兴趣。一些专家——比如物理学家、生物学家和社会学家——把控着危险能源或者影响深远的技术（比如掌控着基因突变技术或大众传媒），在寻找普世有效的人道主义基本规则，尽管传统权力根本无法提供这种规则。像克劳斯·富赫斯这样的反对派人士通过对政治权威的研究来获得权力、驯服权力。他们比"教授"更罕见。"教授"运用他们背后的知识权力，呼吁政治权威下命令。将实证主义视为政治权威真正基础的倾向，无疑会在大众社会中胜出。在实践中，立法委员会与执行机构配合得天衣无缝，但其是否始终保障公众的最佳利益，仍值得怀疑。

专家决策的客观性本身往往就是一种神话。的确，权威的地位正在被强化的劳动分工和专家迅速增长的知识所撼动。这也杜绝了按照家长作风建立权威地位的方式。不过很多所谓的客观决策只是假客观决策。当专家陷入情感冲突时，他也会深陷其中，就像其他人一样，容易受制于无意识的"合理化"防御机制。这就意味着，在理性动机的遮掩下，通往激发驱力欲望的路径变得通畅。人们只需要考虑伴随权威而来的身份特权。如果这位专家的情感利益受到威胁，那么他并不会认为他的权力与他这个人截然不同，以至于会避免使用似是而非的论据来支持它。但是那种完全不熟悉此类问题的人很难识别专家在辩解中的合理化成分。

还有另一种广泛的权威模式有待考虑：军事权威，传统又现代。在一些地区，政治权威和统治集团发生了从传统政治权威控制向工业化控制的转变，但缺乏已经建立起来的专家团队或运作良好的官僚机构。另一方面，被统治的大众也缺乏典型传统的顺从态度或在科技文明中成长起来的民众的服从意识。相反，在许多地方，封建势力的表现与腐败密不可分，而且经常与不发达的经济联系在一起。这些表现在新的国家发展时期仍然存在。

我们注意到，在发展中国家，按照红砖大学的标准，开明的政治权威并没有取代已经作废的权威形式。相反，权威的永恒形式可以在任何时间复活，挤占权力。军事代表以直接动武的形式体现权力。军方代表了唯一高于地方的权威。在这些社会中，法律控制着民众对于领导权的竞争，行政权落入了最强者的手中。在政治上，他以这种方式成为有效的权威。但是问题依然存在：这些国家的"强人"的定位是什么？现在，在世界政治背景下，我们观察到的夺权斗争是一种退行表现吗？或者，这种斗争（与毁灭性的新型技术武器做斗争）是否是以往酋长制的延续？无论当前谁是"最强大"的人，其权威模式与前面我们所描述的模式不同（如法国和德国的例子），也不同于正常情况下由政府控制的军事权威。

然而，毫无疑问，在我们这个时代，我们也目睹了很多向以蛮力为基础的权威模式的退行。希特勒领导下的纳粹统治就是这一模式的标志。我们也注意到，在个体和大集体中，对传统生活方式的渗透——比如工业化意外伴随着20世纪30年代的经济危机——引发了人们的高度焦虑。正是无意识毁灭幻想和愧疚感、对迫害和伤害的恐惧制造的冲动引发了社会衰退。篡位者从当代历史上的许多例子中了解到他的权力基础是多么不稳定，试图集中军权来抵御恐惧。就臣民而言，无论篡位者的残暴在多大程度上符合他们压抑的毁灭幻想，他们期待篡位者像全能的父亲一样保护他们。作为回报，臣民们选择对他让步，沦为他的工具。因此权威的角色只有在他获得可以迅速支配、显露出来的权力时，才能够保全。因为人们对当权者没有产生稳定的认同，权威可能会被推翻，在反复出现的危机中湮灭、被遗忘。正在被实践的是"权力的自由发挥"[1]。在已经变得如此不稳定的群体中，不安全感促使群体成员在无力感和不断膨胀的全能幻想之间徘徊。专制统治在法律上易变难测，激发了个体的毁灭幻想，毁灭幻想反过来也激发了对受到报复和产生罪疚感的恐惧。因此，日常行为是由不现实的幻想（通过原始思维）决定的，并非基于对现实的理解。

此外，权威炫耀武力，同性恋爱出风头的冲动无疑起了重要作用。我们可以从每一种恐怖主义中都明显具有的偏执、焦虑中看出它们的影响。然而，在这一语境下，我们不可能进一步详细讨论这些力比多的变化形式。

只有在那种批判性知识乃至批判性的自我认识还很受限制的地方，以及对于自我批判的现代需求还没有充分渗透的地方，这样的权威行为模式才会出现、存续。这当然适用于所有落后、偏远的地区，但不只适用于地理上远离我们的发展中国家。

关于学科或领域的知识以及关于人的知识已经变成了获得权威

---

① R. M. 威廉姆斯，《美国社会》第二版，纽约阿尔弗雷德诺夫出版社，1960年。

的一种力量。与其他力量一样，这种力量也会被滥用。关于自我的知识不再导向批判性的自我审视，而是被用作"合理化"，也就是说，为一个人的情感、驱力找各种站不住脚的辩解理由。

对这一点，我们应该做出补充：专家如今代表了权威的现代形式。首先，知识的爆炸性增长让专家不可或缺。但是知识变成了我们文明的理想，这个事实反过来又促进了知识的增长。我们时代的兴趣集中在这里，分子链已经取代托马斯·阿奎那的《神学大全》成为知识的证据。

然而，一个新的障碍出现了，其持续的影响力已经受到新的强化。至于使用心理学知识作为一种增进自我了解的工具，我们的情绪阻抗几乎失去了力量。因此，从自我认识衍生出来的心理学，比起其他学科分支，发展速度尤其缓慢。俄罗斯在这方面很有趣。在俄罗斯，知识理想已经彻底分裂了。各个领域的专业知识受到高度尊重，但心理学知识不允许摆脱规定的意识形态前提。

有人不太情愿把这种庞大组织的产物——在政治体制搞权力博弈的专家——添加到我们熟悉的政治权威序列当中。封建国家的官僚倒仍有可能把自己等同于在位的王子。"管理者"类型的党政官僚是全新的存在。作为一个人，他只能参考可分析和可扩充的知识实体来定位自己，而不是像以前那样参考权威人物毫无疑问的命令。后者的权力最终变为禁忌，使他们免于被批评。但是，在我们这个时代的政治专家中并没有人们自启蒙运动开始就反抗的那种父亲形象。公职人员（functionary），正如其名字，只是体制的一个函数（function）。体制是把公职人员组织起来的有效率的网络。在此之上，没有"形而上"，没有可信的"元政治"。从历史背景中看，这也许是政治权威经历的变革中的关键事件。在一生当中，我们可以在进步发展（工业文明的客观现实强加在我们身上的发展）与退行性情绪当中发现这种持续的摇摆。从拿破仑到希特勒再到斯大林时期，发生的每件事都表明，没有父亲的生活是多么艰难。这并不意味着我们离不开保护我们的父亲，而是离不开掌控我们的生活的父亲。但我们不得不离开。我们对这个世界的幻想已经幻灭了。然而，对自然和历史进行分析探索这个事实是人类潜能的表达。政治专家或者其他人都不会再去找那些等着为人提供指导的父亲了。留给他们的都是抽象幻想，比如（绝对正确的）"政党""基督教的西方世界"。他们是管制社会的一部分。因此他们的权力不容易显露出来。他们不会招来恐惧或可悲的恨意。相反，他们是范斯·帕克斯所说的"隐形的说客"，是"灰袍杰出人物"[①]。这种人得到的授权有限，却掌控实权。以分析获取的知识作为权力基础的人不会希望行使"前启蒙"意义上的权威。否决的理性权利——我们曾经奋力争取的权利——是我们在这个时代获得的权利。然而，它几乎比其他任何权利都更不稳定，也更具威胁性。

在任何对政治的心理考量中都有一个不可缺少的特质。为了简便起见，我们说起它时就好像它是一个"替代选择"。事实上，我

---

① 这个典故最初是指一个红衣主教的得力助手特瑞布雷能够在幕后影响决策。

们并不关心类型上的一分为二，而是关心两种极端的反应模式。问题在于，专家在处理他的本能需求和他的批判性自我的请求时，他如何使用心理经济的知识。一方面，一个（政治）专家通过掌握知识来扩展他的知觉。因此，他的乐趣是一种自我连接和升华。换句话说，他能够用获取的知识来释放力比多。这是他的态度的主要诱因之一。他可以相对自由地积累知识，从而在某些情况下迅速而灵活地处理问题。在行为尺度的另一端，我们可以想象一个政治家为了掌握、行使权力而求知。因此，他的满足依然与本能直接相关。获取权力本身就是释放力比多的表现。

这是古老的对比。精明的实用主义者首先警告说不要"被苍白的思想弄得病恹恹的"。只要出现了领土争端问题，他们的说法就可能是对的。从这个意义上讲，国家政治一直是——至今仍然是——地方性的。但是政治领袖的政策要具有普世影响力，他就需要怀有哈姆雷特的犹豫。

我们注意到这些可能性主要是因为在我们看来，我们在处理一个独立的变量，该变量在政治生活中总会有影响。这两种类型的政治家因为非常不同的原因被政治吸引，从而参与政治。然而，他们本身不是政治的产物，而是更广泛、更复杂的环境的产物。天赋和社会影响可能在一种情况下有利于本我（本能需求）的满足，在另一种情况下则有利于自我功能的满足。

我们倾向于认为，只有团队才能应对现代权力关系的复杂性。在团队中，针对权力的各种态度最终会相互抵消。这不可能发生在权力只被看作伟大领袖的属性之一的统治体系中。斯大林的权威就符合这种情况。但他的继任者的权威被大大削弱。对权力感兴趣的政治家的影响对民主构成了致命的威胁，除非某个地区的政治家们不追求意识形态的统一，也就是说，该地区具有可以切实运转的多党体系。

总之，政治家也没有产生一个独立的原型。他们处理权力的方式是当代权威中最无可指摘的。他们宣称自己是专家的专家。他们的行为符合精英的规矩。和魅力型领袖或军事领袖不一样，他们对于炫耀自己的出众特色不感兴趣，不想出风头。相反，他们努力看起来无害、无关军事。否则，他们就会暴露在竞争对手的敌意之下。与竞争对手相比，他们不喜欢家长式等级制度赋予的优越地位。

随着国家职能的扩展和行政机构的发展，政治权力正越来越多地落入专家之手。他们必须被"塑造"成一种鼓舞人心的形象，因为如今个体几乎不可能独立获取信息。这是通过被用来指导其他需求的相同策略和推广方法实现的。在心理学知识（例如建立信任的心理学知识）的帮助下，政治权威的形象建立起来。这种形象不同于现实情况，犹如广告牌展示的海滨度假胜地的和平与安宁不同于长期以来在该地发生的大规模入侵。粉饰信息以达到目的，正大行其道。这本身就是对专家理想——信息的完整性——的严重冒犯。尽管在其他领域，事实必须尽可能准确地得到传达，但是在政治领域，美好图像被大肆宣扬，使得人们通常不可能区分真实和幻想。在更加复杂的环境中，政治宣传并不会吸引到批判性的头脑，只会引起人们的情感冲动。这将带来短暂的成功，但也明显表明民众似乎感受不到政治决策的客观性。在争夺权力的斗争中，良心的内在问题是存在的：如果要实现任何功绩，兑现任何诺言，成功夺权是必需的；宣传口号很容易创造，但其后果也不容忽视。操纵欺骗不可避免，从政的艺术在于不屈服于自我欺骗。短暂的成功可能被持久伤害所抵消。关于成功需求的解释则很容易让人们使用"合理化"来证明不合理的行为是合理的。这种"合理化"最有效的一个论据是：和竞争对手相比，自己没有那么邪恶。民主制和促使票选获胜的权力永久面临这个危险。

这种政治家的"形象"本身就是一种退行的表现：退行到前启蒙运动时期不受质疑的理想权威。这种权威不受批判性思考的影响。为了获得权力，他们调动全部的心理学知识，促进退行。只有有区辨性的心理学知识才能够保护民众免于受到这种意图的影响与欺骗。在大多数情况下，他不可能核实被过滤的信息，甚至不知道他受到了某种影响。新闻消费者不是不加批判地信任，就是在原则上不信任。然而，即使是那些想让自己知情的选民，也无法摆脱那种被无助地搁浅在故意欺骗的浅滩上的感觉。这一点使得人们对政治舞台上正在发生的事情越来越冷漠。

获取信息的机会因此分布得极为不均匀。政治实用主义者领先于他人是因为他们具有操纵政党和行政官僚的本事。他们操纵权力，技艺娴熟。他们也许做事出众，但也不是事事出众。即使他们经受过专业训练，他们也只能通过狭窄的视野来看待这个世界，而且受到他们特有的偏见的影响。与此同时，尽管实践专家会对政治体制中蕴含的理想进行战术性运用，但他们并不认同这些理想。用非常强硬的自我中心的形式来表达就是：以权力为导向的专家是实证主义者，不加批判地高估任何可以用于解决问题的最佳方案。当然，他们也考虑这个事实：知识和政治环境迅速变化，迫使他们不得不修正自己的解决方案。但这并不会使他们名誉扫地。相反，事实性的知识在客观上过气了，只有失败者才名誉扫地。只有愚蠢的错误，而不是对意见做出关键承诺，才能让人出局。政治管理，即行政惯例，与认同的瓦解、塔里兰主义是平行的。重复一遍：这意味着政客不会为了顾全自己的脸面，对自己的政策内容做出承诺。他们考虑的是，在任何情况下如何有效地自保。比如说，如果一个国防部长做出明显错误的决定（以订购一种牺牲大量飞行员生命的飞机为例），他不会被迫辞职，他可以把责任归咎于所谓的不可避免的"技术缺陷"。在受牵连的技术人员当中，分摊的责任如此之少，以至于完全看不到了。

这标志着公众对政客的看法发生了巨大的变化，同时显示出政客对自己的看法。他们已不再是公共责任的化身，只是一个公共事务部门的管理者，对自己的职责没有什么责任。确实，他们在立法机构和行政部门之间夺取权力、操纵权力的丰富经验使他们成为受欢迎的伙伴。这就是说客的现象，他们本有资格见到政治委员会专家，而政治委员会的成员缺乏专门、具体的知识。这个过程是那些总在互相试探彼此的等级和地位的专家之间的交流过程。然而，像核物理学家这样的专家总在想方设法对政治机器施加影响力，这成了一个重要的良心问题。

近代的历史表明，专家之间在一些特定领域——在这些领域，自我理解的问题不可避免地与特殊学科的特定问题联系在一起——展开了最激烈的斗争。人格结构和人格结构的分歧就是关键所在。事实性的问题反而是次要的。事情的很大部分取决于核物理学家或大众传媒中"舆论制造者"的人格类型。比如，如果他们相对不加批判地接受在他们所处团体或阶级中流行的权威模式，那么我们可以预料他们会做出保守反应。例如，他们会对工会怀有敌意，很可能会把战争作为一种政策工具[1]，因为态度不是孤立的心理过程，它们相互影响，形成所谓的"态度集群"。

这些讨论使我们回到了关于真正的知识理性与旨在为情绪化姿态辩护的伪理性之间的区辨当中。"在官僚机构中也存在关于最终目标和实现这些目标的最佳手段的冲突，尤其是个人欲望与群体义务之间的冲突。"[2]但这一事实被小心翼翼地排除在政治权威"构建"的形象之外。宣传策略不应该唤起人们的矛盾情感，而应该能够让人们把任何负面的东西都投射到对手身上。因此，在现代的公共机构中，专家是比任何早期的政客更为客观的管理者，这种说法没有任何意义。也许他们的行为对外遮蔽得更好。即使个体在意识层面从科学中获得的理想，在无意识层面也必须由政治家们在个人生活中获得的认同来塑造。这就解释了詹姆斯·科南特发起的倡议：科学顾问委员会的成员应该由不同政治倾向的科学家组

---

[1] R. 斯特格纳，《对权威的态度》，《社会病理学杂志》，第40期，第210页。

[2] R. 迈因茨，《对罗伯特·普雷斯图斯的〈结构化的社会：分析和理论〉的评论》，法兰克福费舍出版社，1965年。

成。否则，如果一个备受尊敬、具有攻击性权威人格结构的核物理学家碰巧与一个具有同样人格类型的国务卿结盟，那么这可能会带来严重的后果。在某些情况下，这决定了战争与和平。重要部门的人在当今庞大的组织中体验这个世界的方式（妄想或明显的种族主义）几乎与路易十四这样的君主在宫廷里体验世界的方式同样重要。

但是以上这些言论没有描绘出（政治）专家最重要的特征。比如，我们必须承认，在描述高度工业化和高度官僚化的国家的某些方面时，相反的陈述也是准确的，即专业化与对决策权的限制相结合。正如我们已经指出的那样，专家和模特一样，互相嫉妒。这就是同胞竞争的现象。

在那种古老、前工业化的生活环境中，只要父亲在弟兄们身上施加重轭，他们就能和谐相处。从继位斗争（亚历山大大帝去世后，他的追随者围绕他的帝国展开争夺）到敌对将领们之间的互相斗争，再到一些南美或非洲国家上演的权位之争，显然决定这些行为的法则并没有改变。但问题是，在一个没有任何理由坚持高高在上的父权权威的社会中（因为没有父亲，没有一个魅力型领袖能比协调一致的专家团队更有力量），历史必然性并不要求新的权宜之计、新的权威模式发展出来。这里的责任落到了一个群体手上，公民也把他们的希望寄托于这种集体领导。就此而论，我们会发现俄罗斯民众的个人崇拜瓦解的动机是很有趣的。我们或许还记得，像肯尼迪这样开明的总统非常乐于与顾问合作，这一特性深受公众欢迎。一个领导者行使权威，增长自己的知识，准备召集专家，并与他们分享权力，这种权威显然是西方世界的科学理想所推崇的。这里的共识经验值得肯定。

我们可以用客体关系理论来解释这种观点。问题是：在一个工作团队中，个体成员对权力的渴望是否大于他们对知识的渴望。我们很难分清这两者，但哪一种居于主导，我们还是可以辨认的。在权力至上的地方，我们就会面对这样的人，他们的自恋型人格结构迫使他们屈服于一种寻求认可的永不满足的渴望。这样的人格结构呈现出一种力比多冲动主要固着在自身的发展模式。相反，如果一个人的力比多没有强烈地固着于自身，他就可以自由地唤起对周围环境的兴趣和共情。关键问题是：社会结构是支持自恋型人格，还是支持能够理解和接受外部事物的人格。毫无疑问，在我们的文明体系中，更多的刺激和满足给予了自恋型人格，而不是利他型人格。这似乎是一个概括的判断，我们本应该给出更详细的理由，而不是模棱两可的理由。为了充分说明我们的观点，我们必须充分列举海报——独裁统治者无处不在的照片——在政治宣传当中所起的作用。也许培养觉察能力的一个任务是将兄弟间的竞争从无结果的自恋固着中解放出来，发展和加强一种解放的游戏元素——共情性的理想，而不是自恋的、剥削性的知识。这会带来革命性的变化，正如乔治·汤姆森的评论那样。作为权力工具的知识只能是次要目标。知识作为一种理想，几乎不会产生自恋的迫切需求，可以减轻专家们之间的竞争。这样的理想会加强批判型自我的功能，相应地，它也会削弱自我美化的攻击—防御倾向。

距离肯尼迪时代更遥远的观察者也许会认为对顾问的高度尊重

表明政治权威的精密结构发生了一些变化。团队指导的政治领袖的
自信似乎使他们免于自我美化式的自恋，比如在他们当选总统后，
他们的批判力和判断力并没有受到多大影响，因为这份荣誉主要不
是为了满足驱力。他们在现实中拥有完全的权力，仍然保持着对现
实的意识，而他们的批判性自我没有向能够满足本能驱力的机会让
步。换句话说，他们的权力等级提升并没有削弱他们控制现实的能
力（比如他们知道自己依赖于自己的团队），也不能促进他们那不
受控制的本能愿望与古老的"全能"自我理想的融合。

很明显，这种想要描述结构变化的尝试是对团队领袖的理想化
描述。事实上，许多"全能"的理想和嫉妒情绪仍将存在。我们的
评论应该被理解为一种趋势。即使理想只发生了轻微改变（从满足
自恋转向对客体有意识地负责），也能够让个体极大地改变日常决
策的质量。政治专家主义的政治后果之一就是促进了一种更接近觉
察、更有批判力的理想的形成。相对来说，那些从顾问团队接受指
导的权威人物能够抵抗对全能领袖的预期态度。实际上，这种抵抗
行为是以相当强大的、批判性的自我力量为前提的。

在这里，我们要强调的是危险的倾向，而不是成功解决权威问
题。自然，一般的政治家不会只关心满足自己的权力欲望。毫无疑
问，他们追求的是客观的理想，而不是他们的自恋所决定的理想，
无论这些理想多么古怪。如果为他人负责任并不是他们的人格理想
形象的一部分，那么他们几乎做不了政治家。毕竟，负责任通常意
味着支持和欣赏那些依赖自己的人，或者努力实现那些对于此刻和
未来的团体利益很重要的目标。帮助弱者的愿望源自对父母的积极

认同，而且在任何情况下都是政治家的重要动力。在夺取权力的过程中，个体有时会忘记那些利他主义的理想。[①]

根据父亲形象建立的权威模型已经转变为各个专业领域的专家权威，这一转变不可逆转。旧权威与相对封闭、十分传统、上帝主宰的世界图景有关，而专家型权威与知识的快速发展有关。

我们希望强调的是，如今政治权威的威望可以用他们将专业、详细的知识与专家对权力的渴望整合到一起的能力来衡量。老式学习机构，例如学院和大学，开始出现一些初步的规则。事实上，这种模式得到了进一步发展，最有天赋的专家们的批判意识也与日俱增。然而，因为集团势力掌握权力工具，所以集体行使职权的实践受到阻碍。这就意味着某些职位能够产生巨大的影响力，并被激烈地争夺。相反，这也意味着道德顾虑几乎不起作用。所有参与者都心照不宣地接受了这些地下政治斗争。这些斗争是对其他场合大肆宣扬的人道主义的嘲讽。在这些斗争中，几乎没有任何为反社会冲动提供宣泄的容器被禁止。有一些人觉得自己可以听到政治的心跳。在一定的范围内，道德规则对解决政治分歧几乎不构成什么阻碍。在可接受范围内进行彻底的社会学和心理学研究，这肯定会让我们有所收获。我们可以发现，那些在社会上争夺公众

[①]　我们在此没有考虑女性的角色，可能事实上她们没有扮演任何结构化的角色，尽管积极的父母功能——例如提供保护——当然包括母性模型。例如，在德国，女性几乎没有制度化的政治权威。尽管如此，她们仍然在政治上极其重要，因为女性是选民的主要组成部分，她们的决策决定了哪些政治观念将发挥作用。

认可的人仍在坚守古老的自我理想。依靠"魅力型"权威的政治家现在仍然占据主导地位，特别是在那些社会结构比较脆弱的发展中国家。

另一方面，我们必须承认，一个想要解决我们这个时代的关键问题的政治领袖找不到任何可参考的先例。对于许多人来说，"兄弟权威"不像父亲权威那样有得到普遍接受的角色模式。肯尼迪总统遇刺是一场政治灾难，因为他是世界上第一个依靠团队合作的现代政治家和世界权力的领袖。他无意成为魅力型领袖。他令人信服。因为他了解政治家的新义务，所以他能转变民意，使民众接受新理想。然而，肯尼迪家族的某些成员以及他周围的其他人在他死后试图把他塑造成魅力型领袖，这是相当有趣的。

在第一次世界大战之前，有迹象表明政治权威的结构发生了变化。1911年，罗伯特·米歇尔就提出了"寡头铁律"。[1]他谈到了德国政党。这种"少数人统治"的趋势在很多方面都像是君主权威和个人崇拜的继续。在未来，寡头统治可能会变为政治专家无声工作的运作模式。也许这种工作方式让专家的政治工作远离了公众的视野，也使得专家免于受到公众的嫉妒。正如在阶级社会中个体与父权的关系会出现问题那样，同胞竞争将不可避免地成为这些委员会成员的主要问题。因为个体认同强大的父亲，所以不会嫉妒强大的父亲。嫉妒的情绪要么被屏蔽，要么在一场政变中化为行动。成功"弑父"后，新的父权代表人物立即君临天下。此外，精英分

---

① 罗伯特·米歇尔，《政党》，纽约自由出版社，1962年。

子选择隐蔽地工作，还有额外的动机。专家们把自己人看作一个阶级。他们努力争取自己人的认可。因此，他们几乎不需要公众的赞誉。知识权力（实际上几乎是无形的）才是他们需要的。放弃满足某些自恋需求（不需要家长式的权威，不经常炫耀自己的权力）是新形势下所需的适应。

当我们重点关注我们这个时代的重大政治问题时，我们发现，至今没有任何传统或现代的政治权威能够解决它们。由于这些冲突和发展的维度超出了我们的眼界、格局，以致我们往往无法"看见"正在发生的一些进程及其影响。

两个显著问题：一是人口过剩，二是几乎在世界各地都存在的毁灭性侵略的失控增长。在工业文明社会中，工作节奏僵化①，劳动分工高度发达，生产资料集中，个体容易暴躁、愤怒。由于不受社会习俗限制，这种易怒的情绪迫切需要释放。这是在多数地区和社会中出现的行为。这种走向毁灭的行为冲动是政治领导层必须重视的。

人们已经找到可以制止人口过度增长的方法。人们甚至希望，在不久的将来，人类的意识可以达到一个水平，即大家都认为控制生育是每个人应尽的自然义务。在某种程度上，这种见解必须直面

---

① "缩短的工作时间及对合理化的需求"导致"非法但可接受的短暂休息（有时长达三四十分钟）被废止。这意味着消除自我调节，消除个人对工作锁步的私人调整。这种精神上的持续集中，尽管时间较短，却是令人困扰的……个人节奏日益被外部工作节奏所替代。"见克罗伯-肯尼斯，《健康和病态》，《法兰克福报》，1965年10月16日。

与一些非常古老的、长期存在的阻抗的冲突。那些仍然认同这些阻抗的大群体，已经被那些评估现实的专家建立的行为模式围攻。事实上，像排卵抑制剂这样的现代发明使人们有机会颠覆传统的道德而不受惩罚。

破坏性倾向——其原始力量爆发会妨碍政治秩序——带来的影响是巨大的。我们没有掌握关于那些促使破坏性爆发的挫折的足够信息。不断扩张的工业文明几乎不允许我们的许多基本生理需求得到满足。事实上，它们常常强烈抵触我们的本性。不妨想想我们在前面提到过的僵化的工作节奏（为秉性千差万别的人制定）。此外，在制造产品时，因为技术原因，生产流程是碎片化的。让人去配合这种生产流程，会导致生理不健康。制造完整事物符合人们对完满、"整合"的需求，这种需求基于古老的传统，也可以追溯到像"筑巢"这样的本能机制。

因此，在现代大规模生产和付薪雇佣制创造的岗位上，个人的建设性想象和生产潜力受到打压。在工作场合产生的不快乐促使市场上出现了各种替代性满足。让人上瘾的刺激——例如致幻剂——带来的快乐必须能够抵消个体在工作中产生的攻击性和体验到的痛苦。然而破坏性行为的爆发表明这种情况过于理想。事实上，一种恶行被用来对抗另一种恶行，因为替代满足的方法经常具有刺激作用，只会让人不得放松、精疲力竭。就此而论，据说长假旅行能使人们得到休息，但实际上，这不过是在不同的环境中刺激的重复。因此，这个文明也无法从它创造的客观条件中全身而退。为所谓的"娱乐"付出的努力表明，很明显，当代意识落后于孕育它的环境。正如特奥多·阿尔多诺[①]所说："客观生产的东西是一种主观的建构，客观上可能的洞察变得不可能。"个体对自身的驱力需求被控制、剥削的程度知之甚少，犹如从前个体不知道自己被剥削了多少劳动力。个体对于社会地位象征的追求——政治权威是其中之一——经常导致个体心脏病发作，英年早逝。但是许多人对攻击性的满足和自我肯定的需求是如此强烈，以至于他们忽略了危险信号。同样的情况也适用于许多与力比多需求有关的上瘾行为，它们在本质上仍然是自恋行为。这些从现实生活退缩的行为的共同点是：它们是由挫折引起的，而工业国家的大多数人不得不忍受这种挫折。总之，他们注定要做"不留痕迹的工作"[②]。人们为养家糊口而从事的工作无法带给他们活力和真实感，因此他们很难赢得重要人物的认可。但这种认可是自尊的来源之一。如果个体无法获得他人认可的成就，并进一步获得自尊，那么他将会产生某种病态反应。个体被迫去从事异化的、碎片化的工作本身就是病态的。就他个人的需求而言，这没有任何意义。政治领袖必须把不稳定的人格结构考虑在内。与此同时，我们不禁要问：在童年和青年时期，他们在多大程度上认同了这种人格结构？

个体由于不能有所成就、展现自己，于是心生不满，产生攻击性。除此之外，日益增长的攻击性还有第二个来源。我们必须把宣泄攻击性的形式考虑在内。首要问题就是婴儿早期的社会经验。临床精

---

① T. W. 阿多诺，《干预》，法兰克福苏尔坎普出版社，1963年。

② 亚利山大·米切利希，《没有父亲的社会》，纽约哈考特出版社，1969年。

神分析观察表明，家庭结构以及家庭生活方式发生变化很可能助长肆无忌惮的攻击行为，这一点很值得进一步调查。此外，应该指出的是，做出攻击性行为的人通常十分冷漠。他们这样做一方面是因为无法在工业社会中通过成就表现自我，另一方面是因为对世界上与自己无关的事物完全不感兴趣。我们的社会存在促使个体疏远与主要团体的客体关系的客观因素。特别是欲望的满足——社会为此提供了保障——削弱了过时的角色行为。

我们必须牢记这样一个事实：没有一个社会是人类不需要抑制欲望就可以适应的。只有学会了控制欲望（这种控制让延迟满足，甚至在某种情况下放弃欲望成为必要），个体才能被社会接纳。社会学家指出，到目前为止，社会主要以压制的方式实现这种控制——有时甚至是残酷镇压。无论如何，这种压制是资本主义的特征之一。现在情况发生了变化，因为经济短缺不再是约束本能欲望满足的理由。

然而，就可以满足的欲望而言，某种心理机制被忽视。这种心理机制在个体的社会化过程中，至少与"学习控制欲望"同等重要。命令总是来自直接的、现存的、不可或缺的人物。他们总是寻求情感联结。在得不到满足的时候，他们就会愤怒或失望。另一方面，他们想继续得到满足，因此产生了矛盾的情感联结。在类似的经历中，孩子们学会了牺牲，以便取悦别人。这意味着，克制这种激发不快的过程在继发阶段仍然有力比多投注，因为有人为此奉献了爱。克制被看成一种成就，对社会有价值。孩子们经历的自我确认过程显然对攻击性具有抑制作用。父母的宠爱——与孩子为了获得他人的爱而做的努力无关，只是证明爱不求回报——可以让孩子安静一段时间，但不能塑造他的攻击性，因为它不能强化他的自我。然而，自我以及作为自我的特殊功能的超我，是可以对攻击性行为进行可靠控制的结构。

这里提出一个极具争议的观点：当个体可以避免不快乐的时候，他与他人建立的情感的强度——比如母亲和孩子之间的"亲密感"——就会下降，因为社会现实没有对此提出需求。从表面上看，被迫放弃满足驱力需求似乎会干扰客体关系，甚至导致个体的兴趣从客体撤回。但令人惊讶的是，这正是当欲望的满足变得理所当然时会发生的事情。在孩子的直接体验中，克制引发的不快可以在他与要求他克制的人的关系中得到缓解，结果不是异化，而是强化的情感关系。母亲认为克制是爱的证据。①克制所代表的成就得到认可、赞美，至少在一定程度上弥补了克制带来的不快。在这里，矛盾的客体关系演变为一种快乐和不快乐混合的体验，它为所有的情感社会关系提供了基础。矛盾性是任何与权威之间的成熟关系的特征之一。只要不使个体在理想化和贬低之间摇摆，不进行这样的病理性强化，情感关系的矛盾性就有助于帮助个体准确评估现实。意见纷呈的民主制似乎助长了这种对权威的批判态度。反过来，要想民主制正常运作，个体就需要在与权威打交道时非常勇敢。

---

① 这种情绪过程为个体实现进一步的身份认同扫清了道路。"因此，从最初的敌意转变为本质上积极联系的身份认同，社会感情就奠基于此。"见弗洛伊德著《群体心理和自我分析》。

当然，在日常生活中，像这样简化的情感关系被其他行为覆盖。这些行为源于更复杂的驱力变化。例如，平常没有权力的成年人能够对孩子下禁令，这本身就代表了可喜的、攻击性的满足，而这又让禁令的客观必然性黯然失色。这样的"施虐"压抑实际上会加剧情感关系的矛盾，使其陷入瘫痪状态。然而，对于我们的目的来说，唯一重要的就是说明矛盾关系的病因。需要强调的是，这种矛盾情感的融合是社会化过程的一个基本前提。

有人可能会说，如果要提升社会学习能力，那么克制就必然是有意义的体验。克制的行为一定会加强伙伴之间的爱，比如让孩子爱父母，父母爱孩子。童年时期形成的情感倾向在个体日后与任何重要权威打交道的时候，都会被重新确立。因此，权威和服从的类型会影响一个社会的所有社会关系，也就是说，影响无数决策和行为模式。

在德国这个相对富裕、拥有社会保障的国家，克制——比如克制口欲满足——往往是不必要的。它不再由需求支配。当然，自从我们来到这个世界，口欲享受就是理所当然的，我们得到了应有的保障。现在我们可以看到，当满足带来厌腻时，它并不能引起接受者对提供者（例如父母）的感激。[①]另一方面，因为父母得不到孩子的感谢，于是对得到孩子的爱这件事也感到十分沮丧。只有当得到的东西能够增强个体的自尊时，作为自发感情的感谢才会萌发。

---

① 我们应该强调，克制的主要形式——比如断奶或如厕训练——仍然是不可或缺的。俄狄浦斯愿望也不应该被满足。这些基本的克制构成了"不安的核心"，是社会适应的基本刺激。

让孩子既消费"礼物",又从中有所收获是可能的。只有这样,父母才会觉得有所"补偿"。

通常情况下,父母对孩子提出的让人精疲力竭的要求不感兴趣,这导致他们向孩子提供口欲或其他形式的替代满足。行为分析表明,高福利国家的公民表现出消极、冷漠的态度,是因为他们在童年被溺爱,父母用"嗜好之物"来"搪塞"他们。在这里,我们也会发现关于宣泄攻击性的溺爱行为。宽松的教育注定要失败,它包括:尽可能少地抑制孩子的行为,容忍许多"不当行为",不给孩子设置任何限制。在这种教育方式下被养大的孩子,尽管获得了很多自由,却没有更快乐。部分原因在于最终他们还是必须克制基本驱力(其中包括俄狄浦斯性质的驱力);另一部分原因在于他们不可能获得克制的回报——来自重要他人的爱。

让我们深入研究关于成人终极社会行为与婴儿体验直接相关的理论。生产过量消费品、并将它们运送到边远地区变得切实可行,使我们推翻了长期物质短缺的国家必需的许多道德规则。对于小人物的管理被委托给有远见的权威。如今,远见仍是必需的,却是为了避免过度生产。正如我们已经强调过的那样,富裕社会的生活模式变化,使得许多我们认为理所当然的道德戒律被废弃。如果你想抵制放纵口欲(如今,几乎每个人每天都可以充分满足口欲,但是在半个世纪前,这只有在宗教节庆和放假时才有可能),与其诉诸道德,不如诉诸美食、美学或禁欲哲学的论证。在性关系中缺乏冒险,也是如此。

但是假如成年人在童年时期没有全力运用他们背后强烈的驱

力冲动，以建立、体验强烈的矛盾情感关系，他们的行为结果会是什么呢？我们的文明为情感联结提供了什么新机会，让它如今能够从强大、持久的渴望中解放出来？我们必须习惯于尽可能公正地审视我们的生活环境状况（这些状况被我们视为天经地义，但可能只是高度复杂的文明的产物），因为它们可能会在心理层面上产生意想不到的副作用。认为我们谈论的只是永恒、明显的进步，这真是虚妄。

因此，政治权威不断变化的角色模式是由每个人在工作及社会生活整体中的深刻变化决定的。如果我们要区分自我质疑的权威与不允许质疑的权威，那么很明显，专家们会努力让权威表现出还能继续发展的未完成状态。此外，人类的聚集——无论是人口的绝对增长，还是工业生产管理领域的聚集造成的——意义重大。迄今为止，我们尚未发现对待那些生活在狭小空间的多数人的人性方法。例如，在都市圈扩张的过程中，如果不令个体失去个人责任感和个人价值感，我们不知道需要提供给个体多少空间。个体所服从的行政决定难免会带给他窒息感。他的基本经历不仅没有个人意义，而且缺乏任何意义。这必然会让个体唤起古老的全能幻想，作为（不充分的）补偿反应。

这对政治权威的影响是双重的。首先，如果权力定义不是"力量的展示"，而是"解决冲突的能力"，那么属于他们的权力应该比他们实际拥有的权力更多。其次，群众对自己的政治权威意识从他们的经验范围中完全消失了。因为他们觉得自己在政治事务——从公共事务到世界政治——当中无能为力。他们在这一领域没有消耗心理能量，在被视为"非政治的"社会交往中释放他们快乐—不快乐张力。这种政治冷漠削弱了政治权力（作为解决问题的力量）。政治权力与影响社会整体的问题有关。这种"疾病"在基于普选权的民主国家中并没有立即显现出来，其影响之一是行政法规决定了政治气氛，其传播方式是专制而不是"示范"。政治管理和行政管理的专家们不要求像生产，科研的专家们一样得到同等尊重。就目前的情况来看，他们很少配得上这种尊重。

我们现在应该做一些简短的说明：（1）关于当今共同的权威崇拜的特定模式；（2）关于罪疚感；（3）在本能压抑与意识发展之间逐渐增长的张力。在此，弗洛伊德给我们提供了关于社会心理过程的深刻洞察。然而，我们承认，在形成判断的过程中，我们很难将决定性的影响与无关紧要的因素区分开来。

（1）正如我们在一开始所说的，我们将在这里探讨权威的问题，就在弗洛伊德的《群体心理和自我分析》的理论思辨背景中探讨。①犹如勘探地层一般，在论述权威操纵手段时，不同的心理发展阶段的不同区域可以用于实物教学。在西方，我们看到了技术进步和理性规划的进步，甚至政治权力的进步。这至少看起来很清晰：这种权力的形式不再带有固有的权威的印象。事实上，关于政治家的智力范围有一些非常开明的观点。此外，大部分人几乎完全不参与任何政治议题。在我们看来，这并不只是因为他们可以自由地这么做。相反，正如我们上面所解释的那样，他们的弃权必须归

---

① 见《弗洛伊德全集》（标准版）第18卷。

因于社会进程不再为公民提供任何对政治感兴趣的合理理由。

在那些专制的国家，个人崇拜让众人狂热兴奋，遮蔽了公民对当前政治进程无力发挥影响的事实。俄罗斯如今正在打压曾经极端盛行的个人崇拜。这看起来好像是一种朝着体现为政党的寡头政治的发展。现在，那里的人们能够听到批评的声音。批评那些理想化的领导人已经不再等于宣判自己死刑。此外，在俄罗斯，政治专家的角色比世界上其他任何地方的专家都更好地适应了技术发展的要求。几十年来，俄罗斯的党政官僚确实一直是俄罗斯内外嘲笑的对象，这是有充分理由的。尽管出现了这些情况，但是基本的问题不在于官僚心胸狭隘。相反，正如我们所说，事实在于俄罗斯人民缺乏建设这个国家所需的品质，比如积累的经验、明确的角色以及接受对国家的责任等。正如那些统治者一样，被统治者（摆脱了古老的封建环境）受困于完全不可预见的处境。尽管如此，在未来几十年，俄国革命的巨大牺牲将会彰显其价值。

把这些与权威的不同关系看作个人群体的历史发展阶段，并将其与大众意识发展的各个阶段相联系，特别是与对自身处境的意识相联系，是很有诱惑力的。当然，有一点必须牢记：在国家和意识形态群体中的政治统一是通过对领导人的强烈认同来实现的。在心理学家看来，"大众需求招致众望所归的领袖"这一论点，与"人们在这样的时刻创造历史"这一说法，似乎都是强词夺理。正如弗洛伊德所言，领袖代表了群众的自我理想。最重要的是，当传统崩溃和历史发展被迫面向不确定的未来时，群众退行的倾向会被强化。人们进入未知的世界，要寻求安全庇护。更传统、平静的时代只是掩盖了这样一个事实：迄今为止，社会践行的教育方法对于独立思考的刺激非常不充分。正如弗洛伊德在1909年所作的评论："人们内心缺乏决心、渴望权威，我们不能放大其强度。"①近乎矛盾的心理状况是，除非个体首先获得稳定的身份认同，否则不能掌握主观批判的自由。然而，强大的权威机构的过多指导会摧毁它。

对许多人（甚至是"受教育的人"）来说，危险在于，一旦他们发现自己卷入的冲突似乎从一开始就超过自己智慧的负荷，他们的自我与"自我理想"就很容易走向融合，也就是说，与领袖热情地融合。"对于许多个体来说，其自我与自我理想的分化远不够深入，两者仍然很容易融合，他们的自我保留了早年的自恋式满足。"②

（2）只要这种身份认同——在极端兴奋的时刻，它不只是身份认同，还会带来全面融合的体验——得以维持，个体就能够无情地打击"自我理想"的敌人，而不会感到丝毫愧疚，反而感到清白。当要求严苛的"自我理想"被人格化为外部的"领袖"，群众相互支持、认同领袖时，敏感性下降的群众就会做出这种暴行，而不留一点同情或怜悯。正如我们在德国看到的那样，只有理想化和相互认同的条件崩溃时，罪疚感才会回归。要么旧的理想和身份认同回归，要么新的理想出现。我们不应该低估与全能幻想相关的

---

① 见弗洛伊德著《自我和本我》。
② 见弗洛伊德著《群体心理和自我分析》。

理想意象带来的抱持（hold）。宗教的刻板僵化就是这种抱持的体现。继续秉持关于神圣彼岸世界的古老观念，就会出现严重的自我分裂。

（3）这种"自我理想典范"准许个体实施带有攻击性的罪行，于是人们心甘情愿供其驱使，受到强烈引诱加入群众运动，崇拜权威。当我们回想弗洛伊德的另一观点——本能不断受到压抑，构成了人类文明[①]——时就会清楚：释放攻击性冲动与人类所有的理想观点背道而驰。对敌人宣泄攻击性而不受惩罚，就像从文明中走出来，进入了一个不受压抑的神圣领域。个人一定觉察不到这是为了满足驱力，他相信自己献身于更高的目标。

近来，在印度尼西亚，共产主义者不得不忍受猎巫和圣战的野蛮行径。在人口稠密的时代，成千上万的人在这样的政治灾难中丧生。

在群众偶像所统治的不同地区引起和维持的心理过程十分相似，就像从一个模子里刻出来的。从一开始，个体在成长过程中没有独立的反应或没有对现实产生独立的判断。相反，他受到训练，如儿童一般臣服于权威。伟大的宗教革命之前的许多世纪的历史让我们对这种训练十分熟悉。因此，不仅绝大多数人都渴望权威，而且作为权衡，必须要有领袖及其领导阶层，领导们把这种"内在缺乏决断"看作他们表现权力的自然前提。然后，"人类的儿子们"被教导：要认为自己是幸运的，因为他们找到了那么好的父亲。

---

① 见弗洛伊德著《自我与本我》。

从心理学的角度来看，政治权威并不是那种个体长大后在社会领域里偶遇的力量，他也不会从中逐步获得矛盾、批判、信服等态度。相反，所有社会环境的结构都如此严密，以至于在每个时刻，领袖在每个人面前表现出来的都是他的全能幻想的一部分。个体对领袖保持着类似信徒和神之间的私密关系。个人不会像尊重一个可以交换经验、可以效仿的他人一样尊重领袖。代表群体理想的"领袖"被每个人视为自己的一部分。每个人都等于他的一部分。这位强有力的领袖已经"被置于自我理想的位置"①。自我就像被催眠一样自动服从。任何对领袖的批判性犹疑，不仅会受到外部制裁的威胁，还会带给个体罪疚感。

在这里，我们可以添加一个理论性的结论。在多元思想中成长起来的个体也可能再次处于危险之中，尽管驱使他走向自我异化的力量与那些在亚洲国家盛行的力量不同。长期以来，西方社会的大多数公民的政治判断仍然相当模糊。如上所述，他们找不到动机对更广泛的政治事务产生兴趣。也许，未来的政治会与如今我们认为的政治存在本质不同，犹如未来的城市与古典时代的城邦截然不同。在这里，一个过程将起到决定性的作用，那些把社会组织在一起的过程使得早期"客体关系"（即早期情感联系）被削弱了。这导致个体对内疚感不是很敏感，因为他人没有让个体体验到"真实"。但是，只有当个体从他人的反应中清楚地意识到自己的行为不尽如人意，只有罪疚感逐渐让他变得更加体贴他人，"文明"才

---

① 见弗洛伊德著《群体心理和自我分析》。

会发展，被客体引导的力比多的混合物才可以"驯服"攻击性。因此，罪疚感发展的前提是客体关系的发展，也就是说，与对彼此重要的人之间的关系的发展。事实上，专制关系的发展与此相反。在专制关系中，个体不能怀有任何矛盾情感，个体对外在的自我理想（"领袖"）的依赖得到了最大程度的强化。弗洛伊德最伟大的见解之一就是"……把罪疚感看作文明发展中最重要的问题，表明我们为文明进步付出的代价是罪疚感的增强和幸福的流失。"①这里提到的"幸福"指的是早期所说的"天堂般"的幸福。重返那里的尝试表明它是幼稚的希望。这也许让它更诱人。

　　读者可能首先会认为，对罪疚感的强调是弗洛伊德理论中遗留的清教伦理。然而，这一见解似乎与更普遍的事态有关。我们第一次产生罪疚感的经历，和我们在相关人士的眼中读到的自己的行为有关。后来，随着自我的成熟，罪疚感也与意见分歧有关。渐渐地，我们能够进行反思，能够分辨罪疚感的真假。我们的自我帮助我们减轻了从童年延续下来的罪疚感，现在这种感觉已经变得不合适了。这种罪疚体验是认识你我之分、主客之分的基础。的确，在我们的生命初期，我们无法在不认同父母权威的情况下学会控制我们的冲动。我们认同、内摄这些强大的客体，就好像我们和他们是一体的。但是我们不应该停在那里。当必须使用"压抑"这种保护机制时，也就是压抑我们对权威的一切矛盾感情时，我们便留在了一个仙境：那里有英雄、罪犯、帝国主义者，但没有人类。

---

　　①　见弗洛伊德著《文明及其不满》。

正常情况下，这一状态在发展过程中会被抛在后面。一旦孩子发现身份认同并不能使他变得全能，他们就不得不重整他的情感纽带。此刻，爱与恨都集中在同一个对象上。最终，我们开始在自己所珍视的对象中做出选择。民主政体中的政治权威意见不一，组成了各种政党，因此需要其民众进行选择。当然，这种选择在很大程度上取决于我们选择的模范以及我们在生活中所做的身份认同。但是这些模范不应该进行任何冷酷的控制。民主社会不要求我们认同那种不加质疑、必须接受的单一权威。在我们看来，民主社会在把宽容——容忍异议，甚至对饱受尊敬的权威怀有矛盾感情也予以宽容——变为大众政治生活的核心特征时并不是很成功，因为它的政策不连贯。在宗教权威的问题上，我们的民主制度坚持流传下来的无条件服从的传统。服从，只要是个人的态度，就不是这里探讨的。然而，这种服从是基督教政治的工具，是获取和掌握权力的手段，是前启蒙时代特权的历史残留。

在希特勒或墨索里尼这样的蛊惑人心者的影响下，我们发现，如前文所说，文化发展的分化阶段本已实现，后来被放弃了。我们在这里可以引用弗洛伊德的相关表述："已经从选择对象退行到身份认同。"①当一个国家成功实现统一，建立公安体系，个体不必再贿赂各省边界的海关官员，也不用担心有土匪伏击、抢劫时，居民自然会认为这是伟大的解放和进步。那个让这一切变为现实的人，会被颂扬为历史伟人。那么，将这位就职的伟人作为大众的

---

① 见弗洛伊德著《群体心理和自我分析》。

"自我理想"就相对容易了。

然而，有观察者看到了为这一成就付出的代价：尽管达成了一致，但这是以否认矛盾为前提的。对领导者来说，这是一种人为的、被迫的、无限的热情。这个领导者，除了带来了统一，也引入了新的束缚。束缚转变成对一致性的热情，表明焦虑必须被消除。此外，有人认为，热情是用集体焦虑来树立"自我理想"的最佳方式。这种强烈的狂热信仰对于邻国来说并不是没有危险的，因为我们德国人从我们自己的经验中知道，本国内部对矛盾和破坏性的冲动的压制很容易将任何外族拉进投射的火线。

在西方世界，并不是偶尔出现的退行行为——比如德国民众追随希特勒——引发了最悲惨的灾难。在此，对于心理结构区别对待的危险源于技术文明的进步发展。在技术先进的专业化社会，新型的异化也正在发生。我们经常提到，早期客体关系变得疏离是由一系列复杂的环境引起的：父亲缺席，他的工作没有留下任何关于他的痕迹；母亲逐渐被裹挟进像父亲一样外出工作的趋势中（在这个过程中，对孩子来说，母亲的辨识度越来越低）。以往的紧密联系——比如传统的角色模式——被口欲放纵取代，而这不会产生客体关系。在富裕社会中，个体会受到早期经历的影响，这种经历给他留下了永久性的"印记"，影响了他的驱力和他的社会行为风格。与宗教或意识形态灌输相比，这几乎没有什么变化，因为个体的特殊需求没有改变。一个仍然十分重要的问题是，社会是否允许其成员在通往成熟的道路上，从人类最早遭遇的"身份认同"发展到后来的"对象选择"，即把他人纳入"真实的"范围。我们已经提到的显而易见的危险是，福利国家的影响促成了共生的依赖，这使得个人不可能在他的幻想或他的社会行为的范围内清晰地区分自我和非自我。对婴儿式体验的固着几乎排除了可靠的身份认同，更不用提自个体遇到的"对象选择"。福利国家养育、纵容个体，同时又蔑视他们。如果这个国家不能按照公民的需求提供福利，就会引发公民的不安，以致漫无目地寻求宣泄，或者受到蛊惑人心者的诱惑。

1909年，在阿尔弗雷德·阿德勒作了一场名为"马克思主义心理学"的演讲后，弗洛伊德①在讨论中谈到了关于文化发展的两条主线，他认为这两条主线是他从未偏离的观点。对他来说，它们是"……逐渐扩大的人类意识和不断增强的压抑。"那时候他很担心这两条主线会引发暴力危机。成千上万的人涌入工业国家和地区。由于人群构成极其复杂，社会急需克制驱力的非凡机制。

如果以这种方式思考、权衡当代各种历史场景的发展，那么对于那些习惯了一种文明的人来说，那些被诬陷为"危险"的事件，在反方看来不失为一种"进步"。然而，我们认为，沿着意识演化的路径可以发现决定性的区别。"如果所有人，"大卫·里斯曼写道，"是他们童年性格结构的囚犯，无法控制其性格结构的形成，那么我们就很容易认定，他们后来的动机、品味和判断，并不真正

---

① 欧内斯特·琼斯，《西格蒙德·弗洛伊德：生活和工作》，第3卷，纽约基础图书出版社，1953年。

属于他们。"①这个论点在某些情况下是正确的，但它并没有说明全部的真相。实际上，我们看到了生命早期和后期之间的动力学联系以及第一次（通常是关键的条件反射）童年经历和后来性格结构之间的动力学联系。在任何已知的文明中，人们抵达自己的过程必然是漫长的。我们之所以如此说，是因为人类的批判功能是慢慢发展起来的，需要人类同胞来培养。只有我们在整个受教育时期坚持加强自我的批判功能，异化——工作、生活的经济条件、环境的伴随产物——才能被抵消。首先，我们必须认识到，我们有能力积极地、建设性地面对当前社会的复杂状况，而不只是向它们投降，不只是保持被动、顺从的态度。我们相对于独裁国家的优势在于，他们掩盖了这些问题，不允许提出任何怀疑。构成他们正统观念的东西，在我们看来，是离间和征服个人的伎俩。对我们来说，一个迫切的、完全开放的问题是专家的政治权威是否足以帮助专家解决社会所要求的教育任务。在我们看来，重要的不是为专家工作，而是直面那些主要动力在于获得知识本身的政客群体。重要的是，我们要牢记对"人"的定义——他知道自己要为其所爱的对象的美好生活负责。对此，政治领导人必须像过去一样言传身教。他必须激发人们去认同他。

在经历过启蒙运动的社会，没有人会天真地认为单一模型对每个人而言都是最好的。也许正是这一认识刺激我们保留选择的机

---

① 大卫·里斯曼，《弗洛伊德思想架构下的权威和自由》，《精神病学杂志》，第13卷，1950年，172页。大卫·里斯曼，《个人主义再思考》，纽约道布尔迪安克尔出版社，1955年。

会，让生活值得过下去。但带给我们真正的、人道的进步的一切也可能被废止。事实上，只有不负责任的乐观主义者才认识不到，文明的发展可能孕育了这一结果。力比多把人类凝聚在一起。与之抵消的破坏性力量，弗洛伊德称为"死本能"。生物学家对他的这一假说进行了谴责。也许人类社会的探索者会更理解他。

第八章

结局：开放性冲突

政治学和精神分析之间的区别，也许并不像看起来那样大。某种社会现象、角色模式、社会交往类型是"正常"还是"异常"的，这个问题不仅是医生关心的，而且是政治体系诊断者关心的。政治科学甚至可以被定义为有关这种诊断的科学。即使当他试图对他生活于其中的社会发表意见时，精神分析师的出发点也必须是个人的病态。他的结论主要来自对病人个人的观察。如果他遇到大量人格结构和行为模式——无论是表现为"反分化"，还是个人能够承受使自我异化的影响力这种健康表现，都无关紧要——他们为精神分析师提供了连通社会学的桥梁。通过他们，他可以观察社会的发展趋势。因此，只要他的观点是基于他的研究方法，他就不能把社会看作"身体"，不能把引导社会的精英看作"大脑"。相反，精神分析师必须面对的问题是：在特定社会的特定时刻，为什么特定个体得到了领袖位置或者失去了这个位置？为什么这个社会的大量成员对所有政治问题都怀着不可理喻的冷漠？这些及其他类似的问题，都是他必须面对的。

　　因此，我们必须首先考虑在社会各个结构中塑造人们生活方式的权威的基本模式。虚弱无力的人急需帮助，相关的权威必然保护他们，因此对他行使权力[①]，这种早期经验最为重要。然而在权威和服从者的关系中，我们不仅能看到权力关系，而且能看到意识发展的各个阶段。还是以孩子为例，父母的觉悟决定了他们对孩子的所作所为。在很多情况下，孩子必须学会根据父母的要求来调整自己的行为。父母的帮助弥补了孩子的不足。毫无疑问，父母留给孩子的最初印象是绝对权威。在现实生活中，成年人相当于孩子的"辅助自我"，能够帮助他们更好地应对现实。

一个社会是否希望保留这种权威模式，使之成为其他社会关系的模板，以及保留到什么程度，社会心理学家有必要去探究这一点。只有利用权力抑制意识的发展，婴儿般的依赖形式才能得以保留。

我们认为，朝着自我自主方向的意识发展[②]，是生物进化步骤的本质，也是其他事情的本质，可以被定义为自我力量的标志。"自我机制"（哈特曼）是如此有力，以至于当权威人物发出的明显不一致的信息到达意识层面时并没有被审查，反而完全被接纳了。不过，通常人们对于政治权威的反应，犹如对监护人的反应。公众人物的拥护者努力忽视他的失败、弱点、错误。他们调用了"否认"这项防御机制。但这个公众人物的对手们对他再清楚不过了，他们认为这个人一无是处。很多关于"他者"的日常想法，源于意识无力容忍模范的矛盾。唯一的办法就是通过教育，让人们看

---

① 对此最成熟的论述见斯皮茨和库珀里纳著《生命第一年》和《关于客体关系正常发展及异常发展的精神分析研究》。

② 关于自我发展——从"未分化的阶段"到自我功能的自主。

到自己的矛盾。一个人只有认识到自己前后不一致，他才会发现自我的分裂。自我分裂的人具有许多面相。自我分裂不是命运强加给个人的，是对个体在更全面的觉察水平上整合自我的挑战。

因此，我们难免会发现，我们在童年的第一阶段对父母权威的完全认同，有助于缓解孩子自身的无能感。在涉及自我尊重的情况下，孩子通过认同，感觉自己和父母一样强大。这种情况持续下去直到潜伏期，也就是说，在生命的最初十年里都是如此。只有当孩子越来越成熟，其批判性思维得到发展时，他们才能够认识到父母本是常人（作为"客体"），看到父母的长处和短处，而不会过分担心自己对父母的批评会剥夺他们的全部价值。

我们从这方面可以清楚地观察到，儿童意识的发展与权威人物的自我意识直接相关。只有当父母有能力承认自己的弱点时，他们才能容忍自己的孩子，并向孩子表明他们不是盲目的。但是绝对权威，特别是绝对的政治权威的典型特征是这样的：你必须对主人的缺点视而不见，哪怕你看在眼里。只要他是权威，他就会觉得只有自己是完美的、可靠的。双方——包括信徒、臣民、牧师、俗世王子——对自己的角色如此迷信，以至于富有批判性的自我无法渗透。

政治"成熟"意味着对权威有矛盾情绪这件事被看作正常的。反过来，权威或多或少要学会容忍自己不被社会中相当多的人接纳。这表明，那种对于模范人物存有的婴儿心态事实上已经被克服了。当然，这种对于绝对可靠的理想人物的认同——虽然注定会失败——也被"克服"了。

很明显，在历史长河中，人类的态度发生了变化。诚然，不少独裁政权仍在崛起，但与过去的独裁政权相比，这些独裁政权更"短命"。权威能够承受批判性质疑的地方越来越少。我们正在参与从绝对权威到可质疑权威的转变。

当然，批判意识的发展远比个体依据社会信仰和标准进行的批判审查产生的影响更广泛。但在世界上的一些地方，启蒙才开始发生，或者已经被迫退回到对崇高领袖人物的顺从。因此，批判在多大程度上被看作一种思想过程（而不是消灭敌人的手段），可以被用作衡量批判意识增长的指标。由此发展出一种新的理想：我们关于自然现象的知识的爆炸性增长以及对这种知识的利用，都应该归功于这种理想。受这种理想支配，人类世界——人类对自然的态度及对社会结构的间接态度——发生了迅速的变化。

知识及其工业应用爆炸性增长产生了两个后果。通过这两个后果，我们可以清晰地看到发生的变化（这些变化对人类行为的影响通常难以估量）：

第一，生产的技术化（广义）已经导致越来越多的工作"不留痕迹"。在这种情况下，个体服务于机器或组织机构，无法借助他所生产的产品表达自己并在该产品中"认出"自己。

第二，这事实上影响了每个人。与过去的经济贫困相比，科技应用——无论传播到哪里——给人们带来了更多物质满足和安全感。因此，我们西方文明已经成功地解决了过去很多人面临的饥饿问题，使得一系列口欲满足成为可能。这曾经是一件很奢侈的事情，如今被认为理所当然。就在两代人以前，人们只有过节才能吃肉、吃糖果，现在获得这些东西都很平常了。工作保障、养老保障、健康等一系列由社区提供给个体的服务也是如此。

驱力组合（攻击性、力比多）发生了根本变化。政治权威必须学会适应这种变化，在某种程度上也被这种变化塑造。我们将通过举例的方式论述四个后果：

第一个后果：通常情况下，工业社会的公民吃得过饱、放纵口欲。起初我们把这看作一种巨大进步，但是迅速满足驱力需求会产生意想不到的副作用。我们发现，努力克制，对于我们建立人格至关重要，也许不可替代。学习过程本身与作为激发体验的挫折相联系，而童年时代的学习过程就是学会克制。这意味着我们为了得到成年人的爱，克制了对于发布禁令的他们的厌恶。反过来，这也能帮助我们——从早期阶段开始——在矛盾感情的两极之间建立联系，而这对于具有整合能力的性格发展来说非常必要。

在成年人看来，这种情况也同样棘手，因为他们必须有能力决定哪些禁令是"必要的"，即对于社会适应来说是不可或缺的。既定的社会现实需要我们加强对原始本能欲望的控制。是否仅仅通过"不断增加压抑的力量"就能实现这一点，自我是否需要早期支持，这仍然是开放性的问题。当然，只有得到满足，力比多的发展才能走上正轨，但这些显然并不是爱的证据，反而是"纵容"教育所证明的失败。

成年人在客观上处境困难。如何使必要的挫折与必要的奖励保持平衡？口唇意义上的"溺爱"已经成为社会问题，这一事实说明了这一点。我们不妨以隐喻的方式来表达：冰箱总是满满的。那么我们应该将克制的需求建立在何种规则——在无意识中也起作用——之上呢？没有任何可靠的理由能够说服人们去克制，也没有理由能让人们相信权威值得去爱。在"黄油堆积如山"的地方，蔬菜和甜菜被糟蹋的地方，我们很难将"克制"作为教育的格言。在性欲旺盛的社会，我们也无法说服人们去遵守性行为规范。

因此，富裕社会对人与人之间的客体关系产生了深远影响，特别是在"异化"的方向上。本能满足不再被认为与对个体意义重大的人有特别联系，而被"理所当然"地——无论是在口欲水平上，还是在生殖器水平上——看作一件必然发生的事情，被看作世界股票交易的一部分（个体就像来到了天堂一样）。

第二个后果：正如事件本身（即谨慎地管理粮食供应或维护社会中无可争辩的道德法则）所证明的那样，如果克制不再被认为是天经地义、不可置疑的，换句话说，如果没有令人信服的外部原因存在，人们就必须为克制找到一个新的理由。过去，权威总是与计划相关联。在普遍短缺的背景下，计划能够提供一个缓冲带。在这方面，权威的任务被颠倒了。权威应通过自主选择克制，来控制过剩这种情况的发生；权威应该指导人们区分有意义的满足与无意义的满足（尽管每个人都知道这个问题没有解答）。

第三个后果：这种思路也可用于思考"不留痕迹"的工作的影响。大众逃避不了这种影响。这已经严重削弱了个人的价值感。个体不再能够在劳动产品中看到自己的痕迹，这一事实让人极为沮丧。从事"不留痕迹"的工作的人的情绪转变为攻击—压抑的张力。被堵塞的攻击性盲目爆发的倾向越来越强烈。这意味着，由于社会生活条件的影响，驱力行为不能被成功整合为社会认可的成就。对于被迫从事"不留痕迹"的工作的人，收入增长也不能补偿这方面的损失。无处不在的破坏性必然与技术应用的传播有关，与人类对于生产过程做出贡献的改变有关，与缓慢掌握技能赋予的威望下滑有关。此外，人们对人类本性中破坏性特质的不可救药感到绝望。我们确实都被一种深深的失望所压迫，不仅二战中不可估量的苦难以及伴随它而来的屠杀都没有得到补偿，而且战争的恶魔已经发生了连续转移。

大量证据表明，批判性思维无法预测干预行为对于已经形成的自然秩序和传统社会秩序会造成什么影响。尽管如此，人类本性是否确实不可救药——在目前的环境下，我们的后代能否成功地让攻击冲动服从批判性自我——这一点仍然悬而未决。然而，这种服从是不使用武力解决政治冲突内在心理的必要前提。很明显，我们不能像等待"奇迹"一样等待这种转变。我们必须学会深入理解攻击性爆发背后的动机，而不只是心里怀着美好希望，期待这种情况会因为群众自发转变道德观而突然消失。首先，对人类童年进行精神分析，我们就会发现我们不能谴责让人沮丧的"强迫性重复"，尽管它一次次让世界各地人民释放出杀戮攻击性。责任重担要落在我们的教育实践上，它培育了能够补偿杀戮攻击性的能力，比如伴随着警惕的批判意识的共情能力。没有共情的帮助，我们每天听到的新闻报道就会是人类对于同胞的暴行层出不穷。也许阻止不受控制的驱力紧张——特别是攻击性紧张——不断增长的唯一可行的保障，就在于不断扩展我们对人类本能需求的认知。然而，毫无疑问，我们距离这条路还很远。

显然，我们必须发明一种新的财产形式，它不能——因为保护自己领土的重要性——被随意滥用，以致煽动攻击性冲动的火焰。财产和攻击性——以传统的方式——互为各自的条件。财产的新形式必须包括对自我表现的满足。随着工匠技艺时代的逝去，只有在新的自我表现水平上，原始、盲目的攻击性的转变才能发生。也就是说，将"死亡驱力"转化为受意识控制的、人道的活动。与物质财产不同，迅猛发展的创造潜力并不会激起侵占和随之而来的攻击冲突。

因此，我们提到的变化的第三个后果是：无意识的自我贬低在深度和强度上主要与攻击性日益爆发有关，也与以成瘾替代满足的倾向有关。持续的异化带来的不愉快感导致个体固着在可快速实现的满足上，或者躲到这类满足及其令人上瘾的、堕落的形式（酗酒、吸毒等）背后。人格结构的这些弱点使得个体受到商业和政治的剥削。

文化强加于人的积极自我表现带来的挫折感，带来了如此多的不快，以至于激活了病态防御机制。反过来，防御机制也抑制了精神发展。或者，正如我们刚才描述的那样，个体仍然习惯于以婴儿的方式来快速满足他的驱力，或者退行到更原始的"驱力满足"形式（就像上瘾一样）。在后一种情况下，罪疚感不可避免，于是，循环启动了：退行唤起罪疚感，而罪疚感引发的不愉快反过来又使个体通过退行来寻找代替满足。如果个体固着在婴儿期驱力满足上，即在可靠的自我机制建立之前，固着在满足这种需求的欲望上，这种处境就更加危险了。相关个体表现出"前社会"的性格结构。无论如何，他们明显保留了婴儿的愿望和幻想。

第四个后果：按照知识理想，专家形成秩序，他们得到授权，管理大量积累的知识。在前面的章节，我们想要表明，政治权威——不断遭到批判的权威——正落入专家手中。这可以被解读为从父性权威到兄弟组织的过渡。在这种组织中，专家们在履行各自的职责，并互相监督。因此，新的依赖关系也在发展。在理想化父亲遭遇最暴虐的攻击威胁的同时，与他竞争已不再有前景，如今，嫉妒才是问题。

公众还没有接受这种权威模式：政治专家只作为团队中能够高效工作的成员之一。在政治领域，专家的知识和野心可以有效施展，而不是以原始的自我主义为基础。这确实不只被添加进一个整体之中，而是被整合进一个整体之中。这与行政权力相互影响，可能会形成关于政府或行动的新概念，这是我们目前所能谈论的问题——因为到目前为止，我们几乎没有机会观察到这种情况。相反，我们注意到，当知识由理性产生时，至少在社会领域中没有任何新的、稳定的秩序被发现的情况下，在技术的影响下，和文明的其他产物一样，权威的古老模式往往会怎样瓦解。例如，读者会回想起欧洲统一运动遇到的阻力和联合国的软弱。倒退到过时的权威模式，甚至倒退到残酷的暴力之中，都是经常发生的情况。

在专业化知识的基础上建立可接受的政治权威形式，遇到的最大障碍是嫉妒。无论技术装备有多大变化，人类的情感都没有变化。

　　结果，在争夺权位的过程中，专家们把他们的知识——犹如曾经专制统治者把他们所谓的"君权神授"——作为他们获得特权的基础。客观思考与饱含感情的争论混合在一起，能够提升政治专家们的威望。但这让公民越来越难区分什么是客观信息，什么是心理学所谓的"合理化"（自欺欺人）信息。这种信息受到操纵、任人摆布的情况，是导致大多数人政治冷漠的重要因素。于是，力比多从无法找到出路的地方回撤。

　　今天的政党制度仍然完全在传统的权威等级制度下运作。他们想要建立政治家的形象，而关于意识的发展，他们既不考虑，也不鼓励。政治领袖总是表现得像"道德完人"。正如前文所说，矛盾情感的两面分裂了：其负面——蔑视和仇恨——直接投射到反对派的政治领袖那里。但是政党之间的分歧越来越与竞争无关，对对方的态度变为绝对敌视。当不容置疑的权威、偏见已经根深蒂固时，致命的敌意就会表现出来。这些偏见有助于维持社会成员的情感经济（affective economy）。要实现这一点，一方面要认同理想化的领袖，另一方面要残酷迫害敌人，也就是说，迫害那些领导人宣称可以"一见到就开枪"的群体。

　　技术文明带来环境的永久改变，是极端反生物性的。在非人类世界，生态群体总是趋向于对于自身需要保持一定平衡。我们人类创立的文明不仅扰乱了这种自然生态相互作用的内在平衡，也导致了迄今为止人类社会各种形态的崩溃（以往这些形态都是由传统引导的）。对于几代人来说，这足以引发严重焦虑，带来退行的危险。我们当代文化的逐渐发展，是由知识理想引导的，具有爆炸性。知识呈爆炸性增长，但我们还没有找到能够将知识驯服、减少，以符合某种秩序的力量。目前，我们的所作所为符合前工业时代以来的权威模式，但我们的内部心理经济不再有任何真正的动机。

借助古老技术——例如帆船——获得惊人发现的时代已经过去了。相反，新技术让过去不可捉摸的对象变得可见。其中之一就是让人类免于饥饿——如果人类能够同时为自己创造一种秩序，以阻止自身的无计划增长，那么这个目标就可以实现。但是我们自己不能再满足于摆脱饥饿的旧理想。这个理想早在人们对世界掌控还不完善的时代就已存在。似乎乌托邦理想真的能够让我们自己摆脱人口扩张的影响。今天，我们的知识似乎到了能够让我们实现目标的水平。但是我们面临的社会进程所产生的影响是否能够达成和解，仍然不确定。与我们对自然现象的知识相比，我们在洞察自己动机的隐秘源头或利用我们获得的理解来强化自己的批判意识方面，几乎没有任何进步。即使在今天，掌握权力的政治机构也几乎不会表现出对于这种秩序问题的重视。相反，心理知识有双重腐败的危险：在消费社会中，它被用来增加消费者对消费品的依赖。在政治上，它被用于促进人们接受政治意识形态。这些意识形态通过塑造形象来影响公众。

我们的描述无疑指出了错误的发展以及可能出现的错误发展，尽管可能还有许多我们没有提到的积极成就。反过来，这也许是因为我们进行观察的出发点是面对各种病态现象的医生的出发点。医生学会将疾病看作人类迄今为止无法摆脱的东西。他受训去评估个体症状的危险。尽管如此，从个体病理学的角度出发，直接得出有关社会病理学的结论是危险的。然而，我们再也不能逃避这个任务——学会识别行为领域的某些发展是病态的（也就是刺激行为的情感领域），这样我们才有能力消除病态现象。政治权威所表现的模式本身，取决于在我们的社会生活中，什么表现被认为是正常的，什么表现被认为是病态的。权威的宽容度将越来越由它所表现出的意识的发展来衡量，而不是通过操纵与原发过程相关的驱力表现的能力来衡量。这相当于人类启蒙的信念的宣言。因此，对内部和外部现实的意识变得敏锐，这与现有生产方法和生活方式导致的自我疏离形成了辩证的对比。这些状况朝着反启蒙的方向在运作。结局是开放的。在这种辩证过程中，唯一确定的就是历史还在继续。

"世图心理"大师彩虹书系

《人性能达到的境界》	【美】亚伯拉罕·马斯洛 著	定价：69.8元
《人类的破坏性剖析》	【美】埃里希·弗洛姆 著	定价：88元
《自我与自性》	【瑞士】C.G.荣格 著	定价：58元
《移情心理学》	【瑞士】C.G.荣格 著	定价：48元
《占有还是存在》	【美】埃里希·弗洛姆 著	定价：58元
《论人的成长》	【美】卡尔·罗杰斯 著	定价：68元
《自体的重建》	【美】海因茨·科胡特 著	定价：69.8元
《自体的分析》	【美】海因茨·科胡特 著	定价：69.8元
《人心：善恶天性》	【美】埃里希·弗洛姆 著	定价：58元
《自我分析》	【美】卡伦·霍妮 著	定价：52元
《游戏与理智：经验仪式化的各个阶段》	【美】爱利克·埃里克森 著	定价：58元
《智慧与感觉：通往创造之路》	【美】琼·埃里克森 著	定价：58元
《洞见与责任》	【美】爱利克·埃里克森 著	定价：58元
《童年与社会》	【美】爱利克·埃里克森 著	定价：88元

萨提亚家庭治疗系列

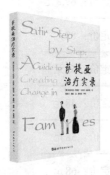 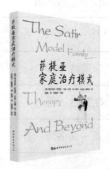 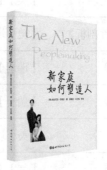 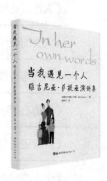

《萨提亚治疗实录》　《萨提亚家庭治疗模式》《新家庭如何塑造人》　《当我遇见一个人》
　定价：69元　　　　定价：89元　　　　定价：89元　　　　定价：79元

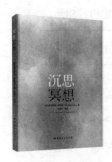 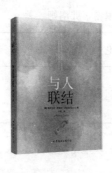 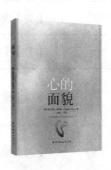 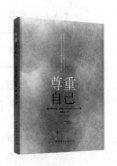

　《沉思冥想》　　　　《与人联结》　　　　《心的面貌》　　　　《尊重自己》
　定价：28元　　　　定价：28元　　　　定价：28元　　　　定价：28元

新书推荐

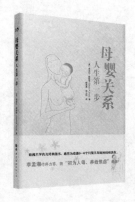

初为人母，养娃不易，难免焦虑，你该学一点"婴语"。阅读本书，你将知道：为什么对于婴儿来说，母亲的脸比乳房更重要？为什么母亲对尚未学会说话的孩子说话，在再次开口前会停顿1.64秒？为什么刚出生的婴儿只能把视力集中在离他20厘米远的物体上，近一些、远一些都不行？等等。在本书中，作者用行为观察的例子向我们说明了几类母亲调节婴儿行为失败的情况——刺激不足、刺激过度、刺激反常，为母婴互动提供了一些可行的建议。

本书主要论述人性中恶的一面。作者在考察人性时摆脱了人性或善或恶的抽象理论，指出人的本性不是非善即恶，而是根植于人类生存状况的一种矛盾。这种矛盾本书需要得到解决，解决的方式只有倒退或进步两种。对这两种生存方式的不同方面的探讨即是本书的重点内容。

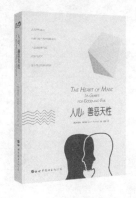

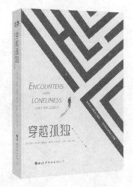

孤独是人类的普遍经验。是什么引发了孤独感？孤独的人是在渴望谁或者渴望什么？哪些人更容易遭受孤独感？孤独之人的内心体验是怎样的？如何应对孤独？本书的作者向读者展现了心理治疗、精神分析以及艺术作品如何通过加强自我与他人之间的联结来缓解个体的孤独感和疏离感。阅读本书，你将可以更好地协助自己及他人找到处理孤独感的方式。